四川省临床重点专科建设项目

肿瘤护理专科护理路径

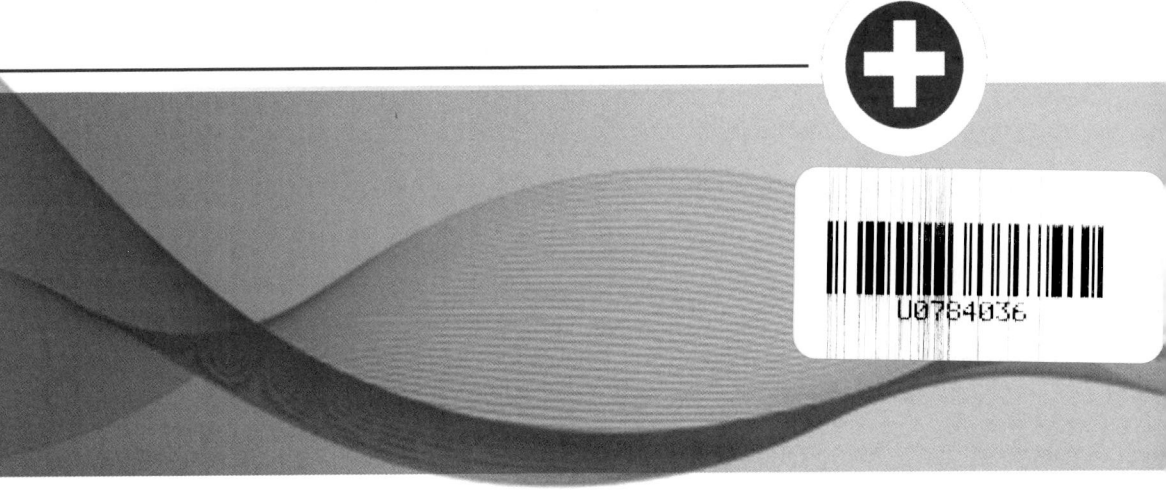

Zhongliu Huli
Zhuanke Huli lujing

■ 主 编 张含凤 黄桂玉 徐珊玲

湖南科学技术出版社·长沙

《肿瘤护理专科护理路径》编委会

名誉主编： 黄　敏　唐小丽
主　　编： 张含凤　黄桂玉　徐珊玲
副 主 编： 罗　蕾　贾　政　刘真君
编　　委： 王光言　尹梦婷　邓　辉　冯丽娟　刘　文　刘春红　刘　琴
　　　　　　刘　翠　刘　鑫　江雪梅　汤木翠　李　波　李　怡　李　娇
　　　　　　李铭冬　李　懿　杨　亭　何冰容　张艳萍　张　婷　张黎莉
　　　　　　张　引　张　龙　张　容　陈　菌　陈　晨　赵　佩　朱　杰
　　　　　　殷　利　郭　玲　唐建华　黄　月　彭　影　黎柯渝　薛海仪
　　　　　　唐丽琴　余诗竹　蒋杨月

序

随着以人民健康为中心，以群众需求为导向，以高质量发展为主题，以改革创新为动力的护理学科高质量发展，护理的内涵外延正进一步丰富和拓展，肿瘤专科护理也围绕肿瘤病人身、心、社提供全方位、全过程的关怀和照护。

本书汇集了来自临床实践和学术研究领域的专家意见和经验，基于对肿瘤病人特殊需求的深入了解和对最佳护理实践的不懈追求，以病人为中心，从临床护理路径出发，涵盖入院、评估、治疗、护理、康复到出院的全过程，明确和规范护理过程的步骤、时间和内容，制订系统化、标准化、专科化的护理计划，为护理人员提供基于最新证据和最佳临床实践的指导和标准，为病人提供科学、规范、精准、专业的护理服务。同时，标准化护理临床路径在规范护理行为的同时，也更加促进医护团队的密切协作，提高了医疗护理工作效率。

随着精准医学和护理的发展，未来的肿瘤护理实践需要更加注重个性化护理和整体护理模式的实施，有望实现更加精准、有效的护理方案，为每一位病人提供量身定制的护理服务，更加关注病人的心理健康和社会支持，帮助他们在抗癌道路上更加坚强和乐观。

在这个充满挑战和机遇的时代，肿瘤护理的未来充满希望和可能性。希望本书能够激励广大肿瘤护理工作者深入探索肿瘤护理领域的发展历程和未来趋势，通过循证不断评估、修正、优化和完善护理临床路径，为提升专科护理服务能力，深耕临床护理实践指明方向。愿我们的努力能够为肿瘤病人带来更多的希望和温暖，使他们的护理之旅更加温馨和宁静。

目 录

第一章　肿瘤治疗的临床护理 ······ 001
　　第一节　肿瘤外科治疗的临床护理 ······ 001
　　第二节　肿瘤放射治疗的临床护理 ······ 015
　　第三节　肿瘤化学治疗的临床护理 ······ 022
　　第四节　肿瘤分子靶向治疗的临床护理 ······ 030
　　第五节　肿瘤免疫治疗的临床护理 ······ 036
　　第六节　肿瘤介入治疗的临床护理 ······ 042

第二章　肿瘤疾病专科的临床护理 ······ 048
　　第一节　幕上肿瘤的临床护理 ······ 048
　　第二节　幕下肿瘤的临床护理 ······ 059
　　第三节　椎管内肿瘤的临床护理 ······ 063
　　第四节　鼻咽癌的临床护理 ······ 069
　　第五节　喉癌的临床护理 ······ 074
　　第六节　甲状腺癌的临床护理 ······ 082
　　第七节　口腔癌（舌癌、牙龈癌、扁桃体癌）的临床护理 ······ 086
　　第八节　上颌窦癌的临床护理 ······ 095
　　第九节　腮腺癌的临床护理 ······ 100
　　第十节　肺癌的临床护理 ······ 105
　　第十一节　食管癌的临床护理 ······ 113
　　第十二节　纵隔肿瘤的临床护理 ······ 121
　　第十三节　胸腺瘤合并重症肌无力的临床护理 ······ 129
　　第十四节　乳腺癌的临床护理 ······ 136
　　第十五节　肝癌的临床护理 ······ 146
　　第十六节　胆囊（管）癌的临床护理 ······ 153
　　第十七节　胰腺癌的临床护理 ······ 157
　　第十八节　胃癌的临床护理 ······ 164

第十九节	直肠癌的临床护理	170
第二十节	结肠癌的临床护理	178
第二十一节	肠梗阻的临床护理	180
第二十二节	肠瘘的临床护理	184
第二十三节	造口常见并发症的临床护理	188
第二十四节	子宫颈癌的临床护理	193
第二十五节	子宫内膜癌的临床护理	198
第二十六节	卵巢癌的临床护理	200
第二十七节	妊娠滋养细胞肿瘤的临床护理	204
第二十八节	外阴癌的临床护理	206
第二十九节	子宫肌瘤的临床护理	209
第三十节	卵巢囊肿的临床护理	211
第三十一节	阴道流血的临床护理	212
第三十二节	淋巴水肿的临床护理	216
第三十三节	肾肿瘤的临床护理	220
第三十四节	肾盂、输尿管肿瘤的临床护理	227
第三十五节	嗜铬细胞瘤的临床护理	235
第三十六节	膀胱肿瘤的临床护理	244
第三十七节	前列腺癌的临床护理	253
第三十八节	睾丸癌的临床护理	262
第三十九节	阴茎癌的临床护理	267
第四十节	骨肉瘤的临床护理	273
第四十一节	软组织肉瘤的临床护理	277
第四十二节	恶性黑色素瘤的临床护理	281
第四十三节	淋巴瘤的临床护理	284
第四十四节	白血病的临床护理	293
第四十五节	多发性骨髓瘤的临床护理	299
第四十六节	造血干细胞移植的临床护理	305
第四十七节	小儿肿瘤专科疾病特点	311
第四十八节	神经母细胞瘤的临床护理	313
第四十九节	肾母细胞瘤的临床护理	322
第五十节	视网膜母细胞瘤的临床护理	330

第一章 肿瘤治疗的临床护理

第一节 肿瘤外科治疗的临床护理

项目	肿瘤外科临床护理
护理评估	1. 病史： （1）现病史：询问病人主诉，以及与本次发病有关的伴随症状、诊疗经过等。 （2）既往史、家族史：询问病人既往患病史及治疗史，包括有无高血压、糖尿病、冠心病等病史，及手术史、用（服）药史、过敏史等。了解有无相关肿瘤家族史和遗传病史。 （3）心理-社会状况：评估病人在围放疗期是否有紧张、恐惧、抑郁等负性情绪以及社会支持系统情况。 2. 身体评估： （1）评估围术期病人的生命体征、意识与精神状况、生活自理能力和阳性体征。 （2）评估病人在围术期是否伴发其他疾病，了解心、肺、肝、肾等重要器官功能情况。 （3）术后病人重点评估：①了解手术方式和麻醉类型，手术过程是否顺利，术中出血、输血、补液量以及留置引流管的情况等，以判断手术创伤大小及对机体的影响。②伤口部位及敷料包扎情况，有无渗血、渗液。③引流管种类、数量、位置及作用，引流是否通畅，引流液的颜色、性状和量等。④术后病人尿量、各种引流的丢失量、失血量及术后补液量和种类等。⑤评估术后并发症的发生，包括出血、感染、吻合口瘘、淋巴漏、深静脉血栓等并发症。

续表

项目	肿瘤外科临床护理
护理评估	3. 其他专科评估：评估病人围术期发生负性心理、压力性损伤、跌倒、静脉血栓栓塞症（venous thromboembolism，VTE）、导管脱落、营养状态及疼痛等风险及程度。 4. 实验室及其他检查：查看病人体格检查、常规化验检查、专科检查及一些特殊检查结果，包括 X 线、超声、CT、MRI 等影像学检查以及心电图、内镜检查和特殊检查结果。
术前护理	1. 环境准备：为病人提供清洁、明亮、光线柔和、温湿度适宜的舒适环境，减轻病人紧张焦虑情绪，并为病人提供必要的设施设备满足病人休息或活动需求。 2. 皮肤准备：术前病人应做好全身清洁，皮肤准备范围包括切口周围至少 15 cm；四肢手术备皮范围须超过手术部位上下两个关节。常规术前 1 日下午或晚上、进入手术室前进行皮肤清洁；手术区域毛发予以剃除。还应注意： （1）保持皮肤完整性，皮肤应无破损、抓痕，剃毛不可划伤皮肤。 （2）手、足部位手术时指（趾）缝、甲沟等处宜用热水浸泡，毛刷刷洗。 （3）脐部用松节油擦净。 （4）行椎管内麻醉者还须准备脊椎部皮肤。 （5）手术或植皮手术的供皮区，除剃毛发外，应用 75％乙醇消毒，用无菌巾包裹。 （6）如手术部位有伤口，应手术日晨换药，更换清洁敷料，用松节油将黏膏痕迹擦净。推荐葡萄糖酸氯己定醇皮肤消毒液作为皮肤消毒的首选。 3. 胃肠道准备： （1）除合并胃排空延迟、胃肠蠕动异常、糖尿病、急诊手术等病人外，若禁饮时间延后至术前 2 小时，之前可口服流质饮料，包括清水、糖水、无渣果汁、碳酸类饮料、清茶及黑咖啡（不含

续表

项目	肿瘤外科临床护理
术前护理	奶）等，不包括含乙醇类饮品。若禁食时间延后至术前 6 小时，之前可进食淀粉类固体食物（牛奶等乳制品的胃排空时间与固体食物相当）。术前推荐口服含碳水化合物的饮品，通常在术前 10 小时饮用 12.5% 碳水化合物饮品 800 mL，术前 2 小时饮用 ≤ 400 mL。 （2）普通消化道手术者，术前 1~2 日开始进流质饮食；有幽门梗阻的病人，需在术前洗胃；结直肠手术者，根据情况在术前 1 日及手术当日清晨行清洁灌肠或结肠灌洗，并于术前 2~3 日开始进食流质、口服肠道抑菌药物，以减少术后并发感染的机会。 （3）术前一般无须放置胃管，但消化道手术或某些特殊疾病（如急性弥漫性腹膜炎、急性胰腺炎等）应放置胃管。 4. 呼吸道准备： （1）戒烟：吸烟者术前 2 周戒烟，防止呼吸道分泌物过多引起窒息。 （2）深呼吸运动：指导胸部手术病人进行腹式呼吸训练，具体方法是先用鼻深吸气，尽量使腹部隆起，坚持 3~5 秒，呼气时缩唇，气体经口缓慢呼出。对腹部手术者，指导其进行胸式呼吸训练，胸式呼吸只是肋骨上下运动及胸部微微扩张，具体做法是先用鼻深吸气，使胸部隆起，略微停顿，然后由口呼气。 （3）有效咳嗽：指导病人取坐位或半坐卧位，咳嗽时将双手交叉，手掌根部放在切口两侧，向切口方向按压，以保护伤口，先轻轻咳嗽几次使痰松动，然后再深吸气后用力咳嗽排出痰液。对于痰液黏稠的病人，可采用雾化吸入或服用药物使痰液稀薄，利于咳出。 （4）控制感染：已有呼吸道感染者，术前给予有效治疗。 5. 不同手术部位特殊准备： （1）食管梗阻的病人：术前 3 日起每晚用温盐水或 1%~2% 碳酸

续表

项目	肿瘤外科临床护理
术前护理	氢钠溶液冲洗食管,以清除积存的食物和黏液,减轻食管黏膜感染和水肿。手术早晨再次冲洗,抽尽胃液并留置胃管。对食管上段恶性肿瘤病人不宜冲洗,以防误吸。 (2) 胃癌合并幽门梗阻的病人:自术前3日起,每晚用温盐水洗胃,以减轻胃黏膜水肿,便于术后切口愈合。 (3) 肠道手术的病人:清洁灌肠时,应用较细的肛管,涂润滑油,轻轻将肛管插入直至通过肿瘤部位,进行低压灌肠,拔出肛管后,嘱病人用纸垫堵住肛门,使溶液在肠内保留时间长一些,以取得满意效果。避免多次灌肠,增加病人的痛苦。 (4) 阴道手术或子宫肌瘤合并感染的病人:术前3~5日,每日用1∶5 000的高锰酸钾溶液进行阴道灌洗,以减少术后并发症。 6. 术前适应性训练: (1) 指导病人床上使用便盆,以适应术后在床上大小便。 (2) 教会病人自行调整卧位和床上翻身,以适应术后体位的变化。 (3) 部分病人还应指导其进行术中体位训练。 7. 术前宣教: (1) 术前指导病人进行术后深呼吸、咳痰、活动肢体和功能锻炼等内容,鼓励病人术后积极主动配合,有利于加速病人的恢复及减少并发症的发生。 (2) 根据专科特点提前进行病人的专项宣教。对需要截肢的病人术前指导其使用拐杖、锻炼臂力;对术后会造成失语的病人,术前学习和练习哑语,并在术后准备笔纸,以利交流;对拟行人工造口术的病人术前应向病人解释人工造口的作用及自我管理注意点,以减轻病人的焦虑和不安情绪,并指导病人及家属正确使用人工造口袋。

续表

项目	肿瘤外科临床护理
术中护理	1. 手术病人安全核查：手术医生、麻醉医生和手术室护士三方分别在麻醉实施前、手术开始前和病人离开手术室前，共同对病人身份和手术部位等内容进行核查，并填写"手术安全核查表"。 2. 建立静脉通路和输液输血管理：根据不同的手术部位、手术方式和手术体位，建立合适的静脉通路；同时，加强术中静脉输液管理，必要时遵医嘱输血。 3. 术中配合：包括协助麻醉医生及手术医生、遵医嘱使用抗生素、安置尿管、安置合适的手术体位、清点手术用物、进行标本管理等。 4. 密切观察病情并记录：对合并有心血管等疾病的手术病人应事先准备好抢救药品及物品；对合并有糖尿病的手术病人在术中应加强环境的管理，减少手术室人员流动，预防感染；并加强生命体征的监测，发现异常，及时处理和抢救。 5. 术中低体温的预防：手术室护士应针对低体温的预防，确立预期目标、制订护理计划，选择合适的体温监测技术以及干预措施，以降低病人发生非计划性低体温的风险。 （1）术中评估病人是否有低体温的症状和体征，包括病人清醒状态下的热舒适感。 （2）术中监测并记录病人核心温度，30 min/次，直至手术结束。 （3）采用有效预防低体温的方法：①涉及皮肤表面加温的方法包括但不限于充气式加温仪、水循环调温服、水循环热能传输垫。②输液加温。③灌洗液加温。④提高室温。⑤湿化加热麻醉气体。⑥加温皮肤消毒液。 （4）有效升温策略：①使用主动升温。②使用停止高危群体的被动变暖。③麻醉诱导前预热。④在大手术或老年病人中使用多种主动升温策略。⑤加热用于术中的液体、气体。⑥考虑药物治疗策略优先于不治疗/预防。

续表

项目	肿瘤外科临床护理
术中护理	（5）大量静脉输液（>2 000 mL/h）时，应使用液体加温装置，将液体加热至 37 ℃；输注冷藏血制品时，应使用液体加温装置，将血制品加热至 37 ℃，不建议红细胞采用水浴和微波加温方法且温度不应超过 43 ℃。 （6）腹腔冲洗液建议加热至 38～40 ℃后再使用；术中尽量减少手术野暴露并维持环境温度≥21 ℃。 6.压力性损伤的预防： （1）低风险的病人：①采用综合保温措施，维持病人核心体温在正常范围内。②观察术中出血量及血压变化，遵医嘱选择输注液体或血制品类别，维持病人循环稳定。③注意观察和检查皮肤状况，尤其是脚跟和骨骼突出部位，预防病人出现皮肤受损或压力性损伤等情况。术中调整或变换手术体位时，应在受压部位增加流体、啫喱、海绵、棉质等体位垫进行减压预防。 （2）中风险病人：在低风险病人措施的基础上还应该：①根据病人核心体温变化，可采用体表加温、输注液体和血制品加温等主动升温方法维持病人核心体温稳定。②术中大量出血发生低灌注事件，遵医嘱及时建立多条静脉通道，使用胶体液、晶体液或血制品，调节速度，维持病人循环稳定。 （3）高风险病人：在低风险和中风险的基础上对于头面部、肢体等可干预的受压部位定时（一般为 2 小时）实施手术体位微调整，如抬高或变换受压部位，或调节手术床角度，减轻局部压力，促进血液循环。 7.深静脉血栓的预防： （1）应通过标准化的深静脉血栓（deep vein thrombosis, DVT）风险评估工具进行危险因素识别，推荐使用 Caprini 风险评估模型或其他专用评估表对恶性肿瘤手术病人进行风险评估，建议由手术医生、麻醉医生、手术室护士共同对病人术前进行评估。

续表

项目	肿瘤外科临床护理
术中护理	（2）在临床实施过程中应结合病人的具体情况制订个性化的预防方案。主要包括间歇充气加压（intermittent pneumatic compression，IPC）、梯度压力弹力袜（graduated compression stockings，GCS）及足底静脉泵（venous foot pumps，VFP），根据自身需求选择合适尺寸的弹力袜。 （3）所有干预措施应在不影响手术操作的情况下进行。
	8. 术中控制污染：主要措施包括减少出血；尽量避免胆汁、胰液、肠液等积聚腹腔，进行腹腔清洗；避免胃肠道过度牵拉和刺激；控制手术时长；使用抗生素等。
	9. 安全转运和交接：做好病房、手术室、麻醉恢复室、ICU之间的转运和交接。转运过程中保证病人安全，交接过程中注重有效沟通，严格执行《手术病人交接制度》。
术后护理	1. 麻醉后护理：全麻术后病人应平卧、头偏向一侧，保持呼吸道通畅；对有痰液积聚者，应及时吸痰；对舌根后坠者，应托起下颌；对缺氧者，应及时吸氧；对呕吐者，应及时清除口腔内呕吐物，以防误吸。密切观察血压、脉搏、呼吸，并注意观察麻醉平面消失情况和下肢活动情况，从腰部穿刺进行麻醉后的病人需注意有否头痛、恶心、呕吐等。
	2. 体位护理：椎管麻醉后去枕平卧位 6 小时，麻醉清醒后，根据手术部位取适当卧位；颈、胸、腹、盆等部位手术，均应取半卧位以利引流；外阴部、肛门手术，可取低半坐卧位；四肢手术一般平卧位或应抬高患肢；颅脑术后，取头高脚低位，有利于头部静脉回流，防止颅内压增高和脑水肿；甲状腺术后也应采取半卧位，可预防颈部血肿压迫气管导致窒息的发生。行喉再造术者术后，需固定头部于前倾 25°～30°，以减小吻合口的张力。为病人选择术后体位时，需客观评估病人的病情，权衡利弊，根据病情随时调整体位，应注意无论何种体位都需注意病人的舒适和安全。

续表

项目	肿瘤外科临床护理
术后护理	3. 病情观察及并发症护理：术后常见并发症有肺不张、肺部感染、出血、吻合口瘘、吻合口梗阻、切口感染、切口裂开、尿潴留等。护士应了解各种并发症的症状和体征，术后密切观察病情，对术后并发症的预防、早期发现、早期诊断和早期治疗起积极作用。术后为预防肺部并发症的发生，应协助病人翻身、拍背；鼓励病人深呼吸、咳嗽、咳痰等，特别对术前有吸烟史的老年病人。对年老体弱的病人术后应定时翻身，预防压力性损伤。晚期肿瘤病人体质虚弱、营养状况差，需注意预防感染等并发症。 4. 引流管护理：肿瘤根治性手术切除范围广，一般术中会放置引流管，如胸腔引流、腹腔引流、淋巴结清扫术后的引流、乳腺根治术后的负压吸引、胃肠减压、T管引流、留置导尿管等。正确实施引流，可减少感染的发生和扩散，有利于切口的愈合。引流管的护理要点： （1）妥善固定引流管，长短适中，过长妨碍引流，过短影响病人床上活动且易被拉出，引流管的适宜长度以病人在床上能自由翻身活动不易拉出为标准。 （2）保持引流通畅，定期沿离心方向挤压引流管，防止导管阻塞，防止引流管受压和扭曲。 （3）观察并准确记录引流液的颜色、性质及量。胸腔密闭式引流还要观察其水面波动情况；食管癌术后需记录鼻肠管及胃管的深度。 （4）在进行引流管护理时，应严格无菌操作原则；防止反流引起感染，如有异常，及时遵医嘱处理。 （5）胃肠减压及各种负压吸引，要注意经常保持负压状态，达到有效吸引。 （6）对管道做好交接班，让病人及家属认识到安置引流管的重要性、注意事项，如胸腔引流管一旦脱开应及时用手夹闭导管，并寻求护士帮助。

续表

项目	肿瘤外科临床护理
术后护理	5. 切口护理： (1) 面部手术后：切口多暴露，需经常用乙醇棉球轻轻擦拭，保持局部清洁、干燥，促使切口愈合。 (2) 口腔手术后：定时清洁口腔，张口困难者可用压舌板暴露口腔，以1.5%过氧化氢棉球擦洗后，再予冲洗和吸引。注洗器头不可直接冲洗切口，以免引起出血。 (3) 对行皮瓣移植术的病人，需密切观察皮瓣的颜色、温度，如皮瓣颜色苍白或发绀、局部皮温变冷应及时处理。 (4) 一般无菌切口应保持清洁干燥，并注意观察敷料有无渗血、脱落等。 (5) 直肠癌术后，应观察会阴部切口渗血、渗液情况，随时更换敷料，保持干燥；腹部切口应用大块胶布封闭，如结肠造口在左侧，应嘱病人尽量左侧卧位，以免造口处因粪便流出而污染切口。 6. 休息与活动：术后早期活动有利于促进胃肠道术后病人排气、防止肠粘连、促进血液循环和避免静脉血栓等并发症，对于肺部手术的病人也可预防肺不张，改善呼吸功能。活动量根据年龄、术前身体状况、有无慢性疾病、对疼痛的耐受力等状况因人而异，根据个体情况制订个体化的活动措施。术后如无禁忌，应鼓励病人早期取半卧位，一般术后1~2日即可鼓励在床边活动，注意引流瓶低于身体引流部位，特别是胸腔闭式引流病人应保持引流瓶低于胸腔出口平面60 cm，活动时避免牵拉引流管。 7. 功能锻炼：指导病人锻炼恢复机体功能，建立和适应新的生活习惯。护士需要向病人解释功能锻炼的意义，以增强其主动性和自觉性；责任护士协同医生根据每位病人的恢复情况制订个体化锻炼计划，并负责指导和监督。

续表

项目	肿瘤外科临床护理
术后护理	（1）乳癌根治术：术后24小时内麻醉清醒后，即可开始进行手指和腕部屈曲及伸展运动，术后3日，从肘部逐渐到肩部进行功能锻炼，尽可能用患肢进行正常生理活动，待引流管拔除后可逐渐开始肩关节全范围运动。 （2）开胸手术后：术后应指导病人尽可能进行肩关节活动，主要为上举和外展动作，并练习术侧手扶墙抬高和拉绳运动。 （3）颈淋巴结清扫术：由于手术造成颈部肌肉缺损，并因神经被切断造成斜方肌不同程度的麻痹而导致肩下垂、肩胛扭转、上臂外展受限，影响术后生活及劳动能力，因此当切口愈合后即开始练习肩关节及颈部活动。 （4）截肢术后：对截除下肢者术前应教会病人正确使用临时拐杖的方法，同时进行双臂拉力锻炼及用健肢站立平衡的训练，以便术后尽早功能锻炼，防止失用性萎缩，不仅练习使用拐杖行走，也应练习上下楼梯，做好装义肢的准备。 （5）全喉切除及喉成形术后：全喉切除术后病人通过永久性气管造口进行呼吸，并失去发音功能，故术后护士应向病人讲解食管发音的方法，并耐心帮助病人进行食管发音的练习，或使用人工喉部或电子喉。
心理护理	1. 个性化沟通：治疗前了解病人及家属对疾病的认知和治疗期望值，充分考虑病人的年龄、性格以及文化程度等实施心理干预，加强与病人的交流，及时给予疏导和鼓励。 2. 信息告知：尊重病人隐私，告知治疗方式、治疗流程、治疗环境及注意事项等，向其科普疾病相关医学常识，在整个治疗过程中回答病人和家属可能有的疑问和担忧，强化病人认知，保证信息告知医护一致性。 3. 分享治愈的肿瘤病人案例，使病人树立与疾病斗争的信心，减轻其不良情绪。 4. 若病人在整个治疗期间出现明显的负性情绪，则加强与家属的沟通，积极聆听病人的诉求，加强巡视；必要时邀请心理门诊会诊并进行干预。

续表

项目	肿瘤外科临床护理
营养护理	1. 一般饮食指导：术后禁食期间多以静脉补充营养。能经口进食者鼓励早进食，应给予易消化且富有营养的饮食，消化功能差者可少量多餐。 （1）口腔及头颈部手术者：为预防感染和吻合口瘘，术后多用鼻饲法进食。要特别防止胃管堵塞或脱出，以免再行插管时损伤吻合口。 （2）食管癌病人：术后常行鼻肠管或空肠造瘘补充营养，一般可给予要素饮食或自行配制的肠内营养液，在滴注营养液时应注意营养液的浓度、温度和滴注速度，以免引起腹泻或其他不适反应。 （3）胃肠道手术病人：术后待肛门排气后，给予少量饮水，第2日可进半量流质，第3日进全量流质。指导病人按"流质—半流质—软食—普食"的原则逐渐增加饮食，并注意依照病人年龄、术前饮食状况，少量多餐，以病人无任何不适为原则。 （4）结肠造瘘病人：瘘口开放后即可进半流质饮食或少渣饮食，应避免食入过多的纤维素和导泻的食物，少食易产气味和易产气的食物，同时协助病人摸索饮食规律，养成定时排便的习惯。 （5）非胃肠道手术病人：术后从次日晨即可给予高热量、高蛋白、富含维生素的易消化普通饮食。
	2. 营养风险病人的护理： （1）营养筛查和评估：所有病人术前和术后应接受营养筛查和评估。存在营养不良或严重营养风险的大手术病人，术前应给予7~14日营养治疗，严重营养风险的病人建议延期手术。重度营养不良或严重营养风险的大手术病人，经口进食和肠内营养无法获得充足营养时，推荐肠内营养（enteral nutrition，EN）联合肠外营养（parenteral nutrition，PN）。术后存在营养风险或营养不良的病人，术后经口进食仍不能满足营养需要量时，或术后经口进食和肠内营养不能满足能量需求的50%超过7日，推荐EN联合PN。

续表

项目	肿瘤外科临床护理
营养护理	（2）营养素：能量和蛋白的需要量可按 25～30 kcal/(kg·d)（1 kcal ≈4.186 kJ）和 1.5 g/(kg·d) 来估计，标准的整蛋白配方制剂适合绝大部分病人。 （3）营养治疗路径的选择：优先选择营养教育与膳食指导。EN 首选口服营养补充（oral nutritional supplements，ONS），其次为管饲；对接受了近端胃肠或者胰腺手术，伴有营养不良的病人，留置鼻空肠管或者留置空肠穿刺造口管饲可作为术后管饲的候选方案。当 EN 不耐受或不可行时，应尽早实施 PN；PN 推荐采用全合一或预装多腔袋制剂。术后长期 PN 治疗的病人，需要同时补充维生素和微量元素。对接受大型颈部或腹部手术的病人，推荐围术期应用含有免疫调节成分的肠内营养。
疼痛护理	疼痛时病人体内的自主神经活动会出现异常现象，此时血液中的苯酚胺会增高，主要表现为血压增高、心率加快、心律失常、呼吸加速、胃部不适等症状。术后很多病人体内会释放致痛因子和炎性介质，使创伤部位的缺氧、缺血、水肿情况更加严重，身体的激素会出现代谢异常，机体酶系统也会出现异常，导致蛋白质合成速度缓慢，而分解速度加快，体内的免疫球蛋白也会降低，不利于创口快速愈合。疼痛的护理要点如下： 1. 观察病人疼痛的时间、部位、性质、程度和规律。 2. 鼓励病人表达疼痛的感受，简单解释切口疼痛的规律。 3. 尽可能满足病人对舒适的需要，如协助变换体位、减少压迫等。 4. 指导病人正确运用非药物镇痛方法，减轻机体对疼痛的敏感性，如分散注意力等。 5. 大手术后 1～2 日内，可持续使用病人自控镇痛（patient controlled analgesia，PCA）泵进行止痛，常用药物有吗啡、芬太尼、曲马多或合用非甾体抗炎药等。 6. 遵医嘱给予镇静、镇痛药，如地西泮、布桂嗪（强痛定）、哌替啶等。 7. 指导病人循序渐进地开展早期活动，若因疼痛无法完成某项功能活动时，及时终止该活动并采取镇痛措施。

续表

项目	肿瘤外科临床护理
出院指导与随访	为病人提供个体化的预出院服务，出院指导一般在出院前1~2日内进行，可采取口头讲解、文本资料、视频辅助等多种方式相结合。指导的内容包括： 1. 休息与活动：告知病人适当活动和锻炼的重要性，鼓励进行可耐受的活动。生活规律，劳逸结合，避免劳累。指导病人或家属联系社会支持组织，如癌症俱乐部、病友团体等。 2. 饮食指导：根据病情指导病人制订合理的食谱，注意饮食卫生及饮食类型的多样性，养成良好的生活习惯。 3. 用药指导：指导病人正确服药，告知其用药的注意事项，自我监护药物的副作用，如出现不适，及时就医。 4. 功能锻炼：指导病人回家后继续依照功能锻炼计划和方法进行持之以恒的锻炼，以利于功能的尽快恢复。 5. 定期随访：告知病人定期随访的意义和随访频率。 6. 照顾者教育：护士告知照顾者在病人康复阶段所承担的重要角色，指导照顾者学会基础的居家护理方法，必要时对照顾者给予必要的心理支持。

参考文献

[1] 吴蓓雯. 肿瘤专科护理[M]. 北京：人民卫生出版社，2012.

[2] 李乐之，路潜. 外科护理学[M]. 7版. 北京：人民卫生出版社，2021.

[3] 张立力，孙玉梅. 健康评估实践与学习指导[M]. 北京：人民卫生出版社，2017.

[4] 曹晖，陈亚进，顾小萍，等. 中国加速康复外科临床实践指南（2021年版）[J]. 中国实用外科杂志，2021，41（9）：961-992.

[5] 程勤，王丽华，王莉，等. 重庆市5所三甲教学医院术中深静脉血栓护理现状调查[J]. 护理学杂志，2017，32（14）：40-42.

[6] 余文静,肖瑶,胡娟娟,等.预防围手术期患者低体温的最佳证据总结[J].中华护理杂志,2019,54(4):589-594.

[7] 于丽.外科手术疼痛护理干预的研究进展[J].中国城乡企业卫生,2021,36(7):33-35.

[8] 佟昕,姜桂春.术中预防下肢深静脉血栓形成的护理研究进展[J].中国医学创新,2020,17(11):168-172.

[9] 高兴莲,郭莉,何丽,等.术中获得性压力性损伤预防专家共识[J].护理学杂志,2023,38(1):44-47.

第二节　肿瘤放射治疗的临床护理

项目	肿瘤放射治疗的临床护理
护理评估	1. 病史： （1）现病史：询问病人主诉，以及与本次发病有关的伴随症状、诊疗经过等。 （2）既往史、家族史：询问病人既往患病史及治疗史，包括有无高血压、糖尿病、冠心病等病史，及手术史、用（服）药史、过敏史等。了解有无相关肿瘤家族史和遗传病史。 （3）心理-社会状况：评估病人在围放射治疗（简称放疗）期是否有紧张、恐惧、抑郁等负性情绪以及社会支持系统情况。 2. 身体评估： （1）评估围放疗期病人的生命体征、意识与精神状况、生活自理能力和阳性体征。 （2）评估病人在围放疗期是否伴发其他疾病，了解心、肺、肝、肾等重要器官功能情况。 3. 其他专科评估：评估病人围放疗期出现放疗副作用、负性心理、压力性损伤、跌倒、VTE、营养状态及疼痛等风险及发生程度。 4. 实验室及其他检查：查看病人体格检查、常规化验检查、专科检查及一些特殊检查结果，包括X线、超声、CT、MRI等影像学检查以及心电图、内镜检查和特殊检查结果。
放疗前护理	1. 病房环境：清洁、明亮，光线柔和，适宜的温湿度。 2. 告知放疗相关知识及流程：治疗前应简单明了地向病人及家属介绍放疗的相关知识及流程，告知其放疗过程中可能出现的副作用和需要注意的事项。叮嘱病人在放疗过程中尽量不要中断治疗，避免延长治疗时间，降低放疗疗效。放疗前护理应摘除身体上的金属物质，避免引起照射组织放射剂量造成损伤。

续表

项目	肿瘤放射治疗的临床护理
放疗前护理	3. 放疗前护理准备工作： （1）口腔护理：头颈部放疗的病人在放疗前应该接受口腔的预处理，如果口腔中有龋齿或者有损坏的牙齿，建议进行修复，如补牙、修复牙齿等。病人应该保持良好的口腔卫生，用软毛牙刷刷牙，以减少口腔感染的风险。 （2）制作模具：嘱咐病人制作模具时穿薄、略紧身衣裤，保持身体处于放松状态，每次放疗时衣裤厚度尽量与做模时保持一致，体重发生较大变化时要告知医生重新做模具。 （3）模拟定位和复位：带膜进行 CT 或 MRI 扫描，模拟定位前询问病人有无造影剂过敏史，为勾画放疗定位线；复位时体位与模拟定位一致。 （4）护理用品的准备：指导病人根据专科疾病准备相应的护理用品，如鼻咽冲洗器、阴道冲洗器、肺功能锻炼器、皮肤保护剂、口腔护理用品等。
	4. 照射野皮肤的护理：嘱病人放疗期间穿宽松、棉质衣裤，头颈部放疗病人应着低领衣服；保持照射野皮肤清洁干燥，避免摩擦、搔抓、涂抹护肤品和消毒剂，不可使用肥皂、香皂等化学物品清洁皮肤；沐浴时使用棉质柔软毛巾沾洗，动作轻柔，禁止用力搓擦；修剪指甲，避免抓破皮肤。
	5. 休息和活动：保证充足的睡眠，避免过度劳累和剧烈运动。
放疗中护理	1. 病情观察：放疗期间常规每周记录病人一般情况，包括饮食、放射野皮肤、放疗副作用发生等，特殊情况随时记录。每周监测 1 次血常规，必要时同时监测生化、肝肾功能等。
	2. 放疗定位线：嘱咐病人在放疗期间留意定位线的清晰度，在沐浴时不要清除定位线，若发现定位线不清晰则需要及时告知医生重新进行描绘。

续表

项目	肿瘤放射治疗的临床护理
放疗中护理	3. 放疗副作用的观察和护理：根据放疗的不同部位，病人可能会出现放射性皮炎、放射性口腔黏膜炎、放射性肺炎、放射性食管炎、放射性直肠炎、放射性膀胱炎、放射性心肌炎等局部副作用和乏力、骨髓抑制等全身副作用。护理人员应密切观察放疗的副作用，配合医生进行副作用处理，并给予相应的护理措施，动态记录病人病情变化。
	4. 功能锻炼：指导病人根据专科疾病持续进行相应的功能锻炼，如头颈部功能锻炼、呼吸功能锻炼、乳腺患肢锻炼、凯格尔运动、阴道冲洗、鼻咽冲洗等。
	5. 休息和活动：指导病人保证充足的睡眠和休息，不做剧烈活动，避免疲劳。睡眠质量差的病人，可告知医生，采取必要的干预措施。
放疗后护理	1. 照射野皮肤持续保护：注意照射野皮肤的保护，放疗后照射区域组织抵抗力会有不同程度下降，避免感染和损伤，外出时注意防寒保暖，避免阳光暴晒，必要时可佩戴帽子或打伞等。
	2. 指导病人持续进行功能锻炼。
	3. 气管切开的病人，指导病人和家属掌握套管清洗和自我护理的方法。喉癌放疗后估计喉水肿持续3~6个月，建议放疗结束后6个月以后，颈部放疗水肿期过后再考虑拔除套管，是否可以拔管要听从医生的建议。
	4. 生活指导：禁烟戒酒，合理膳食，注意劳逸结合，避免过度劳累，生活有规律。预防着凉，避免感冒，防止诱发头颈部蜂窝织炎和放射性肺炎。胸部放疗后护理的病人出院后有发热、咳嗽、胸闷等症状应及时就医。育龄期女性病人，在放疗期间和放疗结束后2~3年内避免妊娠。

续表

项目	肿瘤放射治疗的临床护理
心理护理	1. 个性化沟通：治疗前了解病人及家属对疾病的认知和治疗期望值，充分考虑病人的年龄、性格以及文化程度等实施心理干预，加强与病人的交流，及时给予疏导和鼓励。 2. 信息告知：尊重病人隐私，告知治疗方式、治疗流程、治疗环境及注意事项等，向其科普疾病相关医学常识，在整个治疗过程中回答病人和家属可能有的疑问和担忧，强化病人认知，保证信息告知医护一致性。 3. 分享治愈的肿瘤病人案例，使病人树立与疾病斗争的信心，减轻其不良情绪。 4. 若病人在整个治疗期间出现明显的负性情绪，则加强与家属的沟通，积极聆听诉求，加强巡视；必要时邀请心理门诊会诊并进行干预。
营养护理	1. 营养筛查和评估：营养筛查和评估应在肿瘤诊断及治疗期间进行，并在后续的每1次随访中重新评估。存在营养不良或营养风险的病人，每日摄入能量低于需要量的60%超过1~2周需进行营养干预。进行高剂量化学治疗（简称化疗）和造血干细胞移植的病人，入院时常规行营养筛查和评估，并每周评估，有营养风险或营养不良时进行营养干预。
	2. 保持体力活动：保持适量的有氧运动和/或抗阻力训练以维持肌肉量。
	3. 评估和保护吞咽功能：头颈部肿瘤或食管癌病人应定期评估吞咽功能，有吞咽困难应进行吞咽练习。
	4. 营养素：蛋白质摄入量应超过 1 g/(kg·d)，建议达到 1.5~2.0 g/(kg·d)（一级推荐）。肠内营养治疗时使用整蛋白标准配方；以 25~30 kcal/(kg·d) 来估算能量需要量（二级推荐）。

续表

项目	肿瘤放射治疗的临床护理
营养护理	5. 营养治疗路径的选择：优先选择营养教育与膳食指导；EN 首选 ONS，口服不足或不能使用管饲补充或替代。严重黏膜炎或严重胃肠道功能受损病人，经口进食和 EN 仍不能满足营养需求应考虑 EN 联合 PN。对 EN 不可行或不耐受病人，推荐全肠外营养。
	6. 免疫营养素：二十碳五烯酸（EPA）的加入（鱼油或 ω-3PUFA）可能对改善病人食欲和维持体重有效（三级推荐）。
疼痛护理	1. 掌握疼痛评估的基本原则，选择合适的疼痛评估工具，全面评估疼痛及对疼痛的反应并记录。
	2. 掌握常用镇痛类药物使用方法及注意事项。 （1）非甾体抗炎药。①口服给药：宜饭后服用，指导病人不应空腹用药；不宜同时应用 2 种或 2 种以上非甾体抗炎药。②静脉给药：静脉注射给药时应缓慢注射。③经皮肤给药：应根据疼痛部位大小涂抹药物，并轻轻摩擦，不宜长期大面积使用；药物应涂抹于完整皮肤，避开破损皮肤或伤口。④经直肠给药：宜睡前给药；用药前应指导病人排便，取侧卧位，膝部弯曲，放松肛门；栓剂应缓慢推进，栓剂尾端距肛门口 2~5 cm 为宜；栓剂塞入肛门后应嘱病人保持侧卧位 15 分钟，用药后 1~2 小时内不宜排便。 （2）阿片类药物。①口服给药：缓释阿片类药物应整片（粒）服用，禁止掰开、研碎或咀嚼；即释吗啡，口服给药 60 分钟后评价镇痛效果。②皮下注射：注射时应避开瘢痕、硬结、水肿部位，计划性更换注射部位；体形偏瘦的病人可捏起皮肤，减少进针角度；皮下注射用药 30 分钟后应评价镇痛效果。③静脉给药：应依据药物镇痛效果及不良反应，遵医嘱控制给药速度；应观察病人意识状态、呼吸及瞳孔变化，有无嗜睡、呼吸浅慢、瞳孔缩小等过度镇静表现；静脉给药 15 分钟后应评价镇痛效果。④经

续表

项目	肿瘤放射治疗的临床护理
疼痛护理	皮肤给药：宜选择在完整、平坦的皮肤表面贴用，避开放射治疗部位；应在用药前去除毛发，用清水清洗皮肤，禁用肥皂、油剂或其他刺激性用品；贴剂与皮肤应贴合紧密，更换贴剂时应改变部位；贴剂不应剪切使用，粘贴部位不应接触热源或用力挤压；芬太尼透皮贴剂应每 72 小时更换 1 次，发热病人不宜使用或遵医嘱缩短贴剂更换时间。⑤PCA 泵给药：应保持 PCA 泵装置处于正常使用状态，妥善固定，管路连接紧密且通畅；每日评估穿刺点有无红、肿、热、痛、渗液、硬结等症状；指导病人 PCA 泵的使用方法及按压间隔时间；观察 PCA 泵的按压次数、镇痛效果及药物不良反应。
出院指导与随访	1. 药物指导：指导严格遵医嘱服药，切忌擅自增减量或擅自停药，以免影响药效。
	2. 饮食指导：合理膳食，适当运动。保持适宜的、相对稳定的体重。食物的选择应多样化。适当多摄入富含蛋白质的食物。多吃蔬菜、水果和其他植物性食物。多吃富含矿物质和维生素的食物，限制糖分的过多摄入。
	3. 皮肤护理：告知病人放疗结束后也应该注意皮肤的保护，避免摩擦、搔抓、涂抹护肤品和消毒剂，忌冷热刺激，禁贴胶布，不用肥皂、香皂等化学物品清洁皮肤；沐浴时使用棉质柔软毛巾轻轻沾洗，禁止用力搓擦；修剪指甲，避免抓破皮肤。
	4. 功能锻炼：指导持续进行功能锻炼，鼻咽癌放疗病人需要终身进行鼻咽冲洗，宫颈癌放疗者需要进行阴道冲洗或扩张 2～3 年。
	5. 定期复查、随访：出院后第 1 个月复查，放疗 2 年内 3 个月复查 1 次，3～5 年内 6 个月复查 1 次，5 年以后每半年或 1 年复查 1 次，当疾病变化时及时就诊。如医生对复查和随访有特殊要求时，按照医生的频次进行复查和随访。

续表

项目	肿瘤放射治疗的临床护理
出院指导与随访	6. 照顾者教育：护士告知照顾者在病人康复阶段所承担的重要角色，指导照顾者学会基础的居家护理方法，必要时对照顾者给予必要的心理支持。

参考文献

[1] 云婷，孟英涛，吕娇，等. 急性放射性皮肤损伤的预防与治疗进展[J]. 全科护理，2022，20(2)：196-198.

[2] 李秀华. 肿瘤专科护理[M]. 北京：人民卫生出版社，2017.

第三节 肿瘤化学治疗的临床护理

项目	肿瘤化学治疗的临床护理
护理评估	1. 病史： （1）现病史：询问病人主诉，以及与本次发病有关的伴随症状、诊疗经过等。 （2）既往史、家族史：询问病人既往患病史及治疗史，包括有无高血压、糖尿病、冠心病等病史，及手术史、用（服）药史、过敏史等。了解有无相关肿瘤家族史和遗传病史。 （3）心理-社会状况：评估病人在围化学治疗（简称化疗）期是否有紧张、恐惧、抑郁等负性情绪以及社会支持系统情况。 2. 身体评估： （1）评估围化疗期病人的生命体征、意识与精神状况、生活自理能力和阳性体征。 （2）评估病人在围化疗期是否伴发其他疾病，了解心、肺、肝、肾等重要器官功能情况。 3. 其他专科评估：评估病人围化疗期出现化疗副作用、负性心理、压力性损伤、跌倒、VTE、营养状态及疼痛等风险及发生程度。 4. 实验室及其他检查：查看体格检查、常规化验检查、专科检查及一些特殊检查结果，包括X线、超声、CT、MRI等影像学检查以及心电图、内镜检查和特殊检查结果。
化疗前护理	1. 向病人讲解疾病及化疗的相关知识，消除顾虑。告知输注化疗药物注意事项以及可能发生的不良反应，取得病人配合，并签署《化学治疗知情同意书》。 2. 评估病人一般情况，了解心、肝、肾功能及血常规、血生化等检查、检验结果。

续表

项目	肿瘤化学治疗的临床护理
化疗前护理	3. 掌握病人所用化疗药物的性质、毒副作用、药物使用顺序和时间、给药途径、健康教育以及出现异常情况的处理方法，做好化疗前的预处理。
	4. 根据病人意愿、经济条件、血管条件、放疗部位、阳性体征、化疗疗程及方案等选择合适的静脉通路，询问医生、病人是否有双通道的需求。优选经中心静脉导管输注化疗药物，尤其是发泡剂及强刺激药物。如果病人拒绝安置中心静脉导管，要求经外周静脉输注，应做好风险告知，签署《特殊药物外周静脉治疗知情同意书使用告知书》。
	5. 化疗药物输注过程中可能会发生包括过敏反应、化疗药物的外溢及外渗等意外紧急情况，告知病人及家属异常情况及时汇报医务人员。护理人员熟练掌握各类急救及应急处理的方法，化疗药物外溢箱物品和物品处于备用状态。
	6. 保证充足的睡眠，病室应保持安静，光线适宜及温湿度适宜。睡眠不佳的病人，必要时可遵医嘱使用助眠药物。
化疗中护理	1. 执行化疗给药时，护士须做好自身防护，所有化疗废弃物均需用自封袋双层密闭，放入专用"细胞毒药物"标识的垃圾袋内，由工人统一回收处理。
	2. 向病人及家属做好解释工作，以取得配合，保证化疗药物使用顺利进行。
	3. 在输注化疗药之前要确认预处理及水化等前期工作已完成。严格执行查对制度，双人核对化疗医嘱及化疗药液是否正确，检查药物的质量、颜色、性状等。
	4. 双人同时检查确认静脉通道回血良好，特别是经外周静脉输入化疗药物的病人，应反复向病人及家属交代局部有任何红肿、疼痛等应立即告知医务人员。

续表

项目	肿瘤化学治疗的临床护理
化疗中护理	5. 按照操作规程准确给予化疗药物，特殊化疗药物（如紫杉醇）需专人床旁守护，安置心电监护，告知病人及家属可能发生的不良反应，医务人员调节好输液速度，并嘱咐病人及家属不要随意调节输液的速度。 6. 在输注化疗药物的过程中加强巡视，耐心倾听病人主诉，输注过程中有异常情况应立即暂停输注，报告医生进行处理，待生命体征平稳后遵医嘱决定是否继续输入，并及时准确地书写护理记录。若在化疗期间出现化疗毒副作用，在做好病人心理护理的同时告知医生进行对症处理。 7. 如果发生严重的过敏反应，应向病人强调药物的名称，告知避免再次使用此类药物，同时在护理记录、体温单及腕带上做好标识。 8. 给药过程中避免化疗药物外溅、外溢和外渗。一旦发生化疗药物外渗，立即按照相关应急预案及程序处理，并按护理安全（不良）事件上报护理部。 9. 及时、准确书写化疗护理记录，记录病人的症状和不适感，以便及时采取相应的护理措施。 10. 根据化疗药物的特异性，对病人进行针对性的健康教育及饮食指导，如对胃肠道反应较重的化疗药（如顺铂），嘱咐在化疗开始前的2~3日内和化疗期间要进食一些清淡、容易消化并富有营养的食物，以减轻化疗药物胃肠道反应。胃肠道反应较重的病人，一般建议流质或半流质饮食，可以喝一些米粥、鱼汤等。养成良好的排便习惯，定时排便，便秘时及时告知医务人员。对于需要忌冷刺激的化疗药物（如奥沙利铂），应告知病人在输注开始到以后的10日左右要注意保暖，建议戴手套，水果用热水浸泡加热后食用，勿吸入冷空气，预防低温诱发喉痉挛。

续表

项目	肿瘤化学治疗的临床护理
化疗后护理	1. 消化道反应：是化疗常见的反应之一，大多数的化疗都会不同程度地引起消化道的反应。恶心、呕吐、食欲减退、便秘和腹泻最常见。预防和处理原则：①根据不同的化疗药物选择不同止吐方案，及时、规律地服用止吐药物，并观察药物的副作用。②在应用止吐药物的基础上，可以联合使用非药物干预措施：鼓励病人少食多餐，避免进食油腻、辛辣和重口味的食物；进食的时间宜在服用止吐药物后并建议病人在无消化道症状的时候进食，可选择进食和室温接近的食物；收听舒缓的音乐或适度的有氧运动；针灸及穴位按摩。病人呕吐时，做好口腔护理，同时避免误吸，必要时记录出入量。 2. 骨髓抑制：是化疗药物最常见的限制性毒副作用。多数化疗药物均会引起不同程度的骨髓抑制，其程度和持续时间与药物的种类、剂量、用药的周期以及和病人自身身体情况等有关。预防及处理原则：①严格掌握适应证，化疗前检查血常规。正常情况下白细胞≥3.5×10^9/L，血小板≥80×10^9/L，才能使用化疗药物。②白细胞<2.0×10^9/L或粒细胞<1.0×10^9/L，应给予对症治疗。白细胞<1.0×10^9/L或粒细胞<0.5×10^9/L，遵医嘱适当应用抗菌药物预防感染，一旦出现发热应立即做血培养和药敏，遵医嘱给予广谱抗生素治疗。同时做好保护性隔离，有条件的医院应让病人住单间，交代相关注意事项，暂停放疗。③血小板低于50×10^9/L可皮下注射白介素-11或血小板生成素，并酌情使用止血药物预防出血。血小板<20.0×10^9/L属血小板减少出血危象，有出血风险，应给予输注血小板及止血等治疗。密切观察病情变化，协助做好生活护理，嘱病人活动时动作轻柔，掌握"3个30秒"原则。修剪指甲，避免磕碰，保持大便通畅。④对于白细胞降低的病人，应加强医务人员手卫生，并协助做好个人卫生，经常洗手，减少人与人之间的病原体传播，戴口罩，做好保护性隔离，每日对病室进行空气消毒，减少探视人员。

续表

项目	肿瘤化学治疗的临床护理
化疗后护理	3. 外周神经毒性：主要表现为四肢或躯体感觉异常、麻木、疼痛、肌肉无力等。预防及处理措施：①用药前进行评估，及时发现问题。②合理应用镇痛药。③积极治疗原有的可能增加病人化疗神经毒性的疾病，如糖尿病、维生素 B_{12} 缺乏症等。④当神经发生损害时，遵医嘱减少药物的剂量，停止使用药物或者更换其他化疗药物。适当按摩、针灸、被动活动等可减轻症状。 4. 其他化疗毒副作用：心脏毒性、肾毒性、肝脏毒性、泌尿系统毒性、肺毒性、皮肤毒性及脱发、过敏反应等，用药前做好评估及预防，化疗后密切关注，及时准确书写护理记录，发生毒副作用后及时对症处理。
心理护理	1. 个性化沟通：治疗前了解病人及家属对疾病的认知和治疗期望值，充分考虑病人的年龄、性格以及文化程度等实施心理干预，加强与病人的交流，及时给予疏导和鼓励。 2. 信息告知：尊重病人隐私，告知治疗方式、治疗流程、治疗环境及注意事项等，向其科普疾病相关医学常识，在整个治疗过程中回答病人和家属可能有的疑问和担忧，强化认知，保证信息告知医护一致性。 3. 分享治愈的肿瘤病人案例，使病人树立与疾病斗争的信心，减轻其不良情绪。 4. 若病人在整个治疗期间出现明显的负性情绪，则加强与家属的沟通，积极聆听病人的诉求，加强巡视；必要时邀请心理门诊会诊并进行干预。
营养护理	1. 营养筛查和评估：应在肿瘤诊断及治疗期间进行并定期评估。存在营养不良或营养风险及营养摄入不足的病人，放疗后护理口腔。食管、胃肠道黏膜反应分级 3 级及以上者，如需要营养治疗，应推荐使用 EN。如不能耐受 EN，推荐 PN。没有胃肠道功能障碍的病人，PN 没有必要。

续表

项目	肿瘤化学治疗的临床护理
营养护理	2. 营养素：肠内营养选用标准的整蛋白制剂。每日能量需要按 25~30 kcal/(kg·d) 来估算，蛋白质摄入量为1.5~2.0 g/(kg·d)。 3. 营养治疗路径的选择：优先选择营养教育与膳食指导；肠内营养首选 ONS，其次为管饲。梗阻性头颈部肿瘤或食管癌病人影响吞咽功能者，EN 应尽早管饲给予。需要营养治疗，但不能耐受肠内营养，推荐肠外营养。 4. 评估和保持吞咽功能：头颈部肿瘤或食管癌病人应定期评估吞咽功能，有吞咽困难者应进行吞咽练习。 5. 免疫营养素：头颈部肿瘤同步放疗期间，推荐口服谷氨酰胺以减轻病人的口腔黏膜炎（二级推荐）。放疗期间补充ω-3 PUFA，可能改善病人的食欲，维持或增加体重（三级推荐）。 6. 一般饮食指导：指导病人进食清淡易消化饮食，烹饪时注意色、香、味俱佳，有利于刺激食欲和食物的消化吸收。增加优质蛋白质的摄入，如牛奶、猪肉、豆制品等，多吃煮、炖、蒸等易消化的食物，少吃油炸、腌制食物，清淡饮食，少食多餐。多吃维生素含量丰富的蔬菜、水果，如芦笋、海藻、蘑菇、番茄、胡萝卜、莴苣、草莓、香蕉、苹果、杏、猕猴桃。食欲不振、消化不良者，增加健脾开胃食物，如山楂、萝卜、香蕈、陈皮等。
疼痛护理	1. 化疗所致神经病理性疼痛（chemotherapy-induced peripheral neuropathy，CIPN）中常见的不良反应，主要表现为肢体感觉障碍、运动无力、自主神经功能障碍等，四肢病变具有对称性。最初可表现为急性疼痛综合征，在初次用药时出现感觉异常症状，如麻木、灼热、射击或电击感觉等，也可能表现为机械或热刺激引起的异常性疼痛或痛觉过敏。这些症状通常首先影响上肢和下肢的末端，呈"袜子和手套"样分布，随后蔓延到身体的近端区域。若不及时干预或反复发作，可发展为慢性神经性疼痛（持

续表

项目	肿瘤化学治疗的临床护理
疼痛护理	续时间≥3个月），症状可持续数月或数年之久，并可出现感觉丧失和/或自主运动障碍，表现为远端肢体无力、步态异常、平衡失调、与直立站姿有关的低血压晕厥、痛性惊厥、便秘、性功能或排尿功能改变等。常见的化疗药物包括：①铂类药物，已上市的包括顺铂、卡铂、奈达铂等。②紫杉烷类药物，包括紫杉醇、多西他赛和卡巴他赛等。③长春花碱类药物，主要是长春新碱、长春地辛、长春瑞滨等。④硼替佐米，临床多用于治疗多发性骨髓瘤和套细胞淋巴瘤。 2.CIPN的防治： （1）神经递质受体抑制剂：代表药物为 5-羟色胺和去甲肾上腺素再摄取抑制剂度洛西汀。度洛西汀是目前唯一被美国癌症学会和美国临床肿瘤学会推荐用于 CIPN 的药物。 （2）神经保护剂：甲钴胺是一种维生素 B_{12} 衍生物，对神经组织具有高度的亲和力，改善神经内膜周围血管循环血流量，营养并修复受损神经，抑制神经的异常传导，增加神经传导的速度，对 CIPN 有一定的效果。 （3）离子通道调节剂：钙镁合剂是临床常见的电解质平衡调节剂，因其能够拮抗神经元离子平衡稳态的变化，防止外周神经和脊髓神经元的过度兴奋和异位自发放电活动，从而缓解疼痛症状，被尝试纳入 CIPN 的治疗策略中。有研究者实验观察缓慢静脉滴注葡萄糖酸钙及硫酸镁混合液（各 1 g/次，于化疗前应用）预防奥沙利铂治疗消化道肿瘤出现的 CIPN，结果显示试验组 CIPN 的发生率明显低于对照组（5%比 24%）。 （4）阿片类药物：没有公开的证据表明，阿片类药物对 CIPN 有帮助，但是有时它们是唯一能提供帮助的药物。在其他非 CIPN 中，当神经药物与阿片类药物联合使用时，其作用是相加的，如加巴喷丁联用阿片类药物。

续表

项目	肿瘤化学治疗的临床护理
出院指导与随访	1. 药物指导：嘱病人严格遵医嘱服药，不要擅自增减量或停药，影响药物疗效，如有不适随时就诊。
	2. 中心静脉导管维护指导：指导携带中心静脉导管的出院病人告知其按时行导管维护，包括换药的时间及地点，预防感染、血栓、堵管等并发症，维持导管正常功能。尤其是老年及文化水平低的病人应特别交代，填写置管相关信息，发放中心静脉导管手册，嘱其妥善保管。
	3. 定期复查和随访：指导病人认真阅读出院证明，按时复诊，做好出院指导及居家康复宣教。定期复查血常规及肝肾功能等，有异常情况及时来院就诊。
	4. 照顾者教育：护士告知照顾者在病人康复阶段所承担的重要角色，指导照顾者学会基础的居家护理方法，必要时对照顾者给予必要的心理支持。

参考文献

[1] 兰青，吕霞，陈济，等. 黄映君治疗肿瘤化疗消化道副作用的外治经验 [J]. 中医外治杂志，2023，32（2）：131-133.

[2] 周海辉，张海霞，李嘉琪，等. 化疗引起的神经性病理性疼痛：预防与治疗 [J]. 药学与临床研究，2018，26（1）：49-52.

[3] 李秀华. 肿瘤专科护理 [M]. 北京：人民卫生出版社，2017.

第四节 肿瘤分子靶向治疗的临床护理

项目	肿瘤靶向治疗的临床护理
护理评估	1. 病史： （1）现病史：询问病人主诉，以及与本次发病有关的伴随症状、诊疗经过等。 （2）既往史、家族史：询问病人既往患病史及治疗史，包括有无高血压、糖尿病、冠心病等病史，及手术史、用（服）药史、过敏史等。了解有无相关肿瘤家族史和遗传病史。 （3）心理-社会状况：评估病人在治疗期间是否有紧张、恐惧、抑郁等负性情绪以及社会支持系统情况。
	2. 身体评估： （1）评估病人的生命体征、意识与精神状况、生活自理能力和阳性体征。 （2）评估病人在治疗期间是否伴发其他疾病，了解心、肺、肝、肾等重要器官功能情况。
	3. 其他专科评估：评估病人出现化疗副作用、负性心理、压力性损伤、跌倒、VTE、营养状态及疼痛等风险及发生程度。
	4. 实验室及其他检查：查看病人体格检查、常规化验检查、专科检查及一些特殊检查结果，包括 X 线、超声、CT、MRI 等影像学检查以及心电图、内镜检查和特殊检查结果。
靶向治疗前护理	1. 签署《靶向治疗知情同意书》：向病人及家属讲解疾病及靶向治疗相关知识，包括治疗原理、药物使用方法，消除顾虑；告知靶向治疗注意事项以及有可能出现的不良反应，并告知相应的预防处理方法，取得病人配合。
	2. 了解病人基因检测结果；指导完善血常规、生化、胸片、心电图等检查。

续表

项目	肿瘤靶向治疗的临床护理
靶向治疗前护理	3. 嘱病人保持心情愉悦，帮助病人树立积极战胜疾病的决心，鼓励病人劳逸结合，适度运动。
靶向治疗中护理	1. 准确识别病人身份，严格执行查对制度，做好详细的解释工作，取得病人配合。 2. 首次用药时询问药物过敏史，对高过敏体质病人，准备急救器材和药品，保证用药安全。 3. 严格按照药物说明书和医嘱要求执行用药，一般首次输注时速度宜慢，以后病人耐受良好可适当加快。 4. 靶向药物静脉输注多要求使用中心静脉导管或静脉留置针进行输注。输注前确认静脉通道回血良好，预处理已完成。 5. 按照药物分子结构及说明选择使用输液器（孔径 $0.2\ \mu m$ 或 $0.22\ \mu m$），需单独静脉通道输注，不能与其他药物混合输注。 6. 药物储存和使用：静脉靶向治疗药物常规要求 2~8 ℃ 冰箱保存，不可冷冻；此类药物应在使用前现配，如不能立即使用，按照说明书保存 12~24 小时。确认药物是否需要避光保存及输注，特殊药物，如曲妥珠单抗药瓶开启溶解后，剩余药液在 2~8 ℃ 冰箱可保存 28 日重复使用。 7. 用药过程中加强巡视，检查输液通道是否通畅，严密观察生命体征及用药不良反应，必要时安置心电监护，异常情况及时报告医生并协助对症处理，做好护理记录。 8. 口服靶向药物病人治疗期间全程需严格遵医嘱用药，严格定时定量，不能随意增减药物剂量。 9. 口服用靶向药时应避免服用影响靶向药物代谢的药物或食物，并按时监测血液学、影像学指标。

续表

项目	肿瘤靶向治疗的临床护理
靶向治疗后护理	1. 全身反应：乏力虚弱，发热，关节肌肉酸痛。护理措施详见肿瘤化疗的临床护理。
	2. 皮肤反应：主要表现为皮疹、皮肤瘙痒，轻度皮疹不需要药物治疗，通过保持皮肤清洁湿润、注意防晒、减少外界刺激、避免皮肤过冷过热、避免受压、可有效缓解；若皮肤反应严重，出现脓疱性皮疹、多形红斑、手足综合征、荨麻疹等，须及时就医，避免感染。
	3. 口腔黏膜反应：保持口腔清洁湿润，加强漱口，可采用小苏打、康复新漱口或使用重组人成纤维细胞因子喷在溃疡处，促进溃疡愈合；若严重不耐受，须及时就医。
	4. 胃肠道反应：详见化疗药物的临床护理。
	5. 血栓：①多饮水，每日饮水量2 000 mL以上。②适量运动，每日坚持做血栓操或使用握力球做握拳运动，每日3次，每次20~30组；同时进行手背、足背屈伸运动，每日3次，每次20~30组。③遵医嘱用药和监测血栓发生情况。
	6. 高血压：每日监测血压，遵医嘱使用降压药物，分子靶向治疗诱发的高血压一般停药物后可消失。
	7. 心脏毒性：监测心电图、心肌标志物等，定期进行心血管检查（至少3个月1次），遵医嘱使用营养心肌药物，观察药物副作用。
	8. 肝功能异常：用药后2~4周复查1次肝功能，若发现异常，须及时就医。
心理护理	1. 个性化沟通：治疗前了解病人及家属对疾病的认知和治疗期望值，充分考虑病人的年龄、性格以及文化程度等实施心理干预，加强与病人的交流，及时给予疏导和鼓励。

续表

项目	肿瘤靶向治疗的临床护理
心理护理	2. 信息告知：尊重病人隐私，告知治疗方式、治疗流程、治疗环境及注意事项等，向其科普疾病相关医学常识，在整个治疗过程中回答病人和家属可能有的疑问和担忧，强化病人认知，保证信息告知医护一致性。 3. 分享治愈的肿瘤病人案例，使病人树立与疾病斗争的信心，减轻其不良情绪。 4. 若病人在整个治疗期间出现明显的负性情绪，则加强与家属的沟通，积极聆听病人的诉求，加强巡视；必要时邀请心理门诊会诊并进行干预。
营养护理	1. 营养筛查和评估：所有病人治疗前后应接受营养筛查和评估。重度营养不良或严重营养风险的病人，经口进食和肠内营养无法获得充足营养时，推荐 EN 联合 PN。经口进食仍不能满足营养需要量时，或经口进食和肠内营养不能满足能量需求的 50% 超过 7 日，推荐 EN 联合 PN。 2. 营养素：病人能量和蛋白的需要量可按 $25\sim30$ kcal/(kg·d) 和 1.5 g/(kg·d) 来估计，标准的整蛋白配方制剂适合绝大部分病人。 3. 营养治疗路径的选择：优先选择营养教育与膳食指导。肠内营养首选 ONS，其次为管饲。当 EN 不耐受或不可行时，应尽早实施 PN。
疼痛护理	1. 根据疼痛评分进行疼痛护理。 2. 遵医嘱使用止痛药物，并严密监测病人的用药副作用，及时评价镇痛效果。 3. 可联合使用按摩、音乐疗法、转移注意力等辅助措施。

续表

项目	肿瘤靶向治疗的临床护理
出院指导与随访	1. 药物指导：针对不同的分子靶向药物进行健康宣教，并指导病人加强对药物不良反应的自我监测与管理。指导定期监测血压，如出现皮肤反应、腹泻、口腔黏膜炎等不良反应及时与医务人员联系，及早处理。
	2. 中心静脉导管维护：①置入中心静脉导管的病人带管期间应观察导管的情况，定期进行维护，至少在医疗机构每周维护1次，若导管周围敷料松脱、穿刺点渗血、渗液，应及时进行处理，避免导管脱落、感染。②同时居家期间坚持进行置管侧的功能锻炼，每日握拳、松拳200～300次，饮水量每日2 000 mL以上，预防血栓。③置管侧避免重体力劳动，避免提3 kg以上重物，避免在置管侧测血压。
	3. 饮食指导：营养均衡，种类多样，坚持少食多餐，建议选择高蛋白、富含维生素、膳食纤维的易消化的食物，注意饮食卫生，合理膳食，加强营养，增强身体自身免疫力。
	4. 定期复查和随访：指导病人认真阅读出院证明，按时复诊，做好出院指导及居家康复宣教。定期复查血常规及肝肾功能等，有异常情况及时来院就诊。
	5. 照顾者教育：护士告知照顾者在病人康复阶段所承担的重要角色，指导照顾者学会基础的居家护理方法，必要时对照顾者给予必要的心理支持。

参考文献

[1] 杜宜华，陆培华，丁军利. 肿瘤分子靶向治疗的规范化护理流程管理及对患者的影响 [J]. 中国肿瘤临床与康复，2018，25（7）：837-840.

[2] 上海市医学会皮肤性病学分会，上海市医学会肿瘤靶分子专科分会. 抗肿瘤药物相关皮肤不良反应管理专家共识 [J]. 中华皮肤科杂志，2023，56

(10): 907-919.

[3] 中华医学会肿瘤学分会乳腺肿瘤学组,中国乳腺癌靶向治疗药物安全性管理共识专家组. 中国乳腺癌靶向治疗药物安全性管理专家共识 [J]. 中国癌症杂志, 2019, 29 (12): 993-1006.

[4] 李晓红, 曹琳. 中医护理在分子靶向药物治疗肺癌致皮肤不良反应中的应用观察 [J]. 贵州医药, 2017, 41 (1): 105-106.

[5] 雷奕, 李妹英, 周韶璋, 等. 以专科护士为主导的口服靶向药物管理方案在肺癌患者延续性护理中的应用 [J]. 广西医科大学学报, 2020, 42 (13): 1743-1746.

第五节 肿瘤免疫治疗的临床护理

项目	肿瘤免疫治疗的临床护理
护理评估	1. 病史： （1）现病史：询问病人主诉，以及与本次发病有关的伴随症状、诊疗经过等。 （2）既往史、家族史：询问病人既往患病史及治疗史，包括有无高血压、糖尿病、冠心病等病史，及手术史、用（服）药史、过敏史等。了解有无相关肿瘤家族史和遗传病史。 （3）心理-社会状况：评估病人在治疗期间是否有紧张、恐惧、抑郁等负性情绪以及社会支持系统情况。
	2. 身体评估： （1）评估病人的生命体征、意识与精神状况、生活自理能力和阳性体征。 （2）评估病人在治疗期间是否伴发其他疾病，了解心、肺、肝、肾等重要器官功能情况。
	3. 其他专科评估：评估病人出现化疗副作用、负性心理、压力性损伤、跌倒、VTE、营养状态及疼痛等风险及发生程度。
	4. 实验室及其他检查：查看病人体格检查、常规化验检查、专科检查及一些特殊检查结果，包括X线、超声、CT、MRI等影像学检查以及心电图、内镜检查和特殊检查结果。
免疫治疗前护理	1. 详细讲解免疫治疗相关知识，消除病人顾虑；告知免疫治疗的注意事项以及可能出现的不良反应和处理方法，取得病人配合，签署《免疫治疗知情同意书》。
	2. 指导病人完善相关检查，包括血常规、生化、胸片、心电图等检查。
	3. 嘱病人保持心情愉悦和积极战胜疾病的决心，劳逸结合，适度运动，加强营养。

续表

项目	肿瘤免疫治疗的临床护理
免疫治疗中护理	1. 准确识别病人身份，严格执行查对制度，做好详细的解释工作，取得病人配合。
	2. 首次用药时询问药物过敏史，对高过敏体质病人，准备急救器材和药品，保证用药安全。
	3. 严格按照药物说明书和医嘱要求执行用药，一般首次输注时速度宜慢，以后病人耐受良好可适当加快。
	4. 靶向药物静脉输注多要求使用中心静脉导管或静脉留置针进行输注。输注前确认静脉通道回血良好，预处理已完成。
	5. 按照药物分子结构及说明选择使用输液器（孔径 $0.2~\mu m$ 或 $0.22~\mu m$），需单独静脉通道输注，不能与其他药物混合输注。
	6. 药物储存和使用：静脉靶向治疗药物常规要求 $2\sim8~℃$ 冰箱保存，不可冷冻；此类药物应在使用前现配，如不能立即使用，按照说明书保存 12~24 小时；确认药物是否需要避光保存及输注。
	7. 用药过程中加强巡视，检查输液通道是否通畅，严密观察生命体征及用药不良反应，必要时安置心电监护，异常情况及时报告医生并协助对症处理，做好护理记录。
	8. 合理安排输注顺序，如果联合化疗用药，一般先用免疫药物，后用化疗药物。
免疫治疗后护理	1. 严密观察药物不良反应，做好毒性反应分级管理（G1，轻度毒性；G2，中度毒性；G3，重度毒性；G4，危及生命的毒性；G5，与毒性相关的死亡），针对性处理，常见使用免疫药物的副作用发生的器官包括：皮肤、胃肠道、肝脏、内分泌器官、肺等。

续表

项目	肿瘤免疫治疗的临床护理
免疫治疗后护理	2. 皮肤毒性反应：原则为保护皮肤、减少刺激、舒缓不适、及早处理。①G1：继续使用免疫药物，局部使用润肤剂，口服抗组胺药物，使用中等强度的糖皮质激素。②G2：暂停使用免疫药物，使用强效的糖皮质激素。③G3至G4：暂停使用免疫治疗，请皮肤科会诊，必要时继续嗜酸性粒细胞计数、外周血涂片、肝肾功能检查。 3. 胃肠道毒性反应：①腹泻/结肠炎：观察大便、腹痛情况，包括大便频率、稠度、便血、夜间症状等，避免使用含乳糖的食物，及时处理相应症状。②腹膜炎和肠穿孔：观察疼痛情况，谨慎使用止泻剂和阿片类镇痛药物。 4. 肺毒性：免疫相关性肺炎，接受过靶向治疗、放疗的肺癌病人或有肺部基础性疾病的肿瘤病人肺毒性反应发生风险更高。①注意评估生命体征、血氧饱和度，有无咳嗽、咳痰、疲乏、呼吸困难、胸痛、口唇发绀。②增加评估频次，给予持续心电监护、血氧饱和度监测，留取血（动脉血）、尿、痰等检查，做好肺功能检测、支气管镜检查、床边照片、肺通气治疗的准备和护理。③密切观察症状和体征缓解情况，必要时遵医嘱使用其他免疫抑制药物，在治疗、护理过程中需严密观察有无感染征象。 5. 肝毒性：①评估是否存在疲乏、瘙痒、恶心、呕吐、食欲下降等及其严重程度；进行腹部检查，评估意识和生命体征。②完善血常规和肝酶、CT等检查结果，经评定已发生毒性反应时，应指导病人进食低脂肪、高蛋白的清淡饮食，合理安排休息与运动，评估跌倒风险；增加肝功能监测频率，避免使用其他可能导致肝损伤的药物，遵医嘱合理应用保肝药物。③遵医嘱使用免疫药物，勿擅自减量或停药。④评估糖皮质激素的用药效果，必要时请肝病专科医生会诊或进行转诊。

续表

项目	肿瘤免疫治疗的临床护理
免疫治疗后护理	6. 内分泌毒性：常见内分泌毒性包括甲状腺毒症、高血糖/糖尿病、垂体炎，用药后获取并评估所有的检验、检查报告，明确判断甲状腺、垂体、肾上腺功能和血糖变化。①甲状腺毒症：分为早期功能亢进阶段和后期功能减退阶段，可导致永久性功能减退，应早期及时给予β受体阻滞剂缓解症状，功能减退期开始标准的甲状腺激素替代治疗，因功能减退常为不可逆反应，应告知替代治疗的重要性，指导定期复查甲状腺功能指标。②垂体炎：严密观察是否出现肾上腺危象、严重头痛、视野改变等严重危及生命的症状。③高血糖/糖尿病：常规监测血糖和糖化血红蛋白水平，遵医嘱治疗；帮助病人调整饮食和生活方式，及早发现和干预酮症酸中毒发生。
心理护理	1. 个性化沟通：治疗前了解病人及家属对疾病的认知和治疗期望值，充分考虑病人的年龄、性格以及文化程度等实施心理干预，加强与病人的交流，及时给予疏导和鼓励。
	2. 信息告知：尊重病人隐私，告知治疗方式、治疗流程、治疗环境及注意事项等，向其科普疾病相关医学常识，在整个治疗过程中回答病人和家属可能有的疑问和担忧，强化病人认知，保证信息告知医护一致性。
	3. 分享治愈的肿瘤病人案例，使病人树立与疾病斗争的信心，减轻其不良情绪。
	4. 若病人在整个治疗期间出现明显的负性情绪，则加强与家属的沟通，积极聆听病人的诉求，加强巡视；必要时邀请心理门诊会诊并进行干预。
营养护理	1. 营养筛查和评估：所有病人治疗前后应接受营养筛查和评估。重度营养不良或严重营养风险的病人，经口进食和肠内营养无法获得充足营养时，推荐 EN 联合 PN。经口进食仍不能满足营养需要量时，或经口进食和肠内营养不能满足能量需求的50%超过7日，推荐 EN 联合 PN。

续表

项目	肿瘤免疫治疗的临床护理
营养护理	2. 营养素：能量和蛋白的需要量可按 25～30 kcal/(kg·d) 和 1.5 g/(kg·d)来估计，标准的整蛋白配方制剂适合绝大部分病人。 3. 营养治疗路径的选择：优先选择营养教育与膳食指导。肠内营养首选 ONS，其次为管饲。当 EN 不耐受或不可行时，应尽早实施 PN。
疼痛护理	1. 根据疼痛评分进行疼痛护理。 2. 遵医嘱使用止痛药物，并严密监测病人的用药副作用，及时评价镇痛效果。 3. 可联合使用按摩、音乐疗法、转移注意力等辅助措施。
出院指导与随访	1. 中心静脉导管维护：①置入中心静脉导管的病人带管期间应观察导管的情况，定期进行维护，至少在医疗机构每周维护 1 次，若导管周围敷料松脱、穿刺点渗血、渗液，应及时进行处理，避免导管脱落、感染。②同时居家期间坚持进行置管侧的功能锻炼，每日握拳、松拳 200～300 次，饮水量每日 2 000 mL 以上，预防血栓。③置管侧避免重体力劳动，避免提 3 kg 以上重物，避免在置管侧测血压。 2. 药物指导：指导病人加强对药物不良反应的自我监测与管理，出现不同的症状、体征或新发症状、体征及立即向医护人员汇报，及时处理。 3. 饮食指导：食物选择多样，进食高蛋白、高维生素、高膳食纤维食物，注意饮食卫生，合理膳食，保证充足的营养摄入，提高机体抵抗力。 4. 定期复查和随访：指导病人认真阅读出院证明，按时复诊，做好出院指导及居家康复宣教。定期复查血常规及肝肾功能等，有异常情况及时来院就诊。 5. 照顾者教育：护士告知照顾者在病人康复阶段所承担的重要角色，指导照顾者学会基础的居家护理方法，必要时对照顾者给予必要的心理支持。

参考文献

[1] 赵静,苏春霞.《CSCO免疫检查点抑制剂相关的毒性管理指南》解读:对比NCCN免疫治疗相关毒性管理指南[J].实用肿瘤志,2020,35(1):11-15.

[2] 华雨薇,赵林.免疫治疗相关肝毒性的诊断与管理[J].协和医学杂志,2021,12(5):798-806.

[3] 张哲宁,谢通,沈琳,等.2022版欧洲肿瘤内科学会免疫治疗毒性管理指南解读[J].肿瘤综合治疗电子杂志,2023,9(2):99-103.

[4] 许秀梅,崔苗苗,雒晓燕,等.免疫检查点抑制剂治疗恶性肿瘤的免疫相关不良反应及护理[J].中国医药科学,2023,13(1):53-56,77.

第六节　肿瘤介入治疗的临床护理

项目	肿瘤介入治疗的临床护理
护理评估	1. 病史： （1）现病史：询问病人主诉，以及与本次发病有关的伴随症状、诊疗经过等。 （2）既往史、家族史：询问病人既往患病史及治疗史，包括有无高血压、糖尿病、冠心病等病史，及手术史、用（服）药史、过敏史等。了解有无相关肿瘤家族史和遗传病史。 （3）心理-社会状况：评估病人在治疗期间是否有紧张、恐惧、抑郁等负性情绪以及社会支持系统情况。
	2. 身体评估： （1）评估病人的生命体征、意识与精神状况、生活自理能力和阳性体征。 （2）评估病人在治疗期间是否伴发其他疾病，了解心、肺、肝、肾等重要器官功能情况。
	3. 其他专科评估：评估病人出现化疗副作用、负性心理、压力性损伤、跌倒、VTE、营养状态及疼痛等风险及发生程度。
	4. 实验室及其他检查：查看病人体格检查、常规化验检查、专科检查及一些特殊检查结果，包括X线、超声、CT、MRI等影像学检查以及心电图、内镜检查和特殊检查结果。
介入治疗前护理	1. 指导术前戒烟戒酒；咳嗽、咳痰、呼吸功能及床上运动等康复训练；床上使用便器、翻身、预防血栓操等适应性训练。
	2. 皮肤准备：术前备皮，手术区域毛发在术前2小时内予以剃除。
	3. 饮食管理：局麻术前1日可正常进食，手术日晨进食半饱；全麻手术常规术前6小时禁固体食物，术前2小时禁饮。
	4. 特殊注意事项交代（遵医嘱使用术前碳水化合物、服用降压药、义齿、金属饰品、贵重物品保管等）。

续表

项目	肿瘤介入治疗的临床护理
介入治疗前护理	5. 静脉通路：建立中心静脉通路，按要求维护和使用；静脉留置针不用时及时正压封管；均给予妥善固定，到期予以拔除；尽量不经下肢静脉输液，介入手术病人不在穿刺一侧的上肢穿刺输液，需建立额外的输液通道。
介入治疗中护理	1. 严格执行手术交接制度和查对制度，准确识别病人身份。 2. 协助病人取合适的手术体位。 3. 术中严密监测病人的生命体征。 4. 压力性损伤：介入治疗的病人由于长时间制动、皮肤受压、器械压迫等原因容易导致压力性损伤，应密切观察受压皮肤情况，局部进行减压，搬运时避免拖、拉、拽等动作，重在预防。
介入治疗后护理	1. 安全转运和交接：严格执行手术病人交接制度，转运过程中保证病人安全，观察穿刺部位的情况，保持输液管道通畅，确保安全转运。 2. 了解术中情况：手术方式、术中用药、补液等情况。 3. 观察要点：严密观察生命体征变化，穿刺点周围皮肤颜色、温度，有无皮下血肿形成；密切观察足背动脉搏动、有无疼痛或感觉障碍，观察有无血栓形成。 (1) 体位与活动：根据介入治疗的方式选择体位，如经动脉化疗栓塞（TACE）治疗术侧肢体伸直制动、椎体成形平卧位、肺穿刺活检半卧位等。介入手术后绝对卧床休息至少6小时，穿刺侧肢体制动8小时，术后24小时可下床活动。 (2) 并发症观察和处理：①穿刺点血肿：术后穿刺点压迫止血，保持手术穿刺点清洁干燥，定期换药；观察穿刺点的愈合情况，若出现红、肿、热、痛，应立即报告医生进行相应处理。②发热：术后发热可能是术后常见的正常生理反应，一般不超过38℃，发热时需严密监测体温变化，遵医嘱进行退热处理，出汗较多的病人及时更换衣物，避免感冒，发热者需观察有无其他

续表

项目	肿瘤介入治疗的临床护理
介入治疗后护理	并发症的出现。③血管痉挛：可嘱病人深呼吸，放松肢体，遵医嘱用药。④胃肠道反应：介入术后病人出现恶心、呕吐，与麻醉有关，在出现呕吐的情况下，将头偏向一侧，避免误吸，同时观察呕吐物的性质、量，遵医嘱进行对症处理。⑤肝功能损害：多为栓塞后引起的短暂反应，经药物治疗后多数可好转。
	4. 化疗护理：详见肿瘤化疗的临床护理。
心理护理	1. 个性化沟通：治疗前了解病人及家属对疾病的认知和治疗期望值，充分考虑病人的年龄、性格以及文化程度等实施心理干预，加强与病人的交流，及时给予疏导和鼓励。
	2. 信息告知：尊重病人隐私，告知治疗方式、治疗流程、治疗环境及注意事项等，向其科普疾病相关医学常识，在整个治疗过程中回答病人和家属可能有的疑问和担忧，强化病人认知，保证信息告知医护一致性。
	3. 分享治愈的肿瘤病人案例，使病人树立与疾病斗争的信心，减轻其不良情绪。
	4. 若病人在整个治疗期间出现明显的负性情绪，则加强与家属的沟通，积极聆听病人的诉求，加强巡视；必要时邀请心理门诊会诊并进行干预。
营养护理	1. 营养筛查和评估：所有病人术前和术后应接受营养筛查和评估。存在营养不良或严重营养风险的大手术病人，术前应给予7～14日营养治疗，严重营养风险的病人建议延期手术。重度营养不良或严重营养风险的大手术病人，经口进食和肠内营养无法获得充足营养时，推荐 EN 联合 PN。术后存在营养风险或营养不良的病人，术后经口进食仍不能满足营养需要量时，或术后经口进食和肠内营养不能满足能量需求的 50% 超过 7 日，推荐 EN 联合 PN。

续表

项目	肿瘤介入治疗的临床护理
营养护理	2. 营养素：病人能量和蛋白的需要量可按 25~30 kcal/(kg·d) 和 1.5 g/(kg·d) 来估计，标准的整蛋白配方制剂适合绝大部分病人。 3. 营养治疗路径的选择：优先选择营养教育与膳食指导。肠内营养首选 ONS，其次为管饲；对接受了近端胃肠或者胰腺手术，伴有营养不良的病人，留置鼻空肠管或留置空肠穿刺造口管饲可作为术后管饲的候选方案。当 EN 不耐受或不可行时，应尽早实施 PN；PN 推荐采用全合一或预装多腔袋制剂。术后长期 PN 治疗的病人，需要同时补充维生素和微量元素。对接受大型颈部或腹部手术的病人，推荐围术期应用含有免疫调节成分的肠内营养。
疼痛护理	1. 术前疼痛护理： (1) 掌握疼痛评估的基本原则，选择合适的疼痛评估工具，观察病人疼痛的时间、部位、性质、程度和规律，全面评估疼痛及病人对疼痛的反应并记录。 (2) 遵循阶梯给药原则：①应遵循世界卫生组织（World Health Organization，WHO）推荐的癌症疼痛控制的三阶梯治疗方案。②无创给药原则：首选口服给药，也可通过皮肤或黏膜途径给药。③规律给药原则：根据药代动力学和药效动力学及病人的疼痛程度规律给药，以维持稳定的血药浓度。④个体化给药原则：根据病人自身情况及药物的药理特点确定药物种类与剂量，以提高疼痛的缓解率，降低药物相关的不良反应。⑤正确指导用药原则：向病人及家属讲解镇痛药物相关知识，消除他们对使用镇痛药物的顾虑和误解。⑥联合给药原则：即多模式镇痛原则，对于中-重度疼痛，可联合使用不同种类的镇痛药物。 (3) 非药物镇痛护理（疼痛教育和心理护理）：①向病人介绍疾病知识和介入治疗的特点和优势，疼痛发生的原因及自我评估的技巧等增加病人对疼痛的认知，减少恐惧，达到适当镇痛的目的。②给予正向鼓励，鼓励多方面社会支持，有利于缓解病人焦虑情绪，保持良好心理状态，间接减轻疼痛引起的不适。

续表

项目	肿瘤介入治疗的临床护理
疼痛护理	（4）药物镇痛护理：①术前轻度疼痛（NRS≤3分），可使用非阿片类药物，如对乙氨基酚；中度疼痛（NRS 4～6分），可使用小剂量阿片类药物或弱阿片类药物；重度疼痛（NRS≥7分），可采用强阿片类药物，及时评价镇痛效果。②观察并记录药物相关不良反应。③协助病人生活护理，预防并发症的发生等。某些止痛药静脉给药时会产生局部疼痛，可采用冷/热敷法缓解疼痛。 2. 术中疼痛护理： （1）术中应重点关注病人的生命体征，并做好镇痛效果以及相关不良反应的评估，做到早发现、早干预。 （2）轻度疼痛病人，推荐非药物镇痛护理方法，尤其是心理护理，充分重视心理因素的致痛作用，主动关怀病人，缓解其紧张、恐惧情绪，适时告知手术进程，教会病人心理调节方法。中、重度疼痛病人，在非药物镇痛护理方法的基础上给予有创药物镇痛治疗。 3. 术后疼痛护理： （1）非药物镇痛护理：①充分告知术后疼痛是介入手术难以避免的生理反应，其程度与心理状态密切相关，长期处于负性心理可降低痛阈而加重疼痛体验，引导病人合理宣泄情绪，树立良好心态。②协助病人采取侧卧或半卧位等舒适体位，减轻腹壁紧张感和肝区疼痛。③指导病人进行深呼吸和全身放松，减少腹壁压力刺激。④转移注意力，尽可能通过听音乐、看书、回忆愉快往事、交流感兴趣的话题等方式转移病人注意力，维持情绪平稳，减轻疼痛感。 （2）药物镇痛护理：参照术前的药物镇痛护理。
出院指导与随访	1. 药物指导：指导病人遵医嘱服药，加强化疗副作用的自我监测与管理，出现不适及时告知医生进行处理。

续表

项目	肿瘤介入治疗的临床护理
出院指导与随访	2. 饮食指导：术后食物选择多样，进食高蛋白、高维生素、高膳食纤维食物，注意饮食卫生，合理膳食，保证充足的营养摄入，提高机体抵抗力。
	3. 定期复查和随访：指导病人认真阅读出院证明，按时复诊，做好出院指导及居家康复宣教。定期复查血常规及肝肾功能等，有异常情况及时来院就诊。
	4. 照顾者教育：护士告知照顾者在病人康复阶段所承担的重要角色，指导照顾者学会基础的居家护理方法，必要时对照顾者给予必要的心理支持。

参考文献

[1] 黎春燕. 肿瘤介入治疗护理 [C] //2017年广西肿瘤护理新进展学术年会论文集, 2017: 174-177.

[2] 中国医师协会介入医师分会介入围术专委会, 中国医师协会介入医师分会介入临床诊疗指南专委会. 肝脏恶性肿瘤介入治疗围术期疼痛管理专家共识（2022）[J]. 介入放射学杂志, 2022, 31 (10): 943-948.

第二章 肿瘤疾病专科的临床护理

第一节 幕上肿瘤的临床护理

一、幕上肿瘤专科体征和护理要点

专科体征	1. 颅内压增高症状： （1）头痛：多为搏动性钝痛或胀痛，呈持续性或阵发性，晨起加重。 （2）呕吐：常出现在清晨空腹时，与饮食无关。 （3）视盘水肿。 2. 癫痫发作。 3. 精神症状：精神低落、嗜睡、淡漠、意识模糊等。 4. 神经功能障碍：感觉障碍、运动障碍、失语、偏瘫等。
护理要点	1. 观察生命体征、意识、瞳孔等。 2. 管理术后病人体位、引流管。 3. 评估头痛、癫痫、肌张力、深浅反射等症状，预防并发症。 4. 健康教育，指导术前适应性训练及术后康复锻炼。

二、幕上肿瘤围术期的临床护理

术前护理	1. 术前评估： （1）详细询问病史、营养状况及重要脏器功能。 （2）身体一般状况：评估生命体征、意识、瞳孔、皮肤黏膜、大小便情况和VTE等。 （3）神经系统症状：评估头痛、癫痫、味/嗅觉障碍、肌力、肌张力、感觉功能、精神症状、深浅反射和病理反射等。 （4）心理和社会支持情况，了解病人对疾病的认知及适应情况。 2. 术前适应性训练：指导床上进食、床上大小便；预防感冒，保持大便通畅。

续表

术前护理	3. 术前准备： (1) 详见第一章第一节"肿瘤外科治疗的临床护理"的相关内容。 (2) 术前充分备血，备血 2 000 mL 以上。 (3) 有创血管造影（DSA）能直观地明确肿瘤与周围大血管的毗邻关系和其供血动脉情况，对了解侧支代偿情况和制订手术方案有重要指导意义。应做好 DSA 相关护理。 1) 预防出血。术毕拔鞘后，用力按压腹股沟穿刺处 30 分钟，避免按压不足导致假性动脉瘤的发生。回病房后局部沙袋压迫。观察穿刺处有无出血、血肿，双侧足背动脉搏动、皮肤温度和感觉情况。术后避免屏气呼吸、用力排便、咳嗽等。 2) 穿刺肢体制动。穿刺侧下肢伸直制动 6~12 小时，可使用约束带固定，不能行屈肢活动，以免造成活动性出血。制动 2 小时后，穿刺侧肢体可在床面行左右平移及踝泵运动。协助病人翻身时，应向患侧翻身 60°或向健侧翻身 20°~30°，翻身时勿屈曲髋关节，穿刺侧肢体保持伸直，术后 12~24 小时方可下床活动。 3) 术后可以进食，不可过多，以免呕吐。饮水量保持 2 500 mL/d 以上，以利于造影剂排出。 4) 术后 24 小时拆除敷料，1~2 日内穿刺部位不宜水浴，以免引起感染。 4. 对症护理： (1) 有癫痫发作史且口服药物的病人不可中断服药，床旁加床档保护。 (2) 有精神症状者，观察病人的异常行为，必要时行约束、镇静、防止坠床、自伤或伤人。遵医嘱用药，留陪护。 (3) 有肢体偏瘫者，做好基础护理，防止压力性损伤。 (4) 观察失语的发生及种类、程度。可采用语言交流、自制图片、提供写字板、手语等多种形式进行沟通。交谈时说话速度要慢，使用简单、通俗易懂的词语，1 次尽量问 1 个问题，多给予考虑时间，并注意观察其反应。 (5) 眼球突出、视盘水肿、视力障碍者加强防护，防止坠床、跌倒。眼干不适、角膜溃疡者避免强光刺激，室内光线柔和，注意

续表

术前护理	用眼卫生，防止视疲劳，保证充足睡眠。视觉障碍者给予生活协助，如协助进食及大小便。
术中护理	详见第一章第一节"肿瘤外科治疗的临床护理"相关内容。
术后护理	1. 麻醉清醒后血压平稳者，抬高床头15°~30°，以利颅内静脉回流，降低颅内压；绝对卧床休息。大体积肿瘤切除术后，局部留有较大腔隙时，应避免患侧卧位，防止脑组织移位及脑水肿发生。 2. 病情观察：24小时内密切观察神志、瞳孔等神经系统及生命体征变化，警惕颅内出血。观察颅内压增高的症状，准确识别瞳孔改变的特异性，为医生及时提供诊断依据。昏迷病人一旦发现散大侧瞳孔直接对光反射消失，而间接对光发射存在，要考虑到视神经损伤的可能性，并与脑疝相鉴别。当散大侧瞳孔直接对光反射和间接对光反射均消失，应与动眼神经损伤以及视神经与动眼神经共同损伤相鉴别。动眼神经损伤病人除瞳孔散大外，常伴有动眼神经所支配的眼外肌运动障碍，如上眼睑下垂及眼球运动障碍等。当病人出现意识障碍、瞳孔异常、鼾声呼吸等提示脑水肿或颅内出血，应急诊行CT检查。必要时做好再次手术的准备。 3. 保持呼吸道通畅。 4. 引流管护理：每日更换引流袋，保持引流管通畅，观察引流液的颜色、量、性状。如引流液颜色逐渐变红，提示颅内出血。头部活动时应注意轻、稳，避免引流管脱出、扭曲、受压，防止引流液逆流造成颅内感染。 5. 营养与休息：术后当天禁食，第2日进半流质饮食，逐渐过渡到普通饮食；若有恶心呕吐或术后消化功能紊乱，术后可禁食1~2日，禁食期间静脉补液，病情稳定后可逐步恢复饮食。 6. 并发症的护理： （1）出血：出血会导致脑疝，病人出现意识障碍不恢复或加重、血压升高、脉搏和呼吸减慢应警惕小脑幕切迹疝。

续表

术后护理	（2）脑水肿：术后2~3日是脑水肿的高峰期，病人若出现头痛、呕吐现象，及时使用脱水剂和激素治疗，以降低颅内压，缓解脑水肿，严格控制输液量和速度，避免加重脑水肿，准确记录出入量。 （3）感染：切口感染多在术后5~7日发生，观察体温，及切口有无渗血、红肿；头部切口可用红外线照射，促进局部血液循环，促进肉芽组织生长；长期卧床易发生坠积性肺炎，需定时协助翻身、叩背，促进痰液排出，必要时吸痰。 （4）癫痫：多发生于脑水肿高峰期，即术后2~3日，观察癫痫发作的先兆、持续时间、性质、次数，做好急救准备，预防跌倒。口服抗癫痫药物的病人遵医嘱坚持长期服药并定期检测肝功能。 （5）脑神经功能障碍： 1）面瘫：以三叉神经、展神经、滑车神经受损最常见。多表现为手术侧口角㖞斜、鼻唇沟变浅、患侧眼睑闭合不全。护理时注意观察角膜和结膜，询问视力变化，及时发现异常。保持眼部清洁，养成良好卫生习惯，0.25%氯霉素眼药水和红霉素眼膏局部应用，眼睑闭合不全者用凡士林纱布或避光眼罩遮盖保护眼睛。指导病人掌握面部肌肉康复训练的方法，如抬眉、闭眼、叩齿、鼓腮、吸吮等动作，每日2~3次，每次10~15分钟，并辅以针灸、理疗等物理疗法。同时遵医嘱给予甲钴胺（弥可保）、神经生长因子等药物促进神经功能恢复。发生面瘫的病人还应注意饮食温度以防烫伤，进食后漱口，保持清洁口腔，防止食物残留口中致口腔炎。患侧面部禁止冷、热敷，禁止涂擦刺激性药品。 2）左颞叶受压或损伤导致癫痫和失语：失语者应注意观察病人非语言性的沟通信息。指导并鼓励使用其他的沟通方式，如手势、书写等方法。从简单的字开始指导说话，循序渐进，增强信心。 3）术后视力障碍和视野缺损是嗅沟脑膜瘤的常见手术并发症。观察视力变化，重视病人主诉，做好安全防范措施宣教，预防跌倒、烫伤、坠床等意外发生。

续表

术后护理	4）视丘下部损伤：主要表现为高热、尿崩、电解质紊乱等。高热病人给予降温措施如冰敷、冰毯，预防冻伤。尿崩、电解质紊乱的病人，密切观察尿量，测量尿比重。电解质紊乱以低钠血症最常见，早期表现为疲乏、恶心、厌食，晚期因血浆渗透压下降、脑水肿，出现嗜睡、反应迟钝、呕吐等症状，需密切观察意识状况，严格记录 24 小时出入量，监测血生化指标 2 次/d，静脉补钠时应建立单独一条通路，输液泵以 100~200 mL/h 的速度控制输入，进食含盐多的食物，饮水时也可加入适量的盐。高钠血症者，治疗以口服给水为主，同时静脉输注无钠液体。低钾血症者，可静脉或口服补钾；高钾血症者，立即停止钾盐摄入，迅速降低血清钾，及时补充血容量。 5）吞咽功能障碍：①评估吞咽功能。对于重度吞咽困难病人留置胃管行鼻饲饮食，避免发生误吸。鼻饲流质者给予匀浆饮食及肠内营养剂，200 mL/次，每日 6~8 次，1 000~1 500 mL/d，鼻饲时抬高床头 30°~40°，避免发生呛咳、呕吐。②指导吞咽功能锻炼。病人要有意识地做空口吞咽练习，用吸管吸水或饮料进行吸吮训练，并练习张口、缩唇动作，以锻炼咀嚼、吞咽功能；动态评估吞咽功能，待恢复一定功能后给予少量的水果泥或米汤，能咽下且无呛咳后给予糊状半流质饮食或软食，少量多餐，细嚼慢咽，最后恢复至正常饮食。 （6）颈内动脉血管痉挛：常在术后 3 日发生，症状为剧烈的头晕头痛，伴有恶心呕吐，严重时可能会引起血压升高。观察意识障碍、头痛程度及肢体活动功能障碍。 （7）行颈外动脉结扎术和选择性供血动脉栓塞术的病人，头皮供血变差，侧支循环在短时间内尚未建立，容易出现伤口愈合不良。术后应保持切口敷料的清洁干燥，加强营养，避免感染。 （8）脑脊液鼻漏：如术后出现鼻腔淡红色或清亮液体流出，应考虑有脑脊液鼻漏。出现脑脊液鼻漏时应绝对卧床，半卧位或坐位，借助脑的重力作用封闭漏口。不可填塞冲洗鼻腔，禁止滴鼻。预防用力咳嗽、咳痰、便秘等导致颅内压增高的因素。

续表

术后护理	（9）偏瘫：岩骨斜坡区手术易引起偏瘫。观察肢体感觉、肌力、活动等功能情况。有肢体活动功能障碍者提供支持性照护；无偏瘫症状者术后3日即可开始在他人帮助下进行活动及自我照顾，指导早期进行肢体的主动或被动运动。 （10）气管切开护理：后组脑神经受损时出现咳嗽反射、吞咽功能差，痰多不易排出，可能出现误吸或窒息，需行气管切开手术。早期注意观察有无局部出血及皮下气肿，后期加强气道湿化，雾化吸入，定时叩背吸痰，严格遵守无菌技术操作原则，避免肺部感染。 （11）消化道出血的护理：因手术部位可能波及丘脑下部及脑干造成损伤消化道，糖皮质激素的应用可导致胃酸分泌过多损伤胃黏膜所致应激性溃疡和出血。观察有无腹痛、腹胀、排黑便和呕血；有无面色苍白、血压下降或不稳定、脉搏细速等症状。如消化道大量出血时应禁食，少量出血无呕吐时予温凉流质饮食，出血停止后改为半流食。 7. 功能康复： （1）肢体功能锻炼：对于术后存在肢体功能障碍的病人，必须进行肢体功能锻炼，预防肢体挛缩、畸形和肌肉萎缩，促进其功能的恢复。在卧床期间，应协助做肢体的被动功能锻炼；病情康复后，鼓励病人做主动活动，具体锻炼方式有：①每日按摩瘫痪肢体1~2次，每次5~10分钟。②轻度偏瘫病人虽然尚能活动，走路时往往出现上肢屈曲、下肢伸直，单侧肢体活动不利，应鼓励病人进行主动活动，运动量逐渐增加。③完全瘫痪的病人，由医护人员帮助进行锻炼，先活动大关节，后活动小关节，逐渐增加活动量，保持瘫痪肢体的功能位置。④预防足下垂，用护足架或枕头支撑足掌。如果发生足下垂，则要将足后跟垫起，使足背同小腿呈垂直位。⑤上肢锻炼，患侧上肢主要进行各关节的主动练习，如抓、提、捏等各种精细动作，提高掌指关节活动的灵敏性和准确性。

续表

术后护理	(2) 生活自理能力练习：如学习使用梳子、刷子，练习自己洗脸、洗澡，用手摄入食物等。 (3) 语言康复练习：从简单的单音、双音到句子，给予病人足够的自信心和耐心；引导病人进行正确表达，使其在锻炼的同时，还能保持愉悦的心情。

三、幕上肿瘤放疗的临床护理

放疗前护理	1. 颅脑术后病人待手术切口愈合后再开始放疗，放疗前护理理发。 2. 完成放疗前模具制作、戴模 CT/MRI 检查；完善各项检查，包括血常规、尿常规、肝肾功能、凝血功能、肿瘤标志物、胸片、B超、心电图等。 3. 讲解放疗流程（CT 定位—制订计划—复位—放疗），缓解病人焦虑情绪，使之配合治疗；告知定位的目的、定位时的配合方法，定位后保持标记线清晰以及放射野区域皮肤清洁，直至放疗结束；进入机房前摘除金属物品，保持和定位时一致的体位，保证放疗的精准性。 4. 告知放疗方案，如部位、剂量、次数等。
放疗中护理	1. 脑水肿护理：放射治疗引起颅内压增高是因为治疗对周围正常脑组织损害而产生脑水肿，比肿瘤切除后颅内压增高发生时间晚。肿瘤切除术后放疗的病人，脑水肿常在放疗结束 3~4 周后缓慢消失。观察病人是否有头痛、呕吐等颅内高压表现。遵医嘱使用脱水药物，妥善保护外周静脉，保证脱水治疗计划的实施。 2. 放射性皮炎：观察照射部位皮肤，有无脱皮、红肿、渗液、疼痛等。保持照射野皮肤清洁、干燥，可使用皮肤保护剂。 3. 放疗相关健康教育： (1) 遵医嘱按时进行放疗，不可随意减少照射次数或停止照射。 (2) 进入机房不能佩戴金属物品，如有气管切开者不可戴金属气管套管（需改用塑料或硅胶气管套管）、手机、手表、钢笔等，有金属义齿需先取下保管。

续表

放疗中护理	（3）照射前按要求摆好体位后，不能移动，一直保持到照射结束。 （4）加强营养，保持体重，固定模有松动及时告知医生。
放疗后护理	1. 观察放疗远期毒副作用：放疗的远期并发症在放疗后护理6个月至数年出现，通常是不可逆的和进展的。最严重的晚期反应是放射性坏死。放疗后3年是发病的高峰。放射性坏死与肿瘤复发相似，临床上表现为初始症状的再次出现，原有的神经功能障碍恶化，影像学上出现进展的、不可逆的强化肿物，其周围有相关水肿。采用PET、MR分光镜、核素和CT动态扫描等有助于鉴别放射性坏死和肿瘤复发。此外，还包括视力损伤、激素分泌功能障碍、神经精神改变、认知障碍等。 2. 康复锻炼：继续各项功能锻炼，减轻功能障碍，防止肌肉萎缩及其他并发症，提高生活质量。

四、幕上肿瘤围化疗期的临床护理

化疗前护理	1. 完善检查：血常规、生化、大小便常规、心电图、超声等结果符合化疗要求。 2. 预处理： （1）化疗前给予预防性的止吐药。通常止吐药物包括5-羟色胺（5-HT）受体拮抗剂、地塞米松和神经激肽（NK-1）受体拮抗剂。阿瑞匹坦服用方法：化疗第1日在化疗用药前1小时口服125 mg，第2日和第3日早上8点各口服80 mg。 （2）抗过敏药物使用：输注紫杉醇前12小时、6小时口服地塞米松20 mg；静脉滴注多西他赛前1日、用药当日、用药后1日口服地塞米松7.5 mg，每日2次，减轻水钠潴留。 3. 脑胶质瘤化疗常用口服替莫唑胺，观察用药反应，如恶心、呕吐，需要与脑水肿导致的恶心、呕吐鉴别；每周监测血常规，及时处理骨髓抑制。服用替莫唑胺的病人应在治疗过程及治疗结束后6个月之内避孕。

续表

化疗中护理	1. 饮食护理：加强营养支持，鼓励进食，予清淡易消化饮食，少量多餐，注意色香味；口腔大面积溃疡不能进食者，应给予胃肠外营养。 2. 并发症的护理： （1）胃肠道毒性反应：恶心、呕吐是化疗最常见的早期毒性反应。化疗前给予止吐剂可预防恶心、呕吐的发生，对于严重呕吐病人应记录出入水量，监测血电解质，保持水、电解质平衡。 （2）口腔炎：应注意口腔卫生，指导病人每日睡前及晨起用软毛牙刷刷牙，饭前、饭后漱口；发生口腔溃疡者可用锡类散涂于患处；疼痛时可用2%利多卡因液喷雾；局部有真菌感染应给予氟康唑等抗真菌治疗。 （3）骨髓抑制的护理：定期查血常规，出现重度白细胞减少（血白细胞<1.0×10^9/L）时必须实行保护性隔离，给予粒细胞集落刺激因子（G-CSF）治疗。 3. 静脉通路护理：合理选择给药途径，避免化疗药物外渗。
化疗后护理	1. 观察化疗毒副作用，每周检查1次血常规、生化，异常情况及时处理。 2. 饮食护理： （1）食物要多样化以及色香味俱全，及时补充蛋白质，少吃加工食品，饮食均衡，每日饮水摄入量2 000 mL左右。 （2）有恶心感时，应尽量减少活动，保持安静和设法分散注意力，或用橘皮、柠檬敷于鼻口处。

五、幕上肿瘤免疫治疗的临床护理

免疫治疗前护理	1. 现常采用自体脑胶质瘤抗原疫苗治疗脑胶质瘤。 2. 在治疗前应尊重病人的知情同意权，告知采血目的、程序、配合要点等。采血前1日及次日晨进清淡饮食。
免疫治疗中护理	1. 采血时，准备60 mL注射器，并用肝素钠行肝素化。采血过程应严格遵循无菌操作原则，取平卧位，嘱病人在采血过程中出现头昏、乏力、心慌、疼痛、口唇麻木、四肢抽搐等不适时及时告知医生。

续表

免疫治疗中护理	2. 采血后指导病人加强营养，保证睡眠，避免感冒。疫苗的回输须经2人核对，选择大血管，用输血器生理盐水排气后，严格按照无菌操作原则开放静脉通路；接上DC免疫制剂，保证该制剂在30~40分钟内输注完毕，在滴注过程中每5~10分钟轻轻晃动输液袋，避免细胞沉降堆积。 3. 输注后再用生理盐水冲洗容器及管路，避免浪费制剂内的免疫细胞，回输结束拔针后按压穿刺点10分钟以上。
免疫治疗后护理	观察治疗的副作用，如困倦、乏力、头痛、头胀、寒战、发热、胃肠道反应等，根据医嘱对症处理。

参考文献

[1]《国医绝学一日通系列丛书》编委会编. 耳穴按摩治百病 [M]. 北京：中国工商出版社，2009.

[2] 王绿化，朱广迎. 肿瘤放射治疗学 [M]. 北京：人民卫生出版社，2016.

[3] 石远凯，孙燕. 临床肿瘤内科手册 [M]. 北京：人民卫生出版社，2015.

[4] 李乐之，路潜，张美芬，等. 外科护理学 [M]. 6版. 北京：人民卫生出版社，2017.

[5] 程晓芳. 脑膜瘤术后护理 [J]. 饮食保健，2017，4 (17)：213-214.

[6] 哈斯木江热合曼，杨小朋. 脑胶质瘤术后早期癫痫发生现状及危险因素分析 [J]. 癌症进展，2017，15 (8)：947-949.

[7] 宋磊，张爱华，刘红，等. 随访护理对改善成人癫痫间患者焦虑抑郁情绪及生活质量的作用 [J]. 中国实用神经疾病杂志，2018，21 (11)：1267-1272.

[8] HAGAN K B, BHAVSAR S, RAZA S M, et al. Enhanced recovery after surgery for oncological craniotomies [J]. J Clin Neuros Ci, 2016, 24：10-16.

[9] SILVA FILHO A L D, SANTIAGO A E, DERCHAIN S F M, et al. Enhanced recovery after surgery (ERAS)：new concepts in the perioperative management of gynecology surgery [J]. Rev Bras Ginecol Obstet, 2018, 40 (8)：433-436.

[10] ALI Z S, MA T S, OZTURK A K, et al. Pre-optimization of spinal surgery patients: development of a neurosurgical enhanced recovery after surgery (ERAS) protocol [J]. Clin Neurol Neurosurg, 2018, 164: 142-153.

[11] 田梅梅,尹小兵,施雁,等. 缩短骨科择期全麻手术患者术前禁食时间的最佳证据实践 [J]. 护理学杂志, 2017, 32 (20): 4-8.

第二节 幕下肿瘤的临床护理

一、幕下肿瘤专科体征和护理要点

专科体征	1. 颅内压增高症状： （1）头痛：多为搏动性钝痛或胀痛，呈持续性或阵发性，晨起加重。 （2）呕吐：常出现在清晨空腹时，与饮食无关。 （3）视盘水肿。 2. 癫痫发作。 3. 精神症状：精神低落、嗜睡、淡漠、意识模糊等。 4. 神经功能障碍：感觉障碍、偏瘫、共济失调等。
护理要点	1. 观察生命体征、意识、瞳孔等。 2. 保持呼吸道通畅，预防肺部感染。 3. 管理术后病人体位、引流管。

二、幕下肿瘤手术期的临床护理

术前护理	1. 术前评估：评估病人的首发症状，全面收集资料，进行必要的神经系统检查。 2. 术前适应性训练：训练床上大小便，保持大便通畅等。 3. 术前准备： （1）常规术前准备，如备皮（剃光头）、备血、留置尿管等。 （2）给予高热量、高蛋白、高维生素、易消化饮食。 4. 对症护理： （1）颅内压增高症状：头痛是早期常见症状之一。注意头痛的性质、部位，避免引起颅内压增高的因素，保持环境安静、睡眠充足等有利于减轻头痛的措施。遵医嘱使用镇痛药物，并观察药物的疗效及副作用。呕吐常伴发于严重头痛时，观察呕吐发生的特点。呕吐时头偏向一侧，及时清除呕吐物防止误吸、窒息。视盘水肿为颅内压增高所致，持续颅内压增高可致视神经继发萎缩，视力下降。

续表

术前护理	（2）精神障碍的护理：注意观察病人的异常行为表现，及时采取有效保护措施，避免自伤或他伤，并指导家属禁止病人独处或单独外出。 （3）有癫痫症状者应注意观察发作的先兆症状、持续时间、性质、次数，并做好记录。适当约束，设专人陪护，避免意外受伤。定时给予抗癫痫药物。卧床休息，保证睡眠，避免情绪激动，吸氧。 5. 局灶症状的护理：遵医嘱使用促脑功能恢复药物，根据局灶症状给予对症护理。如语言障碍者应采取有效的沟通方式如手势、汉字等，并积极进行语言训练。偏盲病人注意加强安全防护，避免因视野缺损造成意外伤害。
术中护理	详见第一章第一节"肿瘤外科治疗的临床护理"相关内容。
术后护理	1. 体位：术后根据手术时的体位采取适当的卧位。头转向健侧，清醒后血压及呼吸平稳者可将头部抬高30°；病人手术时坐位，回病房取半卧位，头转向健侧。 2. 观察意识、瞳孔、血压、脉搏、呼吸，进行格拉斯哥昏迷评分。当出现不规则呼吸或呼吸突然停止时应立即气管插管，人工呼吸辅助呼吸，同时立即将脑室引流管剪开放出脑脊液并接上脑室引流瓶。 3. 保持呼吸道通畅，有效地吸痰可以防止肺部并发症和减轻脑组织的缺氧、水肿。必要时可早期气管切开。 4. 术后24～48小时禁食、禁水。48小时后吞咽、咳嗽反射恢复，进水无呛咳者可缓慢进食。 5. 面神经损伤病人做好眼球护理。白天可滴林可霉素眼药水，每2～3小时1次，夜间可用金霉素眼膏将患侧眼睛涂满并用消毒纱布盖好，以防细菌、灰尘着落。严重眼睑不能闭合者可做眼睑缝合以保护眼球。 6. 脑室引流管的护理： （1）妥善固定，使引流管开口高于侧脑室平面10～15 cm，以维

续表

术后护理	持正常颅内压。搬动病人时，应夹闭引流管，防止脑脊液反流引起颅内感染。 （2）控制引流液速度和量：术后早期应抬高引流袋，缓慢引流，每日引流液不超过 500 mL 为宜，使颅内压平稳降低，避免过快导致颅内出血、硬膜外血肿或硬膜下血肿，诱发小脑幕上疝等。 （3）观察记录引流液情况：正常脑脊液无色透明、无沉淀。术后 1~2 日为血性，后逐渐转清。若脑脊液中有大量血液或颜色逐渐加深，提示脑室持续出血；若脑脊液浑浊，呈毛玻璃状或有絮状物，提示有颅内感染，应及时引流脑脊液并送检。 （4）严格无菌操作，防止感染：保持穿刺部位敷料干燥，穿刺点敷料和引流袋每日更换。 （5）保持引流管通畅：防止引流管受压、扭曲、折叠或阻塞，尤其在搬运病人时防止引流管牵拉、滑脱。若引流管内不断有脑脊液流出，管内的液面随呼吸、脉搏等上下波动表明引流管通畅。若引流管无脑脊液引出，可能的原因有：①颅内压低于 120~150 mmHg，可降低引流管高度，观察是否有脑脊液流出。②引流管在脑室内盘成角，可行 X 线检查对照，将过长的引流管缓慢向外抽出至脑脊液流出，再重新固定。③管口吸附于脑室壁，可将引流管轻轻旋转，使管口离开脑室壁。④引流管被小凝血块或破碎的脑组织阻塞，可在严格消毒管口后，用无菌注射器轻轻向外抽吸，切不可注入生理盐水冲洗，以免将管内阻塞物冲至脑室系统，引起脑脊液循环受阻。经上述处理后若仍无脑脊液流出，需更换引流管。

参考文献

[1] 吴鸿择，亢建民. 幕下弥漫性胶质瘤患者预后相关因素分析 [J]. 天津医科大学学报，2023，29（5）：532-535.

[2] 李乐之，路潜，张美芬，等. 外科护理学 [M]. 6 版. 北京：人民卫生出版社，2017.

［3］粟安刚，张峻青，刘乃杰. 肿瘤疾病综合诊疗学［M］. 南昌：江西科学技术出版社，2018.

［4］朱丹，周力. 手术室护理学［M］. 北京：人民卫生出版社，2008.

［5］杨树源，只达石. 神经外科学［M］. 北京：人民卫生出版社，2008.

第三节 椎管内肿瘤的临床护理

一、椎管内肿瘤专科体征和护理要点

专科体征	1. 疼痛：主要表现为神经根痛，咳嗽、打喷嚏及用力排便时加重。 2. 感觉障碍：感觉异常或缺失。 3. 运动障碍：肢体僵硬、无力，肿瘤压迫部位可出现神经元瘫痪。 4. 反射异常：肿瘤所在节段反射减弱或消失。 5. 自主神经功能障碍：出现尿潴留、尿失禁或便秘等。 6. 颅内压升高症状：头痛、呕吐、视盘水肿。
护理要点	1. 病情观察：生命体征、意识、瞳孔、感觉等。 2. 体位管理与翻身、活动。 3. 术后引流管护理，预防非计划拔管及感染。 4. 营养评定及饮食健康指导。 5. 预防脑脊液漏、静脉血栓、坠积性肺炎等并发症发生。

二、椎管内肿瘤手术的临床护理

术前护理	1. 给予心理护理及疼痛护理，减轻病人心理负担，减缓疼痛带来的痛苦。 2. 病情观察：评估病人感觉、运动障碍情况以及意识情况，做好呼吸功能的监测；直肠功能障碍病人，做好大便管理，保持皮肤清洁干燥；膀胱功能障碍病人，留置尿管。 3. 术前适应性训练：指导病人术后颈部制动方法；学会有效咳嗽、排痰；教会病人及家属轴线翻身的方法技巧。 4. 安全护理：由于部分病人对冷、热、痛感觉减弱或消失，禁用热水袋，防止烫伤；按时翻身，防止压伤；对步态不稳、肢体无力者，要有专人陪护，防止坠床跌倒。 5. 术前肠道准备和皮肤准备：根据病人病情和医嘱，指导病人及家属做好肠道准备。术前给予修剪指甲、洗头、洗澡、理发等。

续表

术中护理	详见第一章第一节"肿瘤外科治疗的临床护理"。
术后护理	1. 病情观察：严密观察病人生命体征、瞳孔、意识状态、四肢感觉、运动、肌力等。一旦发现感觉障碍平面上升或四肢活动度有减退，应考虑脊髓出血或水肿，应立即告知医生采取紧急处理措施。 （1）颈椎手术：麻醉清醒后观察四肢肌力活动，严密观察呼吸变化情况。术后可能出现颈交感神经节综合征，也叫霍纳综合征，主要表现为患侧瞳孔缩小，眼睑下垂，眼球凹陷，出现此体征一般无须特别处理。 （2）胸椎手术：术后观察下肢感觉运动情况，以及病人有无腹胀及胸腹部的束带感。 （3）腰骶部手术：观察下肢肌力运动度情况及肛周皮肤感觉，有无尿潴留、尿失禁或大便失禁。 2. 体位管理： （1）术后麻醉清醒即可垫枕平卧位，枕头高度 3~5 cm 适宜，以减轻伤口疼痛和张力。硬脊膜打开修补者取俯卧位，睡硬板床。颈椎手术病人，术后头颈部给予制动，在颈部两侧各放一个沙袋，保持颈部在中立位。 （2）因术中脑脊液丢失过多，导致颅内压降低，为防止引起头痛、头晕，应将床尾垫高 8~12 cm。 3. 翻身与活动： （1）翻身时保持脊柱水平位置，尤其是搬动高颈段手术病人时，应颈部制动，注意颈部不能过伸、过屈，最好佩戴颈托固定，以免造成病人脊髓损伤。搬运时应采取 3 人平托法。 （2）每 1~2 小时翻身 1 次，采取轴向翻身法，保持头、颈、躯干及下肢在同一轴线位。 （3）根据手术部位，在颈托或者腰部支具保护下可早期下床活动。 4. 引流管护理： （1）伤口引流管：伤口引流管固定稳妥，保持引流管通畅，防止引流管打折、弯曲，观察引流液颜色、性质、量。翻身时注意防

续表

术后护理	止引流管的脱出。引流管一般在术后 2~3 日拔除。术后 24 小时内引流液为暗红色血性液，当引流液＞400 mL/d 且呈鲜红色，提示活动性出血。当引流液＜50 mL/d 时，说明椎管内渗出液减少，也无活动性出血。 (2) 尿管：术后不能自行排小便的病人，留置尿管，保持尿管通畅，避免打折，观察尿液性质、颜色及量。鼓励病人多饮水，预防泌尿系统的感染。 5. 伤口护理：观察术后伤口局部情况，有无感染征象，保持伤口敷料清洁、干燥，尤其是骶尾部，污染后及时更换。伤口感染一般在术后 3~7 日内出现，主要表现为局部搏动性疼痛，局部皮肤红、肿、热、痛，伴有体温升高，应及时告知医生，检查、处理伤口。 6. 饮食护理：麻醉清醒前禁食，清醒 6 小时后可进流质饮食，出现呕吐时暂不进食。应每日评估病人身体状况，逐渐从流质饮食过渡到固体饮食，不宜过早食用牛奶等高蛋白食物，以免加重肠道负担，引起腹胀不适。 7. 预防压力性损伤：避免软组织长期受压，每 2 小时翻身 1 次，保持床单平整、干燥，保持皮肤清洁干燥，加强营养，防止压力性损伤。 8. 并发症护理： (1) 脑脊液漏是椎管内肿瘤术后常见并发症，若处理不当可能继发感染危及生命。①术后密切观察创口敷料有无渗血、渗液，及引流液颜色、性质、量。②加强创面换药和抗感染治疗。③观察病人有无发热、头痛等症状。④当出现引流液的颜色呈无色透明考虑有脑脊液漏，可拔除引流管，缝合切口。病人卧床休息，采用头低足高位。 (2) 坠积性肺炎：指导病人有效咳嗽咳痰、深呼吸及扩胸运动以利于肺复张；遵医嘱用药。

续表

术后护理	（3）静脉血栓：指导病人在床上行肢体被动运动和主动运动；根据血栓评分，遵医嘱用药。 （4）关节挛缩：指导病人及时进行肢体功能锻炼，保持功能位。卧位姿势不得压迫患侧肢体；下肢瘫痪病人，给予按摩、被动活动，防止关节畸形。 （5）腹胀与便秘：指导病人进食含蛋白质和维生素较多的食物，多食咸或偏酸性食物，少进或不进甜食，保证水分的摄入；必要时行胃肠减压、灌肠或肛管排气；便秘引起的腹胀，可以顺时针的方向按摩腹部，必要时用缓泻剂及粪便软化剂。鼓励病人每日进行功能锻炼，促进肠蠕动，减少便秘的发生。

三、椎管内肿瘤放疗的临床护理

放疗前护理	1. 进行放疗的基本知识、治疗方法、放疗流程、体位固定模的制作、CT模拟定位时的配合、放疗后的不良反应等内容向病人作详细的讲解和指导，消除恐惧。 2. 指导病人保持身体的稳定性。
放疗中护理	1. 照射野皮肤护理：椎管内肿瘤病人由于躯体运动障碍的影响，需要卧床休息，又因照射剂量及面积等因素，皮肤得不到充分的暴露，会出现皮肤的损伤，因此要做好皮肤保护的健康宣教。 （1）保持照射区皮肤清洁干燥，按照医嘱正确涂抹皮肤护理产品。 （2）充分暴露照射区皮肤，避免物理刺激，穿柔软、宽松、舒适的纯棉衣物。大圆领或低领衣物为佳，减少皮肤刺激。 （3）用温水、柔软的毛巾清洁照射区的皮肤；不用刺激性的清洁洗液，如肥皂；避免使用刺激皮肤的药物，如碘酊、乙醇；禁止使用冰袋或加热物品，不要贴胶布，以免损伤皮肤。 （4）外出时注意防晒，避免阳光直射皮肤。 （5）皮肤瘙痒时不直接用手搔抓。 （6）保持照射区皮肤标记清晰。

续表

放疗中护理	2. 营养支持：放疗的病人会出现食欲不振、恶心、呕吐的不良反应，根据放疗反应进行饮食调整。注意饮食应营养丰富，搭配合理，建议病人增加摄入维生素和蛋白质丰富的食物，选择低脂肪、容易消化的食物。饮食清淡，并避免食用辛辣、油腻、刺激性、腌制、油炸和烟熏的食物。多喝水，每日饮水 3 000 mL，帮助排除体内的毒素，并减少放疗的副作用。 3. 放射性骨髓抑制： (1) 监测血常规：根据每周验血结果，如果白细胞$\leqslant 2.0\times 10^9$/L，血小板$\leqslant 70\times 10^9$/L，则停止放疗；如果白细胞$\leqslant 1.0\times 10^9$/L，则需要进行保护性隔离。 (2) 饮食指导：摄入生血食物，如红小豆、红皮花生、大枣、枸杞子、豆类、鱼、肉、阿胶、猪肝、猪蹄等。 (3) 症状观察：监测病人的病情变化，包括体温升高、腹泻、乏力加重、皮下出血等症状。 (4) 养成良好的生活习惯：保持口腔清洁，预防尿路感染，减少外出，如需外出应佩戴口罩，避免到拥挤的公共场所。 (5) 血小板减少应食用软食，禁止挖掘鼻孔和牙齿，使用软毛牙刷刷牙，保持大便通畅，避免便秘，活动注意安全，预防皮下出血。
放疗后护理	1. 晚期并发症的观察： (1) 放射性骨髓炎：观察有无肢体麻木等放射性骨髓炎症状。 (2) 放射性骨炎：是晚期常见的并发症，其特点是骨质硬化及骨质疏松，严重者可致骨坏死或病理性骨折。 (3) 延迟神经损伤：放疗后数月可发生脊髓病，脑、臂丛的神经损伤和周围神经病变。分次小剂量的照射可预防神经或脊髓的急性或延迟损伤。放射总剂量不超过 50 Gy 较为安全。 2. 遵医嘱复诊。

参考文献

[1] 胡雁,陆箴琦.实用肿瘤护理[M].3版.上海:上海科学技术出版社,2020.

[2] 李乐之,路潜.外科护理学[M].6版.北京:人民卫生出版社,2017.

[3] 谢蓉蓉,俞瑾垚,殷玉娇.风险评估+护理分级在脊髓肿瘤患者术后恢复及并发症预防中的应用[J].齐鲁护理杂志,2023,29(22):100-103.

[4] 何磊,王芳,狄恒丹,等.胸腰段椎管内肿瘤患者术后运动康复方案构建及应用[J].护理学杂志,2022,37(24):71-74.

[5] 赵艳燕,江彦飞,单荣梦,等.加速康复外科护理在椎管内肿瘤切除术患者中的应用[J].齐鲁护理杂志,2022,28(16):11-13.

[6] 王朵,桂萍.健康教育护理对脊髓肿瘤显微手术患者术后排便功能及生活质量的影响[J].中国肿瘤临床与康复,2021,28(12):1504-1507.

[7] 胡丹,华莎,宋娟.椎管内肿瘤术后护理体会[J].中国临床神经外科杂志,2021,26(9):722-723.

[8] 马琳,杜平.椎管内肿瘤患者行图像引导放疗的护理[J].中国实用神经疾病杂志,2013,16(12):104-105.

第四节 鼻咽癌的临床护理

一、鼻咽癌专科体征和护理要点

专科体征	1. 早期可无任何症状或症状不明显。 2. 鼻部症状：早期可有回吸性涕血，肿瘤增大阻塞后鼻孔可导致鼻塞。 3. 耳部症状：耳鸣、耳聋、耳闷、听力下降等。 4. 脑神经症状：头痛、面麻、视力下降、眼睑下垂、吞咽活动不便、声嘶等。 5. 颈部淋巴结肿大。 6. 皮肌炎：颜面部、前胸、后背、四肢皮肤常见。 7. 远处转移症状：常见骨、肺、肝转移，可出现骨痛、咳嗽、腹痛等症状。
护理要点	1. 病情观察：口腔黏膜及鼻部等情况。 2. 健康教育，指导饮食护理、口腔护理及康复锻炼。 3. 预防出血、口腔黏膜炎等并发症发生。

二、鼻咽癌放疗的临床护理

放疗前护理	1. 放疗前请口腔科会诊，进行洁齿及拔除龋齿和残根，伤口愈合 10~14 日后方可放疗。 2. 准备鼻腔冲洗器、软毛牙刷、含氟牙膏、漱口水、皮肤保护剂等。 3. 其他护理详见第一章第二节"肿瘤放射治疗的临床护理"相关内容。
放疗中护理	1. 观察口腔黏膜情况，进食前后漱口，保持口腔清洁，预防口腔炎症。 2. 饮食护理：给予高热量、高蛋白、高维生素半流质或流质饮食；进食困难或无法进食者，给予管饲喂肠内营养支持，必要时给予肠外营养。

续表

放疗中护理	3. 口腔护理：注意保持口腔清洁，指导病人掌握正确的口腔护理方法，使用软毛牙刷、含氟牙膏，纵向刷牙。饭前、饭后漱口。 4. 观察鼻咽部有无出血情况，如少量出血可用1%麻黄素棉球填塞，大出血时密切观察生命体征的变化，保持呼吸道通畅，报告医生并配合处理。 5. 皮肤护理：详见第一章第二节"肿瘤放射治疗的临床护理"相关内容。
放疗后护理	1. 并发症护理： （1）出血：当病人鼻咽部大出血时，将病人头部偏向一侧，告知不可将血液咽下，以防止出现呕吐、窒息，及时清除口鼻内的血凝块。 （2）骨髓抑制：为放疗常见的副作用，放疗期间每周复查2次血常规，如有异常及时告知医生。如出现乏力、心慌或感冒症状，应及时就医。 （3）口腔黏膜炎：①在加强口腔护理、保持口腔清洁湿润的同时，给予医用射线防护剂喷敷，每5 cm² 喷雾0.1 mL，每日2～3次，喷雾前生理盐水漱口，30分钟内禁忌饮水进食，放疗前、后均可使用。②有溃疡者局部喷涂西瓜霜喷剂，并做张口咬齿运动，使口腔黏膜皱褶处充分进行气体交换，破坏厌氧菌的生长环境，防止口腔继发感染。③对于Ⅱ级以上放射性口腔黏膜炎，根据口腔细菌培养结果选择合适的漱口液。④疼痛导致吞咽困难者，给予止痛药、表面麻醉剂漱口。 2. 复查时间指导：鼻咽癌治疗后3年内，每3个月复诊1次；3～5年每6个月复诊1次；5年后，每年复诊1次。复诊内容根据体检和影像学检查评估肿瘤控制情况，如有可疑症状和体征，应着重检查。 3. 康复锻炼：放疗可引起头颈部和颞颌关节功能障碍，表现为颈部活动受限和张口困难，鼓励病人做好功能康复锻炼改善咀嚼

续表

放疗后护理	肌、舌肌的肌张力，预防肌肉萎缩、关节硬化，防止或减轻放射性张口困难及耳、鼻、眼部反应。 (1) 张口锻炼：尽量张口，可用软木塞放入上、下门齿间，使门齿间距离达到3.5~4 cm，维持5分钟，休息10分钟，如此重复1~2次。 (2) 鼓腮：口唇闭合，然后鼓气，使腮部扩展至最大，停5秒后排出气体。鼓腮，咽津，含温盐水或金银花水少许，鼓漱结合，分次缓慢咽下。 (3) 按摩颞颌关节：经常顺时针、逆时针地按摩颞颌关节。 (4) 舌、齿运动：舌前伸、后缩，并向左、右转动各30次。上、下齿相互叩击30次。 (5) 颈部活动：行头部前屈、后仰及旋转运动（高血压、颈椎疾病病人不宜做此运动）。 (6) 鼓膜训练：示指轻压外耳门，以改善听力，防止鼓膜粘连（如耳内有引流管则不宜做）；双手轻轻牵拉，按摩耳郭。 (7) 眼部瞬目运动：眼球交替进行顺时针、逆时针转动及睁眼、闭眼、眼部按摩运动。 (8) 鼻腔活动：深吸气、呼气，让气流通过鼻腔，做深呼吸运动。

三、鼻咽癌化疗的临床护理

化疗前护理	1. **完善检查**：化疗前的临床护理详见第一章第三节"肿瘤化学治疗的临床护理"相关内容。 2. **典型化疗方案**：我国鼻咽癌的病理类型绝大多数为未分化型非角化性癌，对化疗比较敏感。化疗对提高局部控制率及减少远处转移都有潜在的益处，目前鼻咽癌化疗的标准方案是以铂类为基础的联合化疗，包括TP（多西他赛/紫杉醇＋顺铂）、TPF（多西他赛/紫杉醇＋顺铂＋氟尿嘧啶）、GP（吉西他滨＋顺铂）等。对于已有远处转移的鼻咽癌，化学治疗是其主要的治疗手段。因此，化放疗结合的综合治疗是局部晚期鼻咽癌的重要治疗模式。

续表

化疗前护理	3. 预处理：紫杉醇的预处理主要有三大类药物，包括： （1）糖皮质激素（地塞米松 20 mg 口服，输注紫杉醇前 12 小时及化疗前 6 小时用药）。 （2）H_1 受体拮抗药（苯海拉明 50 mg 静脉滴注，输注紫杉醇前 30~60 分钟用药）。 （3）H_2 受体拮抗药（西咪替丁 300 mg 静脉滴注，输注紫杉醇前 30~60 分钟用药）。 顺铂应给予充分水化，所有化疗药物均可引起食欲减退、恶心呕吐、腹泻等，可予对症预防处理。
化疗中护理	1. 化疗中的临床护理详见第一章第三节"肿瘤化学治疗的临床护理"相关内容。 2. 饮食指导：清淡饮食，忌烟酒，不吃过硬的食物，选择优质蛋白、富含维生素、高能量、易消化的食物。化疗前 1 小时避免进食。根据病人喜好调配食物，营造干净舒适的进餐环境。 3. 化疗期间的健康教育： （1）化疗前讲解化疗用药的目的、注意事项以及化疗后可能出现的不良反应，告知药物化疗在癌症治疗中的地位和重要性，让病人能很好的配合治疗，坚持化疗疗程结束。 （2）化疗期间要大量饮水，每日饮水量达 3 000 mL 以上，防止高浓度尿酸析出而发生肾结石。 （3）化疗药物可能引起恶心呕吐、脱发等症状，让病人不要紧张，治疗结束后症状可缓解，脱发会再生。 （4）输注化疗药物前、后要使用生理盐水冲管，其作用是确保针头在血管内，防止发生静脉炎及化疗药物的外渗，在输注化疗药物时，要告知病人尽量减少活动，防止化疗药物外渗。拔针后，局部应按压 3~5 分钟。 （5）化疗期间白细胞均有不同程度的下降，为预防感染，要避免乱窜病房，并减少会客，要注意个人卫生。
化疗后护理	1. 化疗毒副作用护理详见第一章第三节"肿瘤化学治疗的临床护理"相关内容。 2. 复查指导：化疗后 2 周内每周查 2 次血常规，1 年内每 3 个月

续表

化疗后护理	复查鼻咽镜及肿瘤标志物，同时在医生建议下行鼻咽部CT或核磁共振、颈部彩超、肺部CT、骨扫描及肝胆脾彩超等，判断有无淋巴结肿大、远处转移等。

参考文献

[1] 崔潇，阎艾慧．鼻咽癌诊断和治疗的分子生物学新进展 [J]．现代肿瘤医学，2022，30 (17)：3240-3244.

[2] 夏莉娟，张曦，刘莎，等．护士主导的多学科协作鼻咽癌同步放化疗患者营养管理 [J]．护理学杂志，2021，36 (4)：82-85.

[3] 刘丽敏，鲁玉，乔诗曼，等．基于自我效能理论膳食干预对鼻咽癌调强放疗患者营养状态及生命质量的影响 [J]．全科护理，2022，20 (7)：959-961.

[4] 苗晶，刘鹏，孙静巍，等．延续护理在鼻咽癌放疗患者中的护理效果情况 [J]．中国医学文摘（耳鼻咽喉科学），2022，37 (4)：190-192，160.

[5] 马立双，关琼瑶．延续护理对鼻咽癌首次放疗后护理患者自我效能和自我护理能力的影响 [J]．中国当代医药，2022，29 (3)：187-190.

[6] 李嘉，朱怡欣．营养支持护理方案对鼻咽癌放疗病人营养状况及生活质量的影响 [J]．全科护理，2022，20 (4)：513-517.

[7] 招坤兰，苏雪梅，丁艺新，等．NRS2002和PG-SGA量表在中老年脑卒中患者营养筛查中的应用 [J]．广东医科大学学报，2022，40 (2)：202-204.

[8] 林婷妹，江烟青，钟春红．延续护理联合营养干预在鼻咽癌放疗患者中的应用效果 [J]．中西医结合护理（中英文），2022，8 (2)：76-78.

[9] 徐文静，张鑫，方红，等．常见肿瘤疾病护理诊疗策略 [M]．北京：科学技术文献出版社，2023.

[10] 张欢，崔丽娜，高茜．常见肿瘤疾病护理学应用 [M]．北京：中国人口出版社，2023.

[11] 王绿化，朱广迎．肿瘤放射治疗学 [M]．2版．北京：人民卫生出版社，2021.

[12] 李乐之，路潜，张美芬，等．外科护理学 [M]．6版．北京：人民卫生出版社，2017.

第五节 喉癌的临床护理

一、喉癌专科体征和护理要点

专科体征	1. 声音嘶哑，声门型首发症状，喑哑持续加重。 2. 咽喉部异物感。 3. 喉痛：肿瘤向深度浸润或肿瘤表面发生溃疡，表现为同部面侧痛及耳痛。 4. 呼吸困难：表现为吸气性呼吸困难，进行性呼吸困难。 5. 吞咽困难。 6. 咳嗽、咯血：表现为刺激性干咳，痰中带血。 7. 颈部转移时可出现颈部肿块。
护理要点	1. 心理护理，指导语言交流。 2. 气道管理，保持呼吸道通畅。 3. 体位及引流管管理，预防非计划拔管。 4. 健康教育，指导饮食护理、气管导管护理及康复锻炼。 5. 预防出血、误吸、肺炎、乳糜漏等并发症发生。

二、喉癌手术的临床护理

术前护理	1. 术前评估：评估病人全身情况，有无合并症，如糖尿病、高血压、心脏病等；评估营养状况、肺功能等。 2. 术前指导：有效咳嗽和深呼吸；保持口腔清洁；放松技巧，如肌肉放松、缓慢地深呼吸；练习非语言沟通方法；训练床上大小便等。 3. 其他护理详见第一章第一节"肿瘤外科治疗的临床护理"相关内容。
术中护理	详见第一章第一节"肿瘤外科治疗的临床护理"相关内容。
术后护理	1. 术后麻醉未清醒取去枕平卧位6小时，头偏向一侧，全清醒后取半坐卧位。 2. 保持呼吸道通畅：鼓励清醒病人深呼吸及咳嗽；行气管切开者经气管导管吸痰，做好气管切开护理。

续表

术后护理	3. 语言交流护理：行气管切开术后无法说话者可使用写字板、笔或纸进行交流；不会读写者可用图片、手势等约定方式进行沟通；主动关心病人，将呼叫器放在身旁，以随时满足其需要。部分喉切除者可指导病人堵住气管导管说话，全喉切除者告知其切口愈合后，可以练习其他发音方式如食管发音、使用电子喉等。 4. 气管造口护理：目的是预防呼吸道阻塞，保持呼吸道通畅。指导病人新的呼吸方式，气体不从鼻进出而从颈部气管造口进出，不要遮盖或堵塞颈部造口。取半卧位，定时湿化吸痰，预防痰液阻塞气管；室内湿度保持在55%～65%，防止痰液干燥结痂；鼓励翻身、深呼吸和咳嗽，协助排除气管分泌物；气管套管系带松紧适宜，打死结预防套管脱出。行部分喉切除术的病人，术后发生呼吸困难的可能原因为痰液堵塞、外套管脱出于气管外；行喉全切除术的病人如果发生呼吸困难，最主要的原因除肺功能不良外，则为痰液阻塞。发现病人呼吸困难，查找原因进行对症处理。痰液堵塞者立即行吸痰，及时解除痰液堵塞；如套管脱出则立即用止血钳撑开气管切开处，快速置入新的气管套管。 5. 颈部血浆引流管护理：保持负压引流通畅，预防皮瓣坏死，记录引流液性状和量，发现异常通知医生处理。 6. 气管套管护理： (1) 床旁备负压吸引器，及时吸出痰液及口腔分泌物，防止血性分泌物流入下呼吸道。 (2) 经气管切开导管行氧气吸入，使用灭菌注射用水持续湿化。 (3) 预防套管脱出：套管系带松紧适宜，以插入一个手指为宜；系带打死结，防止套管脱出。 (4) 气管套管清洁消毒：内导管取出清洁后进行消毒。 (5) 拔除气管套管护理：部分喉切除病人伤口愈合后进行拔管，拔管后伤口用过氧化氢或乙醇消毒，用蝶形胶布拉拢气管切口皮肤，一般不需要缝合，瘘口闭合与病人身体情况相关，尤其是术口营养状况和体质。一般情况良好，术后护理得当，一般5～7日

续表

术后护理	可闭合。观察瘘口的愈合情况、有无呼吸困难，须备好气管切开包，做好应急处理准备。全喉切除者伤口愈合后可拔除气管套管，应在医生的允许和指导下，采取白天拔管夜间戴管的方法，并在开始的几小时内注意观察造瘘口收缩情况，若瘘口没有明显变化，并在晚上戴管时比较容易，可考虑不再佩戴套管；若瘘口缩小明显，应立即将套管重新放入造瘘口。取、戴套管方法：嘱病人深呼吸，在呼气时取出套管，吸气时戴上套管，动作轻柔减小刺激，并在取管前吸出套管内痰液。出院前教会病人取、戴套管的方法。 7. 营养支持：能经口进食者进软食或流质；鼻饲病人做好营养管护理；进食高热量、高蛋白质、富含维生素和纤维素食物。必要时给予肠外营养支持。 8. 协助病人适应自身形象的改变：鼓励倾诉自己的感受，关心关爱病人；帮助病人找到保持良好形象的技巧，如使用围巾、饰品等。 9. 康复锻炼： (1) 语言练习：指导病人进行发音练习，使用电子喉等辅助设备。 (2) 头颈部功能锻炼：行颈部淋巴结清扫的病人，切除副神经等重要组织，导致在术后出现斜方肌瘫痪、萎缩，出现肩下垂、肩部无力、肩周疼痛、上臂活动受限等并发症，称为肩臂综合征。应指导病人进行颈部、肩部和手臂功能的锻炼。①切口愈合后应立即开始肩关节和颈部锻炼。站立时将患侧肢体用三角巾悬吊起来或用健侧手臂托扶，坐位时用枕垫高约20 cm，或放在椅子的扶手上，防止斜方肌被牵拉。随时注意使患肢高于健侧，以纠正肩下垂的趋势。②颈部两侧锻炼：头部缓缓向两侧倾斜，耳朵尽可能触及肩部。③上臂锻炼：从屈肘开始，向上抬举和爬墙动作，使患肢能越过头部触及另一侧的耳朵。④颈部前屈后仰锻炼：低头使下颌接触胸部，再抬头后仰。⑤肩部摆动锻炼：将对

续表

术后护理	侧手放在椅子或凳子上，腰稍弯摆动患侧的肩及手臂，自左向右再恢复至原位，然后由前向后摆动，最后旋转肩及臂，向前再向后，旋转幅度逐渐加大，并且尽可能地抬高。⑥肩关节旋转锻炼：在镜前进行，坐直，双手放于胸前，肘部弯曲呈直角，肘向后移动，肩向后旋转并使肘恢复至原来的位置。⑦肩关节抬高锻炼：全身放松，手臂在肘缘交叉，对侧手支持患侧肘，并慢慢耸肩，注意用手帮助抬高肩膀及手臂。 (3) 吞咽功能康复：喉切除术后吞咽极易出现呛咳导致误吸。目前喉切除术后的吞咽康复指导方案仍在探索中，可指导病人调整进食种类，如限制液体、进行相关康复训练，如空咽训练、用力吞、低头吞、声门上吞咽、反复吞咽、改变体位等。 10. 并发症护理： (1) 切口出血：观察血压、心率、切口敷料、引流液的颜色、性状和量；切口加压包扎；吸痰动作轻柔。如有大量出血，立即平卧，压迫止血，口腔、气切口有血液用吸引器吸出，防止误吸；建立静脉通道，根据医嘱使用止血药、准备输血或手术止血。 (2) 误吸：咳嗽反射下降、麻醉药和止痛药的镇静作用、呼吸通道改道、吞咽功能受损、鼻饲饮食、恶心呕吐等因素导致误吸。应及时评估病人有无误吸的危险因素，采取相应的护理措施。如病人有恶心呕吐，应保持侧卧位，使用止吐药；鼻饲饮食前，确定鼻饲管在胃内，管喂时取半卧位，进食后保持半卧位30~45分钟再躺下；经口进食者观察进食情况；床旁备吸引器，以便发生误吸及时吸引。 (3) 咽瘘：其形成与多种因素有关。手术缝合过紧、咽黏膜切除过多、皮瓣和咽黏膜存在无效腔、术前放疗或气管切开影响黏膜和皮肤愈合、术后饮食不当、局部感染、病人自身营养状况差等均可能导致咽瘘。充分评估咽瘘的危险因素；术后嘱病人1周内口腔分泌物不可咽下，防止刺激黏膜伤口；做好口腔护理和气管造口护理，防止局部感染；加强营养，提高机体抵抗力，促进黏

续表

术后护理	膜愈合；鼻饲管拔除前，不可经口进食；一旦发现咽瘘，应勤换药，保持创面清洁，加强抗感染和支持疗法。小的咽瘘1个月左右可自行愈合；大的咽瘘，长时间无法愈合者，可进行手术修补。 （4）肺部感染：观察病人痰液的颜色、性质、量以及体温、脉搏的变化，怀疑肺部感染者，胸部X线和痰实验室检查可协助诊断；根据病人术后体力恢复情况及早采取半卧位，及时吸出痰液，保持呼吸道通畅；鼓励病人早期下床活动；对于体弱者，应加强翻身拍背，防止肺部感染。 （5）呃逆：可通过调整鼻饲管的位置、使用甲氧氯普胺、牵拉舌体等方式治疗呃逆。 （6）乳糜漏：左侧颈淋巴清扫时损伤胸导管所致。如发现引流液呈乳白色，则可判断为乳糜漏，多在术后2~3日发生。一旦发生乳糜漏，应立即停止负压吸引，局部加压包扎或用沙袋局部压迫，停止鼻饲，1周后多可自愈。如果乳糜漏较多且超过1周不愈，应手术结扎胸导管。

三、喉癌放疗的临床护理

放疗前护理	1. 放射治疗适应证：小且表浅的单侧或双侧声带癌，声带运动正常；喉癌早期全身情况差，不宜手术者，可采用单纯放疗；病变范围广的，术前先行放疗，术后补充放疗。 2. 根治性放疗的总量一般为（60~70）Gy/（6~7）周。术前放疗，通常在4周内照射放疗总量的3/4，即45 Gy左右。放疗结束后2~4周内行手术切除。术后放疗通常在手术切口愈合后进行，放疗的剂量和疗程根据具体情况而定，如果术中肿瘤切除完整，无明显淋巴转移，术后仅做预防性照射，其总量一般为45~50 Gy。 3. 戴金属气管套管者需更换为塑料气管套管；准备皮肤保护剂、漱口液、软毛牙刷和含氟牙膏。 4. 其护理详见第一章第二节"肿瘤放射治疗的临床护理"相关内容。

续表

放疗中护理	1. 放射性皮肤反应：放疗开始后逐渐表现出红斑、色素沉着、干性脱皮、水肿、湿性脱皮等表现，严重者可表现为皮肤溃疡、出血乃至坏死。治疗中需注意保持皮肤清洁，放疗前后使用皮肤保护剂，气管切口周围皮肤使用生理盐水进行清洁，避免使用乙醇消毒皮肤。当病人出现湿性反应时，应及时停止放疗，局部使用无菌棉签蘸无菌生理盐水，去除局部皮肤上的坏死组织，然后使用康复新溶液涂抹创面及局部皮肤每日2次。 2. 急性黏膜反应：口腔在照射野附近，口腔黏膜出现充血、水肿、糜烂或伪膜形成，病人表现为口腔、咽喉肿痛，吞咽困难，声音嘶哑等，严重时还会合并细菌感染。每日用1%～4%碳酸氢钠液漱口、康复新溶液口服，使用软毛牙刷和含氟牙膏刷牙，保持口腔清洁。 3. 口腔干燥、味觉障碍：由于唾液腺、味蕾在照射过程中受到一定程度的损伤而导致口腔干燥、味觉障碍。随着放疗的结束，口腔干燥、味觉障碍可有一定程度的恢复，味觉在放疗后6～18个月内可基本恢复正常，但口干一般不能恢复到正常水平。 4. 密切观察呼吸，戴气管套管病人做好气管切开护理；未行气管切开病人观察有无喉水肿症状，如出现气紧、发绀、心慌等症状，做好气管切开准备。 5. 其余护理详见第一章第二节"肿瘤放射治疗的临床护理"相关内容。
放疗后护理	1. 喉水肿一般在放疗后6个月左右消退。如超过6个月仍持续存在喉水肿，应警惕有肿瘤残存或复发的危险，应紧密随访，必要时活检证实，但应注意活检有导致周围喉软骨坏死的危险。 2. 每周复查血常规及肝肾功能，特别是放疗联合化疗时。 3. 喉癌术后病人还需注意气管套管的定期护理，练习咳痰，避免造瘘口和肺部感染。 4. 需要拔除气管套管的病人在放疗后1个月可进行拔管。

四、喉癌化疗的临床护理

化疗前护理	1. 常用的化疗药物包括顺铂、紫杉醇、氟尿嘧啶等。 2. 紫杉醇的预处理主要有三大类药物，包括： （1）糖皮质激素（地塞米松 20 mg 口服，紫杉醇输注前 12 小时及化疗前 6 小时）。 （2）H_1 受体拮抗药（苯海拉明 50 mg 静脉滴注，紫杉醇输注前 30～60 分钟）。 （3）H_2 受体拮抗药（西咪替丁 300 mg 静脉滴注，紫杉醇输注前 30～60 分钟）。 3. 顺铂应充分水化，每日饮水 2 000 mL 以上。
化疗中护理	1. 观察病人有无过敏反应，如支气管痉挛性呼吸困难、荨麻疹和低血压等，观察小便情况。 2. 其他护理详见第一章第三节"肿瘤化学治疗的临床护理"相关内容。
化疗后护理	1. 观察病人有无过敏反应，如荨麻疹、面部水肿等，观察小便情况，24 小时尿量达到 3 000 mL 左右。 2. 定期检查血常规，观察胃肠道反应，重者及时就医。详见第一章第三节"肿瘤化学治疗的临床护理"相关内容。

参考文献

[1] 国家癌症中心，国家肿瘤质控中心喉癌质控专家委员会. 中国原发性喉癌规范诊疗质量控制指标（2022 版）[J]. 中华肿瘤杂志，2022，44（12）：1235-1241.

[2] 韩燕勋. 喉鳞状细胞癌辅助决策列线图模型的构建及验证 [D]. 合肥：安徽医科大学，2022.

[3] 张宏，刘涛，李保改，等. 智谋理论在慢性病患者中的应用研究进展 [J]. 全科护理，2022，20（36）：5087-5090.

[4] 张嘉雯，张梦霞，章宝芬，等. 智谋理论在临床护理实践中的应用研究进展 [J]. 上海护理，2022，22（3）：62-65.

[5] 陆嘉佳,张云飞,柯熹,等.智谋概念在我国护理领域的应用进展[J]. 循证护理,2022,8(15):2041-2045.

[6] 徐立,李瑜芬,唐华英,等.智谋理论干预结合共情护理对宫颈癌术后放疗患者的影响[J]. 齐鲁护理杂志,2022,28(8):8-10.

[7] 陈晓君.基于智谋理论护理联合膳食干预对喉癌术后放疗患者的效果评价[J]. 护理实践与研究,2022,19(4):578-582.

[8] 陈海芳,马灵草,戴晗青,等.早期免疫营养支持联合激励式护理对喉癌全喉切除术患者的影响[J]. 护理实践与研究,2022,19(8):1214-1218.

[9] 徐文静,张鑫,方红,等.常见肿瘤疾病护理诊疗策略[M]. 北京:科学技术文献出版社,2023.

[10] 张欢,崔丽娜,高茜.常见肿瘤疾病护理学应用[M]. 北京:中国人口出版社,2023.

[11] 王绿化,朱广迎.肿瘤放射治疗学[M]. 2版.北京:人民卫生出版社,2021.

[12] 李乐之,路潜,张美芬,等.外科护理学[M]. 6版.北京:人民卫生出版社,2017.

第六节 甲状腺癌的临床护理

一、甲状腺癌专科体征和护理要点

专科体征	1. 早期症状不明显,可发现颈部甲状腺肿块,随吞咽上下移动。 2. 合并甲状腺功能异常时,可出现面容潮红、心动过速以及顽固性腹泻等。 3. 肿瘤压迫症状: (1) 压迫食管,可出现吞咽困难。 (2) 压迫气管,可出现声音嘶哑、呼吸困难等。 (3) 颈部淋巴结转移时表现为侧颈部肿块。
护理要点	1. 气道管理,保持呼吸道通畅。 2. 体位及引流管管理,预防非计划拔管。 3. 健康教育,指导饮食、有效咳嗽等。 4. 预防窒息、呼吸困难、甲状旁腺功能减退症等并发症发生。

二、甲状腺癌手术的临床护理

术前护理	1. 术前宣教:术前做好病人及家属的健康宣教,介绍手术的必要性、手术方法、术后恢复过程和预后情况。 2. 呼吸道准备:指导病人练习深呼吸、有效咳嗽和排痰技巧。保持口腔卫生,积极治疗呼吸道感染和口腔疾患。 3. 适应性训练:指导病人练习头颈过伸位,以适应术中体位变化。 4. 其他护理详见第一章第一节"肿瘤外科治疗的临床护理"相关内容。
术中护理	详见第一章第一节"肿瘤外科治疗的临床护理"相关内容。
术后护理	1. 密切监测呼吸、体温、脉搏和血压的变化:术后应重点观察病人呼吸情况,床旁备气管切开包;观察发音和吞咽情况,及早发现术后并发症。 2. 体位和活动:术后取平卧位,全麻清醒血压平稳后,取半坐卧位。在变换体位、活动、咳嗽时用手固定颈部,避免幅度过大

续表

术后护理	牵拉切口。颈部淋巴结清扫术者，斜方肌存在不同程度受损，故切口愈合后还应开始肩关节的功能锻炼，随时注意保持患侧高于健侧，以防肩下垂。功能锻炼应至少持续至出院后3个月。 3. 饮食与营养：术后清醒病人，可给予少量温水或凉水。评估有无吞咽障碍，若无呛咳、误吸等不适，可逐步给予便于吞咽的微温流质饮食，逐步过渡到半流质和软食。少量多餐，加强营养，促进康复。应长期进食无碘食盐、禁食含碘量高的食物。 4. 保持呼吸道通畅：注意避免引流管阻塞导致颈部出血形成血肿压迫气管而引起呼吸不畅。鼓励和协助病人进行深呼吸和有效咳嗽，必要时进行雾化吸入，使痰液稀释易于排出。因切口疼痛而不敢或不愿意咳嗽排痰者，给予镇痛药。 5. 引流管护理：妥善固定引流管，保持引流通畅。 6. 甲状腺切除病人需终身服药以维持体内正常甲状腺素水平，遵医嘱按时按剂量用药。 7. 并发症护理： （1）呼吸困难或窒息：①若出现颈部疼痛、肿胀，甚至颈部皮肤出现瘀斑，怀疑出血、血肿压迫所致呼吸困难，应立即准备手术，行探查止血术。②轻度喉头水肿者无须治疗，中度者应嘱其禁言，可采用糖皮质激素进行雾化吸入，静脉滴注氢化可的松300 mg/d；严重者应紧急进行环甲膜穿刺或气管切开。 （2）喉上或喉返神经损伤：①钳夹、牵拉或血肿压迫所致损伤多为暂时性，经理疗等及时处理后，一般在3~6个月内可逐渐恢复。②严重呼吸困难时立即气管切开。③鼓励术后病人发音，注意有无声调降低或声音嘶哑，及早发现喉返神经损伤的征象，及早对症护理。 （3）甲状旁腺功能减退：①观察低钙症状：有无手足抽搐、嘴唇手足麻木等不适。②发生低钙症状应适当限制肉类、乳品和蛋类等食品，因其含磷较高，影响钙的吸收。③严重低钙血症、手足抽搐时，立即予以10%葡萄糖酸钙或氯化钙10 mL缓慢静脉注射，

续表

术后护理	可重复使用；症状轻者可口服及静脉注射钙剂，并同时服用维生素 D_2 或维生素 D_3，（5万～10万）U/d，并定期监测血清钙浓度，以调节钙剂的用量。

三、甲状腺癌放射治疗的临床护理

放疗前护理	1. 放射性核素治疗：采用碘-131治疗，主要适用于45岁以上乳头状腺癌和滤泡状腺癌、多发性癌灶、局部侵袭性肿瘤及远处转移者。 2. 放射外照射治疗：主要适用于未分化型甲状腺癌。 3. 完善检查，如血常规、生化、甲状腺功能等。 4. 模具制作、戴模CT/MRI。 5. 其余护理详见第一章第二节"肿瘤放射治疗的临床护理"相关内容。
放疗中护理	1. 放射性核素治疗： （1）空腹服用碘-131后2小时才可进食，避免影响碘的吸收。 （2）碘-131治疗后1周内不与其他人密切接触，唾液、粪便排泄物彻底冲洗。 （3）碘-131治疗后局部可能会出现发痒或者疼痛，避免局部挤压。 2. 外照射治疗： （1）皮肤护理：局部皮肤保持清洁，避免物理化学刺激。如皮肤出现红斑、干性脱皮一般不做治疗，湿性脱皮可用金因肽外喷、康复新溶液外敷或口服。 （2）病情观察：观察是否出现颈部疼痛和肿胀。 （3）监测甲状腺功能：甲状腺功能减退，引起基础代谢率减低，胃肠道蠕动减慢，可导致胃肠道不良反应。
放疗后护理	1. 监测甲状腺功能：需进行激素水平检查，包括总甲状腺素（TT）、游离甲状腺素（FT4）、总三碘甲状腺原氨酸（TT3）、游离三碘甲状腺原氨酸（FT3）、促甲状腺激素（TSH）。必要时，还需要进行抗体水平检查，包括甲状腺过氧化物酶抗体（TPO-Ab）、

续表

放疗后护理	甲状腺球蛋白抗体（Tg-Ab）、促甲状腺激素受体抗体（TR-Ab）或甲状腺球蛋白（TG）。通过检测上述指标，对甲状腺功能进行综合分析，辅助诊断甲状腺相关疾病。 2. 观察放疗慢性毒副作用：碘-131治疗后，可引起放射性甲状腺炎、胃肠道不良反应、血液系统不良反应、唾液腺损伤、味觉异常、放射性肺炎和肺纤维化等。 3. 复诊指导：每3个月随访1次，复查项目包括甲状腺功能、甲状旁腺功能、B超等。

参考文献

[1] 安小霞，李娜，郑珊珊. 品管圈活动降低甲状腺癌患者术后中度以上不适发生率 [J]. 中国现代普通外科进展，2022，25（11）：851-856.

[2] 陈静，夏芳. 多学科协作护理干预模式在甲状腺癌手术患者中的应用效果分析 [J]. 山西医药杂志，2021，50（9）：1585-1587.

[3] SIEGEL R L, MILLER K D, FUCHS H E, et al. Cancer Statistics, 2021 [J]. CA Cancer J Clin, 2021, 71 (1)：7-33.

[4] 丁硕，黄俊伟，钟琦，等. 分化型甲状腺峡部癌手术治疗 Meta 分析 [J]. 中国耳鼻咽喉头颈外科，2023，30（1）：64-68.

[5] LAN Y, JIN Z, ZHANG Y, et al. Factors associated with health-related quality of life in papillary thyroid microcarcinoma patients un dergoing radiofrequency ablation：a cross-sectional prevalencestudy [J]. Int J Hyperthermia, 2020, 37 (1)：1174-1181.

[6] 李乐之，路潜，张美芬，等. 外科护理学 [M]. 6版. 北京：人民卫生出版社，2017.

[7] 徐文静，张鑫，方红，等. 常见肿瘤疾病护理诊疗策略 [M]. 北京：科学技术文献出版社，2023.

[8] 张欢，崔丽娜，高茜. 常见肿瘤疾病护理学应用 [M]. 北京：中国人口出版社，2023.

[9] 王绿化，朱广迎. 肿瘤放射治疗学 [M]. 2版. 北京：人民卫生出版社，2021.

第七节 口腔癌（舌癌、牙龈癌、扁桃体癌）的临床护理

一、口腔癌（舌癌、牙龈癌、扁桃体癌）专科体征和护理要点

舌癌	专科体征：早期可没有症状或表现为无痛性溃疡，随着肿瘤的增大，出现局部疼痛，患侧的耳部疼痛或颊部疼痛。肿瘤波及舌肌，可致舌运动受限。波及舌神经及舌下神经，可有舌感觉与运动障碍。晚期可蔓延到口底及颌骨，使全舌固定；向后发展可以侵犯腭舌弓及扁桃体，出现说话、进食及吞咽困难。
牙龈癌	专科体征：大部分呈溃疡型肿块，常向龈颊沟、颊及颈部扩展，患侧面部尤其是下颌面部较对侧肿大，咀嚼时可引起疼痛。癌性溃疡继发感染时常伴有恶臭味，可引起局部出血和剧烈疼痛。
扁桃体癌	专科体征：最初出现咽部不适伴有异物感，一侧较为明显，进行性加剧，同侧反射性耳痛，吞咽困难等。主要表现口腔内的肿块、结节、白斑、溃疡、出血、疼痛，以及牙齿松动、舌头运动受限、淋巴结肿大等。
护理要点	检查舌头、口底、牙龈、扁桃体等口腔情况，了解肿瘤的大小、质地、有无疼痛、活动度等，观察口腔内有无破损、溃疡、出血，加强口腔护理，针对口腔内情况采取针对性护理措施。查看颈部淋巴结，确定有无压痛、肿大，有无气道受压症状。关注病人营养状况及进食情况，给予营养指导。

二、口腔癌（舌癌、牙龈癌、扁桃体癌）围术期的临床护理

术前护理	1. 饮食护理：鼓励病人平衡膳食。对不能进食者应从静脉给予必要的营养补充。 2. 口腔护理：①口腔卫生对口腔癌病人术后皮瓣的愈合至关重要。入院后要督促病人养成良好的口腔卫生习惯，每日早、中、晚刷牙，保持口腔清洁。②术前3日嘱病人用漱口液含漱，以减

续表

术前护理	少口腔细菌积存，减少术后并发症。对自理能力差者，护士可协助进行口腔冲洗，每日2次。③有牙齿疾病的病人，术前应先彻底根治；吸烟饮酒者，术前督促戒烟戒酒。 3. 沟通交流准备：部分口腔癌皮瓣移植术后病人可能因张口受限出现语言沟通障碍，护士应提前教会病人使用非语言沟通技巧，以方便术后沟通。 4. 饮食护理：术前常规禁饮禁食，一般术前8~12小时禁食，4小时禁饮。 5. 术前常规准备：按头颈外科术前护理要求，做好术前的各种准备工作，如备血、皮肤准备等。 6. 术前宣教：术前教会病人有效的咳嗽排痰方法，让病人戒烟及学会在床上进行大小便等。 7. 特殊护理： （1）对术后有可能丧失语言功能的病人，提前准备笔和写字板，根据病人的文化程度和习惯，与病人及其家属一起制订术后交流方式。 （2）修复体准备：做一侧下颌骨切除术者，术前应为病人做好健侧的斜面导板，并试戴合适，以便于术后立即佩戴，防止下颌偏位，影响病人呼吸。 8. 皮瓣准备：皮瓣移植、修补术者按医嘱做好邻近组织瓣或游离皮瓣修复术的术前准备。协助完善供区皮肤备皮工作，协助医生选择外观正常、无瘢痕的前臂或下肢皮肤作为供皮区，标记切取范围和位置，切忌在此区域进行任何侵入性护理操作。嘱病人保持受区皮肤清洁，避免破损，嘱咐保持切取位置标记。
术中护理	详见第一章第一节"肿瘤外科治疗的临床护理"相关内容。
术后护理	1. 体位：全麻未完全清醒的病人取平卧位，头偏向一侧，保持呼吸道通畅；意识清醒、生命体征平稳后采取半卧位，以减轻缝

续表

术后护理	线处张力，并有利于手术部位渗血的引流，防止颌面部及颈部水肿，有利于呼吸道及口腔分泌物的排出，以防误咽、误吸。皮瓣移植修复者根据病情及皮瓣血液循环情况取适当体位，如去枕平卧位或抬高床头 30°～45°，头部正中制动或适度制动体位。供区肢体取功能体位。 2. 呼吸道管理：保持呼吸道通畅。 （1）及时清除病人呼吸道的分泌物，防止呕吐物或血液误吸入气管。 （2）如舌癌病人因切除一侧舌体或同时切除下颌骨，术后易引起舌后坠而发生呼吸道阻塞，应及时清除口腔和咽腔内的分泌物，并观察分泌物的颜色、性质和数量，防止呕吐物或血液吸入气管内而引起呼吸困难或窒息。 （3）若病人保留有气管插管或气切导管者，则应保持人工气道通畅，预防非计划拔管和呼吸机相关性肺炎（ventilator associated pneumonia，VAP）。 3. 伤口护理：观察口腔内伤口及颈部伤口有无出血或渗血；观察伤口肿胀情况及敷料包扎松紧度，若包扎过紧影响呼吸，必须立即报告医生处理，并做好记录。因头面部具有丰富的血运，故术后应严密观察颈部敷料及口内创口有无渗血或出血；颈清扫者颈部切口清洁换药每日 2 次。保持切口清洁，防止血痂形成，每次清洁切口要彻底，注意严格无菌操作。 4. 口腔护理：口腔癌一般采用口腔冲洗法，以彻底清除口腔内各面及牙龈各面的渗血及分泌物等，提高清洁效果，该方法适用于神志清醒、合作的病人。一般先用生理盐水冲净，然后用合适的漱口液含漱，每日 3～4 次，防止伤口感染。如切口附着有血痂、痰痂等，冲洗前先用生理盐水棉球（必要时用 1% 过氧化氢棉球）清除切口及其他部位的血痂、痰痂、分泌物，然后再进行冲洗。口腔清洁后，口腔切口涂红霉素软膏，以减少渗血，防止血痂或痰痂形成，预防感染。口内有皮瓣移植者勿用过氧化氢溶液，以免影响皮瓣成活。操作过程中应注意动作要轻柔，以防损伤切口、皮瓣等。

续表

术后护理	5. 饮食护理：根据病人情况和手术的部位、手术大小，给予流质、半流质饮食或鼻饲饮食。大多数病人术后主要通过鼻饲流质饮食补充营养，胃管一般保留7~10日。若伤口愈合良好，就可以改为经口进食。嘱病人进食时取半卧位或抬高床头30°~45°，进食不可过快、过急，防止胃内容物或食物等反流误咽，引起吸入性肺炎。 6. 引流管护理： （1）保持引流管通畅：检查引流管有无打折、扭曲，有负压装置时或使用中心负压装置时，需检查负压装置是否异常，管道连接是否正确。病人起卧活动时确保创口处的引流通道是从高到低的，以利于最佳引流。随时检查引流管内有无血凝块阻塞。 （2）观察、记录引流液量：密切观察引流液量，并记录24小时引流量。舌癌切除术后12小时内引流量不超过300 mL，行牙龈癌联合根治术和颈部淋巴结清扫术后12小时引流量一般不超过150 mL，若引流液量过多或短时间内引流过快、过量，引流液呈鲜红色，应注意是否有出血；若无引流物流出或流出甚少而病人颌面部、颈部肿胀明显，甚至影响呼吸，可能为引流管阻塞或放置于创口部分的引流管位置不正确影响引流所致，应通知医生及时处理。 （3）观察引流物颜色：正常情况下引流物颜色逐渐变淡，24小时后引流量逐渐变少。若引流液为乳白色，应考虑为乳糜漏（术中损伤胸导管或淋巴导管所致），应及时通知医生处理。 （4）维持适当的负压吸引压力：负压吸引压力应维持在100~200 mmHg（13.3~16 kPa）。负压吸引压力过大，会导致静脉回流受阻；负压吸引压力过小，会使创口内积液不能及时吸出而影响创口的愈合。 （5）拔除负压引流管：根据病情、创口情况，一般术后3日，24小时引流量小于30 mL时即可拔除负压引流管，拔除后根据病情行创口加压包扎，继续观察创口情况。 7. 气管切开术后病人按气管切开护理常规护理。 8. 协助病人早期下床活动，鼓励病人深呼吸、咳嗽，防止肺部并发症的发生。

续表

术后护理	9. 功能锻炼护理： (1) 肢体锻炼：行颈部淋巴清扫术的病人，术后2～3日即可进行肩部或臂部的被动运动。去除引流管和敷料后，病人可进行主动运动和肌肉的锻炼。不论从生理还是从心理上来看，病人每日1～2次的运动训练是必不可少的。坚持不懈地训练可预防运动能力下降，减少畸形发生。 (2) 语言功能训练：口腔癌术后的病人，语言功能训练是重点，应在语言训练师指导下进行。 (3) 吞咽功能的锻炼：口腔癌术后特别是舌癌术后病人要将食物推入口咽有一定的困难。首先练习空咽动作，逐步过渡到练习进食。练习进食时指导病人用汤匙将食物送入口腔深部残余舌侧，与呼吸配合，头稍后仰将食物送到咽部，完成吞咽动作。 10. 皮瓣的观察：皮瓣的观察和护理是术后护理的重点，皮瓣血管危象是导致皮瓣坏死的主要原因之一，术后要严密观察皮瓣的颜色、温度、肿胀等，及时了解皮瓣血运情况。 (1) 颜色：术后24小时观察频率1次/h，24～48小时为2次/h，正常皮瓣色泽和周围皮肤一样，保持红润。术后48小时皮瓣因充血，色偏红，若颜色发绀，提示静脉皮瓣静脉血运障碍；若颜色苍白偏灰，则提示动脉缺血，应及时报告医生探查处理。 (2) 温度：皮瓣温度应与周围组织相同或略低。皮瓣温度降低并和周围组织温差大于2℃，且颜色的改变（暗紫或灰白），提示皮瓣循环障碍，应立即报告医生探测处理。 (3) 肿胀：皮瓣移植后有轻微肿胀是正常情况，若明显肿胀且质地变硬，可能出现血管危象，应及时报告医生。 (4) 皮纹观察：皮瓣移植后，表面有正常皮纹皱褶。当动脉供血不足时，皮瓣萎缩，皮纹增多；当静脉回流受阻时，皮纹消失。两种情况出现均应报告医生处理。 (5) 毛细血管充盈试验：用于判断是否出现血管危象。可用棉签轻压皮瓣，压后在5秒内颜色恢复至正常者说明血运尚正常。如超过5秒，说明微循环的功能差；如立即返回紫红色，有静脉回

续表

	流不畅的可能。 （6）监测凝血功能：高凝状态是术后引起血管危象和皮瓣蒂部血栓形成的主要原因，因此术后 3 日内需进行凝血功能检查，并合理进行抗凝治疗，用药过程中要严密观察皮肤、黏膜及身体各部位有无出血现象。 11. 供皮区观察和护理： （1）取前臂皮瓣时，应用夹板固定腕部，前臂抬高 15°～30°，以利于循环，防止上肢肿胀，并注意观察指端循环。 （2）观察病人局部伤口渗血情况，嘱病人术后 5 日内避免患肢活动，5 日后行功能锻炼。 12. 饮食指导： （1）指导病人进食清淡易消化、高蛋白、高热量、高碳水食物，忌辛辣食物，忌用含有咖啡因的饮料，以防诱发血管痉挛。 （2）使用抗凝药物期间，宜进软烂食物，忌食油炸、坚硬食物，以防损伤食管和胃黏膜引起出血。
术后护理	13. 并发症护理： （1）出血：口腔癌术后应严密观察病人生命体征，观察伤口有无活动性出血，口腔内出血病人应根据情况采取半卧位或者侧卧位，出血量少时让病人轻轻吐出口中血液或分泌物，保持呼吸道通畅避免误吸，遵医嘱给予血管收缩剂和止血药，如出血量大，应立即协助医生，用辅料压迫止血，持续负压吸引口腔内血液，以防窒息，必要时可行气管切开术或手术止血。 （2）咽瘘：咽瘘一般出现在术后的 3～30 日。指导病人及时吐出口腔内分泌物，避免唾液贮积皮下或切口下组织形成浓腔破溃，勿早期吞咽，减少颈部活动。 （3）再造舌固定：舌癌术后留置胃管、胃造瘘管病人，停止从口腔进食，故吞咽动作明显减少，容易导致再造舌肿胀、活动障碍，甚至固定不动。术后鼓励病人多做吞咽动作。对病情许可者，从口腔进食适量温开水，练习吞咽动作。

三、口腔癌（舌癌、牙龈癌、扁桃体癌）围化疗期的临床护理

化疗前护理	1. 在口腔癌的化疗中，常用的药物包括顺铂、卡铂、氟尿嘧啶等。具体的治疗方案会根据病人的病情、癌细胞的类型和分期等因素来制订。 2. 讲解化疗相关知识，中晚期口腔癌病人采取手术联合放化疗进行治疗。 3. 化疗前的临床护理详见第一章第三节"肿瘤化学治疗的临床护理"相关内容。 4. 评估病人一般情况，了解心、肝、肾功能及血常规、血生化等检查检验结果。 5. 通路选择：氟尿嘧啶需要连续输注，临床上多采用注药泵泵入，可建立中心静脉导管进行化疗，部分使用颞浅动脉插管灌注治疗，加强动脉导管的护理，防止堵管及脱出。 6. 监测生命体征：紫杉醇易出现过敏反应，注意生命体征的观察。 7. 监测肾脏功能：顺铂经肾脏代谢，故化疗前监测肾功能。 8. 核查预处理用药完成情况：紫杉醇可能发生过敏反应，用药前采用地塞米松、异丙嗪等进行抗过敏治疗，以预防过敏反应的发生。 9. 检查化疗静脉通路的回血情况，确保化疗药物的安全输注。
化疗中护理	1. 化疗中的临床护理详见第一章第三节"肿瘤化学治疗的临床护理"相关内容。 2. 口腔癌常使用顺铂＋氟尿嘧啶或顺铂＋紫杉醇进行化疗。 3. 紫杉醇使用时使用心电监护，注意观察病人生命体征，有无呼吸困难、皮疹等过敏反应。 4. 顺铂不良反应包括肾毒性、胃肠道反应、耳毒性、神经毒性，嘱病人多饮水，以减少肾毒性，观察病人有无恶心、呕吐等不良反应。遵医嘱给予止吐、水化和利尿，以降低胃肠道反应和肾脏毒性，一般每日液体总量 3 000～4 000 mL，输液从顺铂给药前 6～12 小时开始；给予利尿，如输注甘露醇或呋塞米，用药期间饮水 2 000～3 000 mL，记录 24 小时小便量（>3 000 mL/d）。

续表

化疗中护理	5. 泼尼松应晨起饭后顿服，对胃肠道黏膜有刺激，消化性溃疡病人可引起出血穿孔，还可引起血压增高、水肿、乏力、腹胀等。 6. 加强巡视，倾听病人主诉，观察有无化疗药物外渗等不良反应。 7. 指导病人多进食清淡并富含维生素、矿物质及高蛋白饮食，避免高糖、高脂肪饮食增加肝脏负担。
化疗后护理	1. 顺铂为高致吐化疗药物，遵医嘱按时使用止吐药。 2. 养成良好的饮食习惯，尽量少食、多餐，控制食量，注意进食时间和用药时间的间隔，避免化疗前或化疗后2小时内进餐。 3. 严密观察、记录呕吐次数、呕吐物量和颜色，同时，要注意有无合并或者加重恶心、呕吐的其他因素，如电解质紊乱、不全性肠梗阻、脑转移、服用阿片类药物和预期性恶心呕吐等因素。 4. 嘱病人减少活动，尽量不去人员密集的场所，戴好口罩，避免外伤。

四、口腔癌（舌癌、牙龈癌、扁桃体癌）靶向治疗的临床护理

靶向治疗前护理	1. 讲解靶向治疗相关知识，做好病人的心理护理。 2. 靶向药物使用前的临床护理详见第一章第四节"肿瘤分子靶向治疗的临床护理"相关内容。 3. 静脉输注的靶向药多选择中心静脉导管或静脉留置针输注。 4. 确认靶向治疗前预处理已完成，检查确认静脉通道回血良好，局部无肿胀、疼痛等不适。
靶向治疗中护理	1. 靶向药物使用中的临床护理详见第一章第四节"肿瘤分子靶向治疗的临床护理"相关内容。 2. 常用靶向药物有尼妥珠单抗、白藜芦醇、洛伐他汀、硼替佐米等，其中白藜芦醇具有靶器官多样性和良好的抗肿瘤活性，是治疗口腔癌小分子靶向药物的理想选择。 3. 严格按照药物说明书和医嘱要求执行用药，一般首次输注时速度宜慢，以后病人耐受良好可适当加快输注速度。

续表

靶向治疗中护理	4. 用药过程中加强巡视，检查输液通道是否通畅，严密观察生命体征及用药不良反应，必要时安置心电监护，异常情况及时报告医生并协助对症处理，做好护理记录。
靶向治疗后护理	1. 指导病人加强对药物不良反应的自我监测与管理，如出现皮肤反应、腹泻、口腔黏膜炎及时告知医务人员，及早处理。 2. 定期随访：行出院及居家康复指导，定期复查血常规、生化、胸片、心电图等，如有异常及时告知医务人员。嘱病人遵医嘱定期行下1个疗程治疗。

五、口腔癌（舌癌、牙龈癌、扁桃体癌）放射治疗的临床护理

参见本章第一节"幕上肿瘤的临床护理"相关内容。

六、疾病随访

疾病随访	1. 带管出院：对带胃管或者营养管出院的病人，指导其掌握带管期间管道的护理，并根据医嘱教会病人及家属自制匀浆膳的制作及使用，如有问题及时返院处理。 2. 定期复查、随访：一般术后2年内每3个月或6个月复查1次，以后每半年或1年复查1次。其间有任何不适，及时就诊。 3. 相关症状的监测：教会病人口腔自行体检的方法，出院后须定期随访，复诊口腔、头颈部功能等。若出现口腔疼痛、口腔内肿块或结节、口腔黏膜变化、牙齿和牙龈状况、言语和吞咽功能异常应及时就诊。

第八节 上颌窦癌的临床护理

一、上颌窦癌专科体征和护理要点

专科体征	1. 症状：面颊部隆起、鼻阻塞、脓血鼻涕；面前区有麻木感或疼痛感；口腔磨牙的松动、脱落或明显的疼痛感。 2. 体征：上颌肿块为主要特征，多出现于尖牙窝上方，为边界不清的隆起，呈橡胶样硬度固定，可有轻度压痛，经龈颊沟触诊尤为清楚。牙槽或硬腭肿胀、颈淋巴结肿大。
护理要点	1. 评估病人鼻腔、口腔、面部和颈部的情况。观察鼻腔内是否有新生物，检查鼻腔的通气情况，以及观察鼻腔黏膜的颜色和形态。同时，检查口腔内的硬腭和牙槽，观察是否有下塌或变形。对面部的检查会观察面颊部是否有隆起，以及面部皮肤是否有知觉减退或破溃肿胀。 2. 观察病人呼吸道通畅情况，可适当给予氧气吸入。 3. 评估病人营养状态，进食困难者可给予流质饮食或肠外营养治疗。

二、上颌窦癌围术期的临床护理

术前护理	1. 手术治疗是多数上颌窦癌的首选治疗方法。 2. 口腔护理：术前应保持口腔清洁，减少口腔内的细菌数量，必要时行口腔护理，选择适当的漱口液漱口，降低术后感染风险。 3. 营养支持：术前确保病人有足够的营养摄入，提高手术耐受力。根据病人的具体情况，调整饮食结构和摄入量，必要时可给予静脉营养支持。 4. 术前准备：执行头颈外科术前护理常规，做好术前的各种准备工作，如备血、皮肤准备等。 5. 术前宣教：介绍麻醉、手术等诊疗事项，以缓解病人焦虑、恐惧情绪。

续表

术前护理	6. 术前消化道准备：目前提倡禁饮时间延后至术前2小时，之前可口服清流质饮料，包括清水、糖水、无渣果汁、碳酸类饮料等；禁食时间延后至术前6小时，之前可进食淀粉类固体食物。术前推荐口服含碳水化合物的饮品，通常在术前10小时饮用12.5%碳水化合物饮品800 mL，术前2小时饮用≤400 mL。 7. 适应性训练：术前教会病人有效的咳嗽排痰方法，让病人戒烟及学会在床上进行大小便等。 8. 协助病人完成相关术前检查：包括肝肾功能、血常规、凝血功能等测定和检查，同时也要做好肺功能、心电图等常规检查。
术中护理	详见第一章第一节"肿瘤外科治疗的临床护理"相关内容。
术后护理	1. 体位：麻醉未完全清醒的病人取去枕平卧位，头偏向一侧；意识清醒、生命体征平稳后采取半卧位，以减轻缝线处张力，利于手术部位渗血的引流，防止颌面部及颈部水肿，有利于呼吸道及口腔分泌物的排出，以防误咽、误吸。 2. 密切观察病情：密切观察病人的神志和意识、瞳孔、生命体征、心电图及病情变化。 3. 保持病人呼吸道通畅：及时清除病人呼吸道的分泌物，防止呕吐物、分泌物等误吸入气管。鼓励病人深呼吸和轻轻地咳嗽，排出气道分泌物。 4. 保持鼻腔清洁：及时清理鼻腔分泌物及渗血，保持鼻腔清洁通畅。 5. 引流管护理：参考本章第七节"口腔癌（舌癌、牙龈癌、扁桃体癌）的临床护理"相关内容执行。 6. 面部及颈部（颈清扫者）切口清洁换药每日2次。保持切口清洁，防止血痂形成，每次清洁切口要彻底，如有血痂形成，先用生理盐水棉球湿润血痂后再进行擦拭消毒，必要时使用1%过氧化氢棉球湿润使其氧化变软后再擦拭消毒。注意严格无菌操作。 7. 保持鼻腔清洁：及时清除鼻腔渗血及分泌物等，保持鼻腔清洁通畅。

续表

术后护理	8. 口腔清洁换药： （1）行上颌骨切除加同期移植修复者口腔清洁换药一般选用口腔冲洗法，口腔清洁换药方法详见本章第七节"口腔癌（舌癌、牙龈癌、扁桃体癌）的临床护理"相关内容。 （2）非同期移植修复病人，除了每日2次口腔冲洗和切口清洁换药外，还需进行上颌窦残腔冲洗每日2次，保持上颌窦残腔清洁，减少感染。冲洗方法：病人取坐位，选用无菌导管插入窦腔，连接注射器，用1‰过氧化氢溶液冲洗窦腔中的渗血和分泌物等，然后用生理盐水将过氧化氢冲净，每日冲洗2次。 9. 饮食护理：手术当日禁食，术后第1日开始给予鼻饲流质饮食。在营养支持的同时，必须保证足够水分的供给。 10. 疼痛护理： （1）观察病人疼痛情况，包括部位及性质。 （2）鼓励病人表达疼痛的感受，简单解释切口疼痛的规律。 （3）术后指导病人使用自控镇痛泵进行止痛。 （4）循序渐进地指导病人进行早期活动，若病人因疼痛无法完成某项功能活动时，及时终止该活动并采取镇痛措施。

三、上颌窦癌围化疗期的临床护理

化疗前护理	1. 化疗前的临床护理详见第一章第三节"肿瘤化学治疗的临床护理"相关内容。 2. 评估病人一般情况，了解心、肝、肾功能及血常规、血生化等检查检验结果。 3. 通路选择：氟尿嘧啶需要连续输注，临床上多采用注药泵泵入，可建立中心静脉导管进行化疗，部分使用颞浅动脉插管灌注治疗，加强动脉导管的护理，防止堵管及脱出。 4. 监测生命体征：注意生命体征的观察。 5. 监测肾脏功能：顺铂经肾脏代谢，故化疗前监测肾功能。 6. 核查预处理用药完成情况：根据化疗方案，遵医嘱给予相应的化疗前预处理。 7. 检查化疗静脉通路的回血情况，确保化疗药物的安全输注。

续表

化疗中护理	1. 化疗中的临床护理详见第一章第一节"肿瘤外科治疗的临床护理"相关内容。 2. 颞浅动脉插管行局部化疗：是通过局部供血动脉注射化疗药物进行局部的化疗，较全身化疗的方式有更好的疗效和更小的副作用，常见的化疗方案包括氟尿嘧啶或顺铂，加强动脉插管的护理，妥善固定导管，预防堵管及脱出。 3. 全身化疗：常用化疗药物包括5-氟尿嘧啶（5-FU）、甲氨蝶呤（MTX）、长春新碱（VCR）、博来霉素（BLM）、顺铂（DDP）、卡铂，化疗方案为DDP+5-FU+MTX+甲酰四氢叶酸的联合用药。 4. 加强巡视，倾听病人主诉，观察有无化疗药物外渗等不良反应。 5. 顺铂不良反应包括肾毒性、胃肠道反应、耳毒性、神经毒性，嘱病人多饮水，以减少肾毒性，观察有无恶心呕吐等不良反应。遵医嘱给予止吐、水化和利尿，以降低胃肠道反应和肾脏毒性，一般每日液体总量3 000~4 000 mL，输液从顺铂给药前6~12小时开始；给予利尿，如输注甘露醇或呋塞米，用药期间饮水2 000~3 000 mL，记录24小时小便量（>3 000 mL/d）。 6. 指导病人多进食清淡并富含维生素、矿物质及高蛋白的食物，避免高糖、高脂肪饮食增加肝脏负担。
化疗后护理	1. 观察病人有无化疗毒副作用，倾听病人主诉。 2. 嘱病人大量饮水，稀释尿液以降低药物浓度，减少对尿道黏膜刺激。 3. 副作用的观察： （1）消化道反应：观察病人有无恶心、呕吐、食欲减退、便秘和腹泻等，根据不同的化疗药物选择不同止吐方案，多饮水，促进药物代谢。 （2）骨髓抑制：定期监测血常规、白细胞、血小板低时，给予对症治疗，同时注意预防感染，修剪指甲，避免磕碰，保持大便通畅。 4. 根据治疗疗程定期入院复查，如病人出现咳嗽、心悸、气急加重、咯血、胸骨后疼痛等及时就诊。

四、上颌窦癌围放疗期的临床护理

参见本章第一节"幕上肿瘤的临床护理"相关内容。

五、疾病随访

疾病随访	1. 带管出院：对带胃管或者营养管出院的病人，指导其掌握带管期间管道的护理，并根据医嘱教会病人及家属自制匀浆膳的制作及使用，如有问题及时返院处理。 2. 知识宣教： （1）定期复查、随访：定期复查，如有不适及时就诊。 （2）相关症状的监测：告知病人出现鼻塞及异常分泌物、面部疼痛或压力感、牙齿症状、视觉问题、张口困难问题等及时到医院就诊。 （3）指导病人放疗后3年内禁止拔牙，如确需拔牙，应加强抗感染治疗，以防放射性骨髓炎的发生。 （4）指导病人在放疗期间和放疗结束后3~6个月仍坚持做张口运动训练，防止颞下颌关节功能障碍。 （5）指导加强口腔护理，多饮水，保持口腔湿润。

第九节　腮腺癌的临床护理

一、腮腺癌专科体征和护理要点

专科体征	1. 症状：评估耳垂下方或后方有无无痛性肿块或疼痛，有无张口受限、异常分泌物、面神经瘫痪等症状。 2. 体征： （1）肿块：表现为耳垂下、耳前区或腮腺后下部的肿块，质硬，边界不清，不可活动，与周围组织粘连，生长速度快。 （2）疼痛：肿块在迅速生长的过程中，破坏周围组织并且对面神经造成压迫或牵拉，因此常有疼痛，疼痛为间断或持续性。 （3）面瘫：恶性肿瘤病人可出现不同程度的面瘫症状，面神经颞支受侵表现为同侧额纹消失，颧支受侵表现为眼睑不能闭合，颊支受侵表现为鼻唇沟变浅或消失，同侧口角㖞斜等。 （4）其他症状：腮腺肿瘤侵及皮肤可出现破溃出血，侵犯咬肌常致张口受限，也可出现颈部淋巴结肿大等。
护理要点	1. 观察肿块的部位和程度，有无进行性增大，如有破溃、渗液、出血时预防感染的发生。 2. 评估病人疼痛情况，使用综合干预方法缓解病人疼痛，必要时遵医嘱使用止痛药。 3. 评估病人面瘫程度及有无张口受限，根据日常习惯及疾病情况为其制订饮食、康复方案。

二、腮腺癌围术期治疗的临床护理

术前护理	1. 协助病人完成相关术前检查：包括肝肾功能、血常规、凝血功能等测定和检查，同时也要做好肺功能、心电图等常规检查。 2. 术前宣教：术前应针对不同病人，采用卡片、手册、多媒体、展板等形式重点介绍麻醉、手术等诊疗事项，以缓解病人焦虑、恐惧情绪。 3. 营养干预：对合并营养风险的病人（NRS2002评分≥3分）制订营养诊疗计划，包括营养评定、营养干预与监测，术前给予高

续表

术前护理	热量、高蛋白、富含纤维素易消化饮食，以提高机体抵抗力。 4. 术前禁食禁饮：排除合并胃排空延迟、胃肠蠕动异常、糖尿病、急诊手术等病人外，目前提倡禁饮时间延后至术前2小时，之前可口服清流质饮料包括清水、糖水、无渣果汁、碳酸类饮料、清茶及黑咖啡（不含奶）等，不包括含乙醇类饮品；禁食时间延后至术前6小时，之前可进食淀粉类固体食物（牛奶等乳制品的胃排空时间与固体食物相当）。术前推荐口服含碳水化合物的饮品，通常在术前10小时饮用12.5%碳水化合物饮品800 mL，术前2小时饮用≤400 mL。 5. 术前常规准备：按头颈外科术前护理要求，做好术前的各种准备工作，如备血、皮肤准备等。 6. 适应性训练：应在术前教会病人有效的咳嗽排痰方法，让病人戒烟及学会在床上进行大小便等。 7. 口腔护理：唾液腺导管口位于口内，若口腔内有感染灶，则需治愈后再行手术，否则可引起伤口延迟愈合及并发症的发生。术前1周，可用复方氯己定漱口液清洗口腔，防止术后口腔感染及腺瘘发生。
术中护理	详见第一章第一节"肿瘤外科治疗的临床护理"相关内容。
术后护理	1. 体位：全麻未完全清醒的病人取平卧位，头偏向一侧，保持呼吸道通畅；意识清醒、生命体征平稳后采取头部抬高位或半卧位，以减轻缝线处张力，有利于手术部位渗血的引流，防止颌面部及颈部水肿，有利于呼吸道及口腔分泌物的排出，以防误咽、误吸。 2. 管道护理：病人术后留置一次性负压吸引器，保持负压引流的通畅，防止引流管受压、打折而阻塞管路。负压引流管护理详见本章第七节"口腔癌（舌癌、牙龈癌、扁桃体癌）的临床护理"相关内容。 3. 伤口护理：术后手术部位加压包扎5~7日，注意观察创口渗血及呼吸情况，如渗血较多或出现呼吸困难（包扎过紧引起），应协助医生及时剪开绷带，给予妥善处理。术后48小时可撤去引流条或负压引流。以后如仍发现手术区积液者，可在穿刺吸出积液后继续加压包扎直至愈合。

续表

术后护理	4. 口腔护理：因使用抑制腺体分泌物药物，可导致口腔黏膜干燥，自洁能力下降，易发生感染。鼓励病人术后多饮水，指导家属做好口腔护理（每日2次），嘱病人按时使用漱口水漱口，张口困难者用注射器抽取生理盐水冲洗口腔，以保持口腔清洁。 5. 饮食护理：进餐前服用抑制唾液分泌的药物；嘱病人术后禁食酸辣等刺激性饮食，减少唾液分泌，有利于伤口愈合；嘱病人多饮水，进食高热量、高蛋白、高维生素、清淡、易消化饮食，将食物放在口腔健侧有利于吞咽；嘱病人术后1个月内不要进食较硬食物及过酸、过辣等刺激性食物；面瘫病人嘱勿进食过烫食物，以免烫伤。 6. 预防张口困难：指导病人做叩齿及弹舌等动作可预防张口困难。叩齿：上下牙齿轻轻叩打，100下/次，3次/d；弹舌：微微张开口，让舌头在口腔内弹动，发出"哒哒"声，通过舌头在口腔内的运动，锻炼其灵活性，预防舌肌发生萎缩而功能退化，且也对周围性面瘫起到锻炼作用。 7. 疼痛护理： (1) 观察病人疼痛情况，包括部位及性质。 (2) 鼓励病人表达疼痛的感受，简单解释切口疼痛的规律。 (3) 术后1~2日内，可指导病人使用自控镇痛泵进行止痛。 8. 并发症护理： (1) 面神经损伤：术后密切观察术区是否肿胀，病人有无口角㖞斜、鼻唇沟变浅，患侧眼睑能否完全闭合，额纹是否消失，如出现以上体征，要做好解释工作，并积极遵嘱予营养神经的药物治疗，必要时应用类固醇激素，因其可降低局部组织毛细血管通透性，减轻组织浸润和水肿。 (2) 皮下积液及涎瘘：通常在术后1周左右出现，主要原因是残留腺体缝扎不彻底所致。临床表现为伤口周围有波动，用注射器穿刺有清亮液体抽出或渗出，局部无红肿热痛。负压引流管一般放置5~7日，引流液颜色变浅、量减少至15 mL左右即可拔管，拔管后再行加压包扎数日。严格注意饮食，饮食宜清淡，忌酸、

续表

术后护理	辣、味精等刺激性食物。涎瘘者餐前 30 分钟给阿托品口服或肌内注射（以下简称肌注），以抑制腺体分泌；对于长久不愈者建议行放疗使残余腺体萎缩。 （3）味觉出汗综合征（又称耳颞神经综合征或称 Frey 综合征）：常于术后数周至数个月发病，主要原因是被手术切除的分布于腮腺的副交感神经纤维和分布于汗腺的交感纤维发生错位再生联合。当咀嚼食物刺激唾液分泌时，在患侧耳前下方皮肤出现出汗和潮红、发热现象，停止进食后，现象自动消退。医护人员应主动向病人耐心细致地进行心理辅导，使病人对此现象有正确认识，以稳定情绪，同时予正确的饮食指导。 （4）腮腺肿瘤术后面瘫： 1）告知病人术后注意保暖，防止面部受寒。 2）每日给予局部热敷、肌肉按摩，以促进局部血液循环。 3）使用血管扩张剂、神经营养剂等可增加面神经周围微血管的供血，改善局部微循环，如维生素 B、神经生长因子、甲钴胺等神经营养剂。 4）注意保护眼睛，以防引起暴露性结膜炎，特别是要防止结膜损伤。入睡后应以眼罩掩盖患侧的眼睛或涂药膏保护眼睛，不宜让风吹眼睛或持续用眼，减少户外活动。 5）面瘫局部可进行理疗，同时可让病人配合进行肌肉功能训练，如练习皱眉、鼓气、眨眼等，6~14 日面神经功能均可恢复；出院后 3~6 个月，症状没有明显好转时，应及时复诊，必要时可行面瘫矫正术。

三、腮腺癌围化疗期的临床护理

临床护理	化疗对腮腺肿瘤治疗的效果不好，仅作为综合辅助治疗手段之一，化学治疗专科护理详见第一章第三节"肿瘤化学治疗的临床护理"。

四、腮腺癌围放疗期的临床护理

放疗见本章第一节"幕上肿瘤的临床护理"相关内容。

五、疾病随访

疾病随访	1. 生活指导：告知病人出院后要保护好切口，保持切口皮肤的清洁、干燥。出院后要禁食酸、辣等刺激性食物，减少唾液的分泌，要进食易消化、高营养、清淡的食物，养成良好的口腔卫生习惯，保持良好的心态。 2. 疾病知识指导： （1）定期复查：嘱病人定期复查，有不适随诊。告知复查的重要性，复查时可随时了解病人伤口愈合的情况，有无肿瘤复发、淋巴结的转移及远处转移。告知病人出院后1个月、3个月、6个月、12个月定期复查。 （2）并发症的观察：部分并发面神经麻痹症状，告知病人局部热敷或以轻柔、缓慢的手法进行面部按摩治疗。术后3个月左右如果出现味觉出汗综合征，告知病人此病仅造成感觉不适。

第十节 肺癌的临床护理

一、肺癌专科体征和护理要点

专科体征	1. 咳嗽、咳痰：持续咳嗽或咳嗽加重，尤其是痰中带血。 2. 呼吸困难或气短，轻度活动后也会感到气紧。 3. 胸痛：胸部疼痛或不适，甚至向肩膀或背部放射。 4. 声音变化：声音嘶哑或变得沙哑。 5. 骨痛或骨折：出现骨痛或骨折，尤其是在骨骼出现转移的情况下。
护理要点	1. 指导病人有效咳嗽、排痰，落实序贯氧疗。 2. 渐进式呼吸功能训练、提升活动耐力。 3. 预防及控制肺部感染，确保呼吸道通畅。 4. 健康教育，提升病人症状自我监测及管理。 5. 管理全肺切除病人体位、容量，观察其气管位置等。

二、肺癌围术期的临床护理

术前护理	1. 心理指导：详见第一章第一节"肿瘤外科治疗的临床护理"相关内容。 2. 营养干预：NRS2002评分≥3分，术前给予高热量、高蛋白、富含纤维素易消化饮食，以提高机体抵抗力，针对存在营养不良、贫血、水及电解质失调的病人予以纠正。 3. 手术耐受性评估：术前评估病人心肺功能，推荐使用心电图和肺功能检查。 4. 术前呼吸道准备：①戒烟，术前应戒烟2周，控制肺部感染，使用糜蛋白酶化痰等预防术后呼吸道并发症。②深呼吸运动，指导病人进行腹式呼吸训练。③指导病人有效咳嗽，对于痰液黏稠者，可采用雾化吸入或服用药物使痰液稀薄，利于咳出。 5. 术前消化道准备：术前禁食6小时、禁饮2小时，在术前2小时可饮用清淡饮料，不必建立术前灌肠。 6. 健康宣教：指导麻醉、手术等诊疗事项，以提高病人及家属依从性。 7. 协助病人完成相关术前检查。

续表

术中护理	详见第一章第一节"肿瘤外科治疗的临床护理"。
术后护理	1. 病情观察：观察生命体征、尿量及伤口敷料等情况，记录24小时出入量，监测实验室检查指标等。 2. 胸腔闭式引流护理：观察胸腔引流管有无折叠、扭曲、脱出的情况，妥善固定引流管并保持通畅，引流瓶低于胸壁引流口平面60~100 cm；观察胸腔引流颜色、量、性质，有利于及时发现出血及食管吻合口瘘发生，并采取正确的处理措施。若胸腔渗液量少时（24小时＜50 mL），术后2~3日可拔除胸腔闭式引流，拔管后注意观察病人呼吸情况，局部是否有出血、皮下气肿、漏气等异常情况。 3. 呼吸道护理：保持呼吸道通畅，协助咳嗽排痰，必要时经支气管纤支镜吸痰。 4. 体位与活动： (1) 全麻清醒且病情稳定者取半坐卧位；肺段、肺叶或楔形切除者，取健侧卧位，如呼吸功能较差则取半卧位；全肺切除术者，避免过度侧卧位，可取1/4患侧卧位；咯血或支气管瘘者，取患侧卧位。 (2) 协助床上活动和早期下床：在病人麻醉清醒后，鼓励病人在床上进行四肢活动和翻身活动，以避免长时间卧床不动。术后第1日下床活动，如站立、行走等。 5. 饮食与营养： (1) 术后病人麻醉清醒后即可少量饮水，术后6小时可进流质、半流质饮食，逐渐过渡到软食、普食。 (2) 控制输液量和速度，防止肺水肿。全肺切除术后应控制钠盐摄入，24小时补液量控制在1 500~2 000 mL内，输液速度控制在20~40滴/min。 6. 疼痛护理：详见第一章第一节"肿瘤外科治疗临床护理"相关内容。 7. 并发症护理： (1) 呼吸系统并发症的预防及护理：常见并发症包括肺炎、肺不张、低氧血症、呼吸功能衰竭。①术后72小时内加强呼吸道监测

续表

术后护理	和护理。②充分供氧及保持呼吸道通畅。③术后合理镇痛。④定时雾化吸入，鼓励病人床上活动，促进余肺膨胀，协助进行有效的咳嗽、咳痰，必要时行纤维支气管镜及气管切开吸痰。⑤常规应用有效抗生素，控制静脉输液量及速度，预防肺水肿的发生。 （2）心血管并发症的预防及护理：①观察血氧饱和度及心电图变化，对于出现心律失常者应相应地给予镇静剂、小剂量β受体阻滞剂、强心剂及利尿剂等对症处理。②控制输液量及速度，以减少心脏的应激反应。 （3）胸腔出血的护理：术后出血的症状包括心动过速、低血压、引流增多等。①观察病人有无血压下降、脉搏细速、四肢湿冷和肢端发绀，以及精神烦躁等早期低血容量性休克征象。②如术后每小时血性引流液在200 mL以上并持续3小时以上，则提示有胸腔活动性出血的可能，应通知医生处理，并做好再次开胸手术止血的准备。③根据病人术中失血量及引流量及时有效地为病人输血。④保暖。

三、肺癌放射治疗的临床护理

放疗前护理	1. 肺癌放疗包括根治性放疗、姑息放疗、辅助放疗和预防性放疗等，临床常规采用三维适形放疗、强调放疗（IMRT），IMRT能降低高级别放射性肺炎的发生，可减少不良反应。放疗前，需充分评估病情，取得病人及家属配合，讲解放疗相关知识。 2. 放疗前的临床护理详见第一章第二节"肿瘤放射治疗的临床护理"相关内容。
放疗中护理	1. 营养支持：动态评估营养状况，协助营养师为病人制订针对性的饮食方案，激发食欲，从而改善营养状况。 2. 功能锻炼：指导病人进行呼吸功能锻炼。 3. 并发症护理： （1）放射性食管炎、放射性肺炎、放射性心肌炎、皮肤反应、血常规改变、肿瘤溶解等相关放射并发症的观察及处理详见第一章第二节"肿瘤放射治疗的临床护理"相关内容。

续表

放疗中护理	(2) 咯血：抢救物品、药品完好备用；保持呼吸道通畅，去枕平卧位，头偏向一侧，氧气吸入；建立静脉通道补充血容量，必要时止血，使用止血药物等；观察并记录神志、尿量、出血量，监测生命体征。
放疗后护理	1. 预防着凉，避免感冒，防止诱发放射性肺炎。病人出院后有发热、咳嗽、胸闷等症状应及时就医。 2. 坚持呼吸功能锻炼。根据身体情况适当运动。 3. 定期复查、随访。一般在放疗结束后 1 个月进行第 1 次复查，以后 1 年内每 3 个月随访 1 次，2 年后 3~6 个月随访 1 次，其间有任何不适，及时就诊。

四、肺癌围化学治疗的临床护理

化疗前护理	1. 化疗前的临床护理详见第一章第三节"肿瘤化学治疗的临床护理"相关内容。 2. 化疗分为新辅助化疗、辅助化疗、姑息化疗。 3. 化疗前明确肿瘤分期分型，充分考虑病人体力状况、不良反应、生活质量及意愿，避免治疗过度或治疗不足。 4. 常用化疗方案： (1) 非小细胞肺癌（NSCLC）常见一线化疗方案有：长春瑞滨+顺铂（NP方案）、紫杉醇+铂类（TP方案）、吉西他滨+顺铂（GP方案）、多西他赛+铂类（DP方案）、培美曲塞二钠+铂类（PP方案）等。 (2) 小细胞肺癌（SCLC）常见化疗方案有：依托泊苷+顺铂（EP方案）、伊立替康+顺铂（IP方案）等。 5. 根据不同的化疗方案，给予相应的预处理措施。 6. 化疗前，评估中心静脉导管功能正常。
化疗中护理	1. 化疗中的临床护理详见第一章第三节"肿瘤化学治疗的临床护理"相关内容。 2. 培美曲塞二钠 10 分钟输注完成，每 3 周重复输注 1 次；治疗过程中需补充叶酸和维生素 B_{12}，以减轻骨髓抑制和胃肠道不良反应。

续表

化疗中护理	3. 铂类药物需避光输注，顺铂因含贵金属，对肾功能影响较大，给予大量输液保护肾功能，同时鼓励病人多饮水，每日 2 000～3 000 mL，嘱病人多在白天饮水，避免夜间小便多影响睡眠，重点观察病人的尿量＞3 000 mL/d，告知一旦发现尿量减少及时通知医护人员。输注奥沙利铂时，应告知病人在输注开始到以后的 10 日左右要注意保暖，建议戴手套，水果用热水浸泡加热后食用，勿吸入冷空气，预防低温诱发喉痉挛。 4. 紫杉醇类化疗药物，常见不良反应为过敏反应，用药后 10 分钟内易发生，多表现为低血压、呼吸困难、荨麻疹。使用前均须进行预处理，治疗前 12 小时及 6 小时口服糖皮质激素（如地塞米松）、治疗前 30～60 分钟肌注苯海拉明、静脉滴注西咪替丁，以预防过敏反应和体液潴留，使用过程中要予以心电监护，监测生命体征。紫杉醇输注过程中使用非聚氯乙烯材料且带有过滤器（孔径0.22 μm）的输液器输注，输注时间 3～5 小时。紫杉醇酯质体使用符合国家标准的输液器输液，输注时间 3 小时。 5. 联合用药时，注意输注顺序，先输注紫杉醇，再输注顺铂。
化疗后护理	1. 指导病人加强对药物不良反应的自我检测和管理，出现并发症时及时就医、尽早处理。顺铂主要不良反应包括肾毒性、耳毒性、神经毒性、胃肠道反应、骨髓抑制，鼓励病人进食清淡易消化饮食，避免辛辣刺激食物，减轻恶性呕吐症状；伊立替康不良反应包括急性/迟发性腹泻，腹泻时使用高剂量的盐酸洛哌丁胺胶囊（易蒙停）处理，乙酰胆碱能症状用硫酸阿托品治疗；依托泊苷主要不良反应包括直立性低血压；紫杉醇不良反应主要包括过敏反应、骨髓抑制、神经毒性、关节及肌肉痛。 2. 定期随访：实施出院及居家康复指导，嘱定期复查。

五、肺癌靶向治疗的临床护理

靶向治疗前护理	1. 讲解靶向治疗相关知识，做好心理支持。 2. 靶向药物使用前的临床护理详见第一章第五节"肿瘤免疫治疗的临床护理"相关内容。 3. 口服靶向药物，需详细讲解用药时间及频率、是否空腹或饭后用药、靶向药与其他常用药物的相互作用等，提高用药依从性。静脉输注靶向药时，需选择粗、直血管进行留置针穿刺，优选中心静脉；需做好输注前处理。 4. 指导病人用药期间的症状监测，禁烟禁酒。
靶向治疗中护理	1. 靶向药物治疗中的临床护理详见第一章第四节"肿瘤分子靶向治疗的临床护理"相关内容。 2. 常用靶向治疗药物一代：吉非替尼（易瑞沙）、厄洛替尼（特罗凯）、埃克替尼；二代：阿法替尼、达可替尼；三代：奥希替尼、阿美替尼、伏美替尼等。 3. 常见副作用：胸部及面部痤疮样皮疹，出现皮疹后指导病人保持皮肤清洁、勿搔抓，温水清洁皮肤，注意防晒。腹泻、口腔溃疡、食欲不振；出现进行性加重的肺部症状时应警惕发生间质性肺炎。
靶向治疗后护理	1. 指导病人加强对药物不良反应的自我监测与管理。 2. 定期随访：行出院及居家康复指导，定期复查血常规、生化、胸片、心电图等，如有异常及时告知医务人员。嘱病人遵医嘱定期行下1个疗程治疗。

六、肺癌免疫治疗的临床护理

免疫治疗前护理	1. 讲解免疫治疗相关知识，做好心理支持及健康教育。 2. 免疫药物使用前的临床护理详见第一章第五节"肿瘤免疫治疗的临床护理"相关内容。 3. 免疫药物输注多选择中心静脉导管或静脉留置针输入。 4. 免疫药物输注前确认静脉通路功能正常、预处理已完成。

续表

免疫治疗中护理	常用免疫治疗药物有纳武利尤单抗、帕博利珠单抗、卡瑞利珠单抗、替雷利珠单抗、信迪利单抗等。 1. 纳武利尤单抗： 输注注意事项：在2~8℃避光贮存，不可冷冻；60分钟内静脉输注，不得采用静脉注射或单次快速静脉注射给药；输注时所采用的输液器必须配有1个无菌、无热原、低蛋白结合的输液管过滤器（孔径0.2~1.2 μm）；可采用10 mg/mL溶液直接输注，或采用0.9％氯化钠注射液或5％葡萄糖注射液稀释，浓度可低至1 mg/mL。 2. 帕博利珠单抗： 输注注意事项：药物现配现用，若不能立即使用，可在2~8℃保存24小时；输注选择较长、直的表浅静脉，或选择中心静脉导管输注；选择配有1个无菌、无热原、低蛋白结合的0.2~5 μm过滤器的输液器进行静脉输注；输注时间至少30分钟。 3. 输液相关反应：输注过程中，持续心电监护。对轻度或中度输注相关反应暂停或减慢输注速率；重度或危及生命输液相关反应停止输注和永久终止。 4. 最常见的不良反应是免疫相关皮肤反应，Ⅰ级皮疹一般性宣教，Ⅱ级皮疹抗感染治疗，Ⅲ~Ⅳ级皮疹需局部治疗或全身治疗。
免疫治疗后护理	1. 常见并发症观察，必要时及时就医。 2. 定期随访。

参考文献

[1] 李乐之，路潜. 外科护理学［M］. 7版. 北京：人民卫生出版社，2021.
[2] 尤黎明，吴瑛. 内科护理学［M］. 6版. 北京：人民卫生出版社，2017.
[3] 李秀华. 肿瘤专科护理［M］. 北京：人民卫生出版社，2017.

[4] 王国蓉,皮远萍.肿瘤专科护理与循证实践[M].北京:人民卫生出版社,2016.

[5] 朱玲玲,王艇,伍娟,等.2023年第3版《NCCN肿瘤临床实践指南:非小细胞肺癌》更新解读[J].中国肺癌杂志,2023,26(6):407-415.

[6] 王蕾,惠臣,张巧焕.健康教育联合疼痛护理在肺癌患者围手术期护理中的应用效果[J].临床医学研究与实践,2022,7(20):156-159.

[7] 魏蕾.微创肺癌切除术围手术期护理采用快速康复外科干预的临床应用效果[J].黑龙江医学,2023,47(19):2400-2402.

[8] 张晓阳,蔡秋雅,阎小芳.癌痛护理对肺癌患者术后疼痛程度及睡眠质量的影响[J].世界睡眠医学杂志,2023,10(6):1390-1392.

[9] 中华医学会放射肿瘤治疗学分会,中国医师协会放射肿瘤治疗医师分会,中国抗癌协会放射治疗专业委员会,等.中国非小细胞肺癌放射治疗临床指南(2020版)[J].中华放射肿瘤学杂志,2020,29(8):599-607.

[10] 任玉芳,向玉云,唐清,等.外用皮质类固醇预防放射性皮炎效果的meta分析[J].重庆医学,2023,52(2):256-261,276.

[11] 重庆市医学会肿瘤学分会化疗学组.肺癌化疗原则专家共识[J].中国医院用药评价与分析,2022,22(12):1428-1438.

[12] 叶艳欣,秦岚,骆佳慧,等.肺癌患者化疗相关症状群的发生现状及影响因素分析[J].中华护理杂志,2023,58(18):2230-2238.

[13] 洪少东,张力.肺癌靶向治疗新进展及展望[J].中国癌症杂志,2020,30(10):733-743.

[14] 中国抗癌协会肿瘤精准治疗专业委员会,中华医学会杂志社肺癌研究协作组.驱动基因阳性晚期非小细胞肺癌免疫治疗专家共识(2023版)[J].中华肿瘤杂志,2023,45(9):717-740.

第十一节 食管癌的临床护理

一、食管癌专科体征和护理要点

专科体征	1. 哽噎感及异物感：由于食管狭窄或异常蠕动所致。 2. 胸骨后灼烧感：由于肿瘤外侵引起食管周围炎、纵隔炎所致。 3. 持续胸痛、背痛：肿瘤累及邻近器官、神经及椎旁组织所致。常表现为钝痛、隐痛或烧灼痛、刺痛，可伴有沉重感。 4. 声音嘶哑：当肿瘤直接侵犯或转移灶压迫喉返神经时出现声音麻痹，导致声音嘶哑。 5. 进行性吞咽困难：食管癌最典型的症状，开始只是难以吞咽固体食物，随着病情的发展，逐渐连饮水都变得困难。 6. 体重下降及恶病质：因长期吞咽困难，引起营养不良，体重明显下降，严重消瘦。
护理要点	1. 指导病人有效咳嗽、排痰，落实序贯氧疗。 2. 渐进式呼吸功能训练、提升活动耐力。 3. 预防及控制肺部感染，确保呼吸道通畅。 4. 健康教育，提升病人症状自我监测及管理。 5. 营养评定及饮食指导。 6. 鼻胃管留置期间，防止非计划拔管发生。 7. 预防病人吻合口瘘及乳糜胸发生。

二、食管癌围术期的临床护理

术前护理	1. 心理指导：详见第一章第一节"肿瘤外科治疗的临床护理"相关内容。 2. 营养干预：术前应保证病人营养素的摄入及水、电解质的纠正，改善营养状况，增强机体耐受力。如果病人存在以下情况之一，即6个月内体重减轻≥10%、BMI≤18.5 kg/m^{2}以及SGA评分C级或无肝肾功能障碍情况下人血白蛋白含量低于30 g/L，术前应该进行7~14日的营养治疗。对于能进食病人，应给予高蛋白、高热量、高维生素的流质或半流质饮食。对于不能进食病人应静脉补充高热量、水分、电解质。低蛋白血症的病人，应补充人血白蛋白。

续表

术前护理	3. 手术耐受性评估：术前评估病人心肺功能，推荐使用心电图和肺功能检查。 4. 术前呼吸道准备：①戒烟，术前应戒烟2周，控制肺部感染，使用糜蛋白酶化痰等预防术后呼吸道并发症。②深呼吸运动，指导病人进行腹式呼吸训练。③指导病人有效咳嗽，对于痰液黏稠者，可采用雾化吸入或服用药物使痰液稀薄，利于咳出。 5. 术前消化道准备：进食后有滞留者，术前3日服用温生理盐水冲洗食管1~2次/d；术前晚口服肠道清洗液，排空粪便；术前1日备皮、备血等。术前12小时禁食、6小时禁水。 6. 健康宣教：指导麻醉、手术等诊疗事项，以提高病人及家属依从性。 7. 协助病人完成相关术前检查。
术中护理	详见第一章第一节"肿瘤外科治疗的临床护理"。
术后护理	1. 病情观察：生命体征、尿量及伤口敷料等情况，记录24小时出入量，监测实验室检查指标等。 2. 管道管理：观察引流管标识、引流液体量及颜色、引流管是否通畅、伤口是否出血等，一旦出现异常状况，第一时间通知医生进行处理。 （1）胃肠管护理：术后持续胃肠减压，避免胃过度膨胀压迫肺部，影响呼吸功能；持续胃肠减压减少吻合口张力，有助于吻合口愈合；必要时生理盐水冲洗，避免胃管被黏液、血块堵塞。 （2）胸腔闭式引流护理：详见本章第一节"幕上肿瘤的临床护理"相关内容。 （3）留置导尿管护理：鼓励病人多饮水，加强自然尿路冲洗，尿量排放>2 000 mL/d，避免感染。保持会阴部清洁，留置尿管期间，可用0.05%聚维酮碘棉球清洁尿道外口，拔管后即让病人排尿，减少膀胱内尿液反流。 3. 呼吸道护理：保持呼吸道通畅，协助咳嗽排痰，必要时经支气管纤支镜吸痰。

续表

术后护理	4. 体位与活动：全麻清醒且病情稳定者取半坐卧位；在病人麻醉清醒后，鼓励病人在床上进行四肢活动和翻身活动，以避免长时间卧床不动。术后第 1 日下床活动，如站立、行走等。 5. 口腔护理：禁食期间应早晚刷牙，勤漱口，每日 3 次，保证口腔湿润度和清洁卫生。 6. 饮食及营养：禁食期间，可给予肠外营养支持；待病人病情稳定，应尽早启动肠内营养；拔除胃肠管后，应尽早给予病人经口进食，可先少量饮水，再开始进食流质，逐步过渡到半流食及普食，进易消化高蛋白饮食，遵循少食多餐原则，逐渐增加进食量。 7. 疼痛护理：详见第一章第一节"外科治疗的临床护理"相关内容。 8. 并发症护理： （1）吻合口瘘：吻合口瘘一般发生在术后 5~10 日，为术后最严重的并发症。一旦发生吻合口瘘，应立即停止进食。严密观察有无脉搏增快、呼吸困难、高热、胸部剧痛等症状，口服亚甲蓝来判断吻合口状况，出现吻合口瘘可行胸膜腔引流，放置瘘口引流管减压引流，补充足够的营养，选择敏感的抗生素，伤口局部采用生理盐水内加甲硝唑或丁胺卡那换药，减轻伤口水肿，促进愈合。 （2）肺部感染：主要原因是排痰不畅所导致，采用体位引流，呼吸道湿化法，有效咳嗽，合理选用抗生素预防感染，适时吸痰。 （3）乳糜胸：如病人出现胸闷、气急、心悸，甚至血压下降、胸腔引流液浑浊呈乳白色，考虑发生乳糜胸可能。应禁食、行肠外营养支持；观察记录引流情况、保持引流通畅；需要行胸导管结扎术者，积极配合完善术前准备。

三、食管癌放射治疗的临床护理

放疗前护理	1. 放射治疗对初诊不宜手术的病人或需先辅助放化疗治疗后再行手术的病人而言，显得尤为重要。放疗前，需充分评估病情，取得病人及家属配合，讲解放疗相关知识。 2. 放疗前的临床护理详见第一章第二节"肿瘤放射治疗的临床护理"相关内容。

续表

放疗中护理	1. 放疗期间应注意保暖，预防感冒，由于射线对气管及支气管的刺激，可出现频发性干咳。咳嗽剧烈伴胸痛，应给予镇咳药物，并行超声雾化吸入。 2. 放疗中的临床护理详见第一章第二节"肿瘤放射治疗的临床护理"相关内容。 3. 饮食护理：避免进硬食，宜进高热量、高优质蛋白、高维生素及低脂肪等清淡软食或半流食，有条件的病人可推荐 ONS。进食后保持坐位或半卧位 1~2 小时，尽量减少因体位原因的反流性食管炎；进食后饮温开水冲洗食管；做好静脉补液、抗炎、激素、抑酸处理等用药护理；必要时暂停放疗。 4. 放疗副作用的观察： （1）放射性食管炎、放射性肺炎、放射性心肌炎、皮肤反应、血常规改变等相关放射并发症的观察及处理详见第一章第二节"肿瘤放射治疗的临床护理"相关内容。 （2）上消化道出血：一旦发生呕血、黑便等上消化道出血症状，应立即取去枕平卧位，头偏向一侧，保持呼吸道通畅，予氧气吸入；建立静脉通道补充血容量，必要时合血，使用止血药物等；观察并记录神志、尿量、出血量，监测生命体征。 （3）食管瘘：观察是否有突发进食呛咳、发热、心率加快、胸背部疼痛或原有疼痛加重等症状；若出现食管瘘，应立即禁食、禁饮；根据实际情况选择胃造瘘、肠内营养、食管覆膜支架置入以及静脉营养支持治疗；做好病人及家属的心理护理。 （4）其他副作用的护理：如出现高热、呼吸困难、低头麻木感、手足麻痹等症状，应及时处理，遵医嘱决定是否继续放疗；当出现心功能不全或严重血液循环障碍时立即停止放疗，及时处理。
放疗后护理	1. 营养评估及护理：动态监测体重变化，关注进食情况。对于进食困难者可给予肠内和/或肠外营养支持治疗；肠内营养支持治疗：遵医嘱安置鼻胃管、鼻肠管或行经皮内镜下胃空肠造瘘术。必要时可经外周输注静脉高价营养。

续表

放疗后护理	2. 指导病人进行颈部、呼吸功能锻炼。 3. 病人出院后有发热、咳嗽胸闷等症状应及时就医。 4. 定期复查及随访。

四、食管癌围化学治疗期的临床护理

化疗前护理	1. 化疗前的临床护理详见第一章第三节"肿瘤化学治疗的临床护理"相关内容。 2. 化疗分为新辅助化疗、辅助化疗、姑息化疗。 3. 化疗前明确肿瘤分期分型，充分考虑病人体力状况、不良反应、生活质量及意愿，避免治疗过度或治疗不足。 4. 常用化疗方案：奥沙利铂＋氟尿嘧啶类（腺癌）；奥沙利铂＋氟尿嘧啶＋亚叶酸钙＋多西他赛（PLOT）（腺癌）；顺铂＋氟尿嘧啶（腺癌）；顺铂＋氟尿嘧啶＋多西他赛（鳞癌）；顺铂＋紫杉醇（鳞癌）。 5. 根据不同的化疗方案，给予相应的预处理措施。 6. 化疗前，评估中心静脉导管功能正常。
化疗中护理	化疗中的临床护理详见第一章第三节"肿瘤化学治疗的临床护理"相关内容。
化疗后护理	化疗后的临床护理详见第一章第三节"肿瘤化学治疗的临床护理"相关内容。

五、食管癌靶向治疗的临床护理

靶向治疗前护理	1. 讲解靶向治疗相关知识，做好心理支持。 2. 靶向药物使用前的临床护理详见第一章第四节"肿瘤分子靶向治疗的临床护理"相关内容。 3. 静脉输注靶向药物时，需选择粗、直血管进行留置针穿刺，优选中心静脉；需做好输注前处理。 4. 指导病人用药期间的症状监测，禁烟禁酒。

续表

靶向治疗中护理	1. 靶向药物治疗中的临床护理详见第一章第四节"肿瘤分子靶向治疗的临床护理"相关内容。 2. 常用靶向治疗药物：曲妥珠单抗（赫赛汀）、雷莫芦单抗。 （1）曲妥珠单抗： 输注注意事项：初次负荷剂量：建议初次负荷量为 4 mg/kg，90 分钟内静脉输入。应观察病人是否出现发热、寒战或其他输注相关症状。停止输注可控制这些症状，待症状消失后可继续输注。 维持剂量：建议每周用量为 2 mg/kg。如初次负荷量可耐受，则此剂量可于 30 分钟内输完。请勿静脉推注或静脉冲入。 （2）雷莫芦单抗： 输注注意事项：每次静脉滴注前应给予 H_1 受体拮抗剂（如苯海拉明），对于出现1级或2级输液反应者，降低静脉滴注速度50%，在下次静脉滴注前应另外给予地塞米松和对乙酰氨基酚；出现3级或4级输液反应者，应永久停药。如尿蛋白≥2 g/24 h，应暂停用药；尿蛋白降低至 3 g/24 h 者或发生肾病综合征者，应永久停药。 3. 常见副作用：第1次输注本药时，约40%的病人会出现包括寒战和/或发热等的症候群。这些症状一般为轻或中度，很少需停用，可用解热镇痛药如对乙酰氨基酚或抗组胺药如苯海拉明治疗。其他症状和/或体征包括：恶心、呕吐、疼痛、寒战、头痛、眩晕、呼吸困难、低血压、皮疹和乏力、腹泻等。
靶向治疗后护理	1. 指导病人加强对药物不良反应的自我监测与管理。 2. 定期随访：行出院及居家康复指导，定期复查血常规、生化、胸片、心电图等，如有异常及时告知医务人员。嘱病人遵医嘱定期行下1个疗程治疗。

六、食管癌免疫治疗的临床护理

免疫治疗前护理	1. 讲解免疫治疗相关知识，做好心理支持及健康教育。 2. 免疫药物使用前的临床护理详见第一章第五节"肿瘤免疫治疗的临床护理"相关内容。 3. 免疫药物输注多选择中心静脉导管或静脉留置针输入。 4. 免疫药物输注前确认静脉通路功能正常、预处理已完成。

续表

免疫治疗中护理	1. 免疫治疗中的临床护理详见第一章第五节"肿瘤免疫治疗的临床护理"相关内容。 2. 食管癌免疫治疗的常用药物有纳武利尤单抗、帕博利珠单抗、信迪利单抗、替雷利珠单抗、卡瑞利珠单抗、特瑞普利单抗等。 3. 免疫药物输注要求详见第一章第五节"肿瘤免疫治疗的临床护理"相关内容。
免疫治疗后护理	1. 指导病人加强对药物不良反应的自我监测与管理。 2. 定期随访：行出院及居家康复指导，定期复查血常规、生化、胸片、心电图等，如有异常及时告知医务人员。嘱病人遵医嘱定期行下 1 个疗程治疗。

七、食管癌随访

目的		Ⅰ级推荐	Ⅱ级推荐	Ⅲ级推荐
Ⅰ期食管癌内镜术后	随访频率		内镜切除术后第 1~2 年：每 3~6 个月复查 1 次；第 3~5 年：每 6~12 个月复查 1 次；若无残留复发，此后每年复查 1 次。	
	随访内容	1. 病史及体格检查。 2. （颈）胸、腹部增强 CT 扫描。 3. 颈部超声。 4. 内镜检查、碘染色及活检。	超声内镜、PET/CT、HER2 检测。	
食管癌 R0 切除术后/食管癌放化疗后	随访频率		术后/放化疗后第 1~2 年：每 3~6 个月复查 1 次；第 3~5 年：每 6 个月复查 1 次；第 5 年后每年复查 1 次。	

续表

目的	Ⅰ级推荐	Ⅱ级推荐	Ⅲ级推荐
食管癌R0切除术后/食管癌放化疗后 随访内容	1. 病史及体格检查。 2. 上消化道造影。 3. （颈）胸、腹部增强CT扫描。 3. 颈部超声。 4. 内镜检查。	1. （颈）胸、腹部增强CT扫描。 2. 颈部超声。 3. 腹部超声。	PET/CT

参考文献

[1] 李乐之，路潜. 外科护理学[M]. 7版. 北京：人民卫生出版社，2021.

[2] 尤黎明，吴瑛. 内科护理学[M]. 6版. 北京：人民卫生出版社，2017.

[3] 徐波，陆宇晗. 中华护理学会专科护士培训教材肿瘤专科护理[M]. 北京：人民卫生出版社，2018.

[4] 国家癌症中心，中国医师协会胸外科医师分会，中华医学会胸心血管外科学分会，等. 中国可切除食管癌围术期诊疗实践指南（2023版）[J]. 中华消化外科杂志，2023，22（11）：1272-1290.

[5] 中国医师协会放射肿瘤治疗医师分会，中华医学会放射肿瘤治疗学分会，中国抗癌协会肿瘤放射治疗专业委员会. 中国食管癌放射治疗指南（2022年版）[J]. 国际肿瘤学杂志，2022，49（11）：641-657.

[6] 杨从容，王军，袁双虎. 放射性食管炎的预防与治疗临床实践指南[J]. 中华肿瘤防治杂志，2023，30（6）：324-332.

[7] 高莉，沈春华，姚美华，等. 食管癌放疗患者放射性食管炎发生危险因素与防控护理[J]. 护理实践与研究，2020，17（15）：29-31.

[8] 中国抗癌协会肿瘤放射治疗专业委员会，中华医学会放射肿瘤治疗学分会，中国医师协会放射肿瘤治疗医师分会. 食管癌放疗联合免疫治疗专家共识（2023年版）[J]. 中华放射医学与防护杂志，2023，43（8）：575-587.

[9] 钟懋昕. 食管癌免疫检查点抑制剂单药及联合治疗的研究进展[J]. 中国肿瘤临床，2020，47（20）：1070-1075.

第十二节 纵隔肿瘤的临床护理

一、纵隔肿瘤专科体征和护理要点

专科体征	部分病例可无明显临床症状，体积较大的肿瘤因其压迫或侵犯纵隔内的重要脏器而产生相应的临床症状： 1. 压迫气管则有气促、干咳。 2. 压迫食管可引起吞咽困难。 3. 压迫上腔静脉导致面部、颈部和上胸部水肿及静脉怒张。 4. 压迫神经可有膈肌麻痹、声音嘶哑、肋间神经痛及交感神经受压征象。
护理要点	1. 重症肌无力监测及管理。 2. 病人液体管理及心功能监测。 3. 有效咳嗽、排痰，确保呼吸道通畅。 4. 肺康复训练。

二、纵隔肿瘤围术期的临床护理

术前护理	1. 心理指导：详见第一章第一节"肿瘤外科治疗的临床护理"相关内容。 2. 营养干预：NRS2002 评分≥3 分，术前给予高热量、高蛋白、富含纤维素、易消化饮食，以提高机体抵抗力，存在营养不良、贫血、水及电解质失调者予以纠正。 3. 术前呼吸道准备：①戒烟，术前应戒烟 2 周，控制肺部感染，使用糜蛋白酶化痰等预防术后呼吸道并发症。②深呼吸运动，指导病人进行腹式呼吸训练。③指导病人有效咳嗽，对于痰液黏稠者，可采用雾化吸入或服用药物使痰液稀薄，利于咳出。 4. 术前消化道准备：术前禁食 6 小时、禁饮 2 小时，在术前 2 小时可饮用清淡饮料，不必建立术前灌肠。 5. 健康宣教：指导麻醉、手术等诊疗事项，以提高病人及家属依从性。 6. 协助病人完成相关术前检查。

续表

术中护理	详见第一章第一节"肿瘤外科治疗的临床护理"相关内容。
术后护理	1. 术后体位与活动：麻醉未清醒时，去枕平卧 6 小时，头偏向一侧；麻醉清醒后取 30°～45°半卧位或侧卧位，定时协助翻身；术后当日可床上适量活动四肢；术后第 1 日起，根据病人情况从床上坐、增加肢体活动，逐渐到床边坐、下床活动，循序渐进。 2. 病情观察：观察病人生命体征、尿量及伤口敷料情况。 3. 胸腔闭式引流的护理： （1）保持管道密闭性：引流管周围予纱布覆盖，确保引流装置密闭且固定。水封瓶长玻璃管没入水中 3～4 cm，始终保持直立，更换引流瓶或搬动病人时，先夹闭引流管，防止空气进入。 （2）严格无菌操作，防止逆行感染：保持引流装置无菌，引流瓶低于胸壁引流口平面 60～100 cm。 （3）观察引流，保持通畅：观察并记录引流液的量、颜色和性状，防止受压、扭曲和阻塞；观察水柱波动（正常 4～6 cm）情况，有无气体引出；病人半卧位，鼓励深呼吸、咳嗽、咳痰，促进肺扩张。 4. 疼痛护理：详见第一章第一节"外科治疗的临床护理"相关内容。 5. 并发症预防及处理： （1）出血：若持续 2 小时引流液超过 200 mL，伴血压下降、脉搏增快、躁动、尿量减少等症状，可能有活动性出血，及时报告医生配合处理。 （2）肺炎和肺不张：部分病人因咳嗽无力，导致分泌物滞留堵塞支气管，引起肺炎、肺不张。所以术后应鼓励病人咳嗽排痰，痰液黏稠给予雾化吸入，必要时行鼻导管深部吸痰或协助医生行支气管镜吸痰，病情重时可行气管切开，以确保呼吸道通畅。 6. 术后饮食：术后早期经口进食、饮水可促进肠道功能恢复。 7. 出院指导：行出院健康教育及居家康复指导，定期随访。

三、纵隔肿瘤放射治疗的临床护理

放疗前护理	1. 放射治疗对初诊不宜手术的病人或需先辅助放化疗治疗后再行手术的病人而言，显得尤为重要。放疗前，需充分评估病人病情，取得病人及家属配合，讲解放疗相关知识。 2. 放疗前的临床护理详见第一章第二节"肿瘤放射治疗的临床护理"相关内容。

续表

放疗中护理	1. 放疗期间应注意保暖，预防感冒，由于射线对气管及支气管的刺激，可出现频发性干咳。咳嗽剧烈伴胸痛，应给予镇咳药物，并行超声雾化吸入。 2. 放疗副作用的观察： （1）放射性食管炎、放射性肺炎、皮肤反应、血常规改变、肿瘤溶解等相关放射并发症的观察及处理详见第一章第二节"肿瘤放射治疗的临床护理"相关内容。 （2）上腔静脉综合征护理：上腔静脉综合征（superior vena cava syndrome，SVCS）是各种原因引起的完全或不完全性上腔静脉及其主要属支回流受阻所致的一组临床症候群，咳嗽最为常见，其次是面颈部水肿、胸闷、呼吸困难等。①输液护理：经股静脉穿刺置管输液，限制钠的摄入，输液时抬高下肢（20°～30°）以加快血液回流。准确记录 24 小时出入量，维持体液平衡。②水肿部位的护理：观察面、颈、胸壁、双上肢的皮肤颜色、水肿情况，进行护理操作时手法轻柔，避免对病人皮肤的拖、拉、蹭，禁止行水肿部位的皮肤按摩，以防止皮肤破损。③防止晕厥发生：SVCS 病人由于颈动脉窦受压，迷走神经反射性增高，容易引起一过性晕厥反复发作。④心理护理：由于上腔静脉受阻，病人出现进行性加重的呼吸困难、胸痛、头晕等不适，极易产生烦躁、焦虑、恐惧、悲观绝望心理，应对病人进行心理疏导，及时满足病人生理、心理需求。 （3）其他副作用的护理：如出现高热、呼吸困难、低头麻木感、手足麻痹等症状，应及时处理，遵医嘱决定是否继续放疗；当出现心功能不全或严重血液循环障碍时应立即停止放疗，及时处理。
放疗后护理	1. 预防着凉，避免感冒，防止诱发放射性肺炎。病人出院后有发热、咳嗽、胸闷等症状应及时就医。 2. 坚持呼吸功能锻炼；根据身体情况适当运动。 3. 定期复查、随访。一般在放疗结束后 1 个月进行第 1 次复查，以后 1 年内每 3 个月随访 1 次，2 年后 3~6 个月随访 1 次，其间有任何不适，及时就诊。

四、纵隔肿瘤化学治疗的临床护理

化疗前护理	1. 化疗前的临床护理详见第一章第三节"肿瘤化学治疗的临床护理"相关内容。 2. 化疗前应确定纵隔肿瘤类型，纵隔内肿块多见于原发性肺癌转移（如非小细胞肺癌），但前纵隔原发癌中约50%为胸腺瘤，以胸腺瘤为例进行化疗临床护理。 3. 讲解化疗知识，做好心理支持。 4. 确定化疗方案： （1）胸腺瘤一线化疗方案：CAP方案（首选），缓解率约为44%。CAP方案包括：静脉注射顺铂50 mg/m^2，第1日；静脉注射多柔比星50 mg/m^2，第1日；静脉注射环磷酰胺500 mg/m^2，第1日，每3周为1个疗程。泼尼松CAP方案：包括顺铂30 mg/m^2，第1~3日；静脉注射连续输注多柔比星20 mg/(m^2·d)，第1~3日；静脉注射环磷酰胺500 mg/m^2，第1日；泼尼松100 mg/d，第1~5日，每3周为1个疗程。ADOC方案：静脉注射顺铂50 mg/m^2，第1日；静脉注射多柔比星40 mg/m^2，第1日；静脉注射长春新碱0.6 mg/m^2，第3日，每3周为1个疗程。PE方案：静脉注射顺铂60 mg/m^2，第1日，静脉注射依托泊苷120 mg/(m^2·d)，第1~3日，每3周为1个疗程。异环磷酰胺/依托泊苷/顺铂方案：异环磷酰胺1.2 g/m^2，第1~4日；依托泊苷75 mg/m^2，第1~4日；顺铂20 mg/m^2，第1~4日，每3周为1个疗程。 （2）二线化疗方案：包括依托泊苷、依维莫司、5-FU和亚叶酸钙、吉西他滨±卡陪他滨、异环磷酰胺、奥曲肽（适用于核医学扫描评估为高奥曲肽摄入疾病时）±泼尼松、紫杉醇、培美曲塞。病人不能耐受一线联合治疗方案时，考虑二线系统性全身治疗方案。 5. 根据化疗方案，遵医嘱给予相应的化疗前预处理。 6. 化疗前，评估中心静脉导管功能是否正常。
化疗中护理	1. 化疗中的临床护理详见第一章第三节"肿瘤化学治疗的临床护理"相关内容。

续表

化疗中护理	2. 化疗副作用观察及注意事项： （1）CAP方案：顺铂+多柔比星+环磷酰胺。顺铂：具有高致吐性（>50 mg/m²），肾脏毒性（80~120 mg/m²），遵医嘱给予止吐、水化和利尿治疗，以降低胃肠道反应和肾脏毒性，一般每日液体总量3 000~4 000 mL，输液从顺铂给药前6~12小时开始；给予利尿治疗，如输注甘露醇或呋塞米，用药期间饮水2 000~3 000 mL，记录24小时小便量（>3 000 mL/d）。多柔比星：心脏毒性，化疗时安置心电监护，严密监测有无心律失常、心累、心悸等情况。环磷酰胺：骨髓抑制和黏膜反应（膀胱炎），表现为尿频、尿痛、排尿困难等，化疗时注意鼓励病人多饮水，尿量>2 000 mL/d，同时监测血常规。 （2）泼尼松CAP方案：泼尼松+顺铂+多柔比星+环磷酰胺。泼尼松：急性反应有消化道出血、低血糖。需要晨起服用，晨起时糖皮质激素分泌最少，此时补充能起到最大的效果；餐后服用，警惕消化道大出血的发生；定时监测血糖。 （3）ADOC方案：顺铂+多柔比星+长春新碱。长春新碱：局部毒性反应（发疱剂）、神经毒性；使用时仅用于静脉注射，渗于皮下可导致组织坏死、蜂窝织炎，一旦渗出或可疑外渗，应立即停止输液，并予相应处理；防止药液溅入眼内，一旦发生应立即用大量生理盐水冲洗，并应用地塞米松眼膏保护；剂量限制性毒性是神经系统毒性，主要引起外周神经症状。 （4）PE方案：顺铂+依托泊苷。依托泊苷：可发生直立性低血压、喉头痉挛、虚脱等严重反应，用药时不宜静脉注射，滴注速度不得过快，不少于30分钟，以防引起低血压。 （5）异环磷酰胺/依托泊苷/顺铂方案。异环磷酰胺：可出现急性出血性膀胱炎，只能静脉滴注，用生理盐水稀释后至少加入500~1 000 mL生理盐水静脉滴注3~4小时；准确记录出入量，用药6小时内观察尿量、性状，需给予泌尿道保护剂巯乙磺酸钠（美司钠/美安）（0小时、4小时、8小时），预防出血性膀胱炎，但不能预防肾毒性。

续表

化疗后护理	1. 指导病人加强对药物不良反应的自我检测和管理，出现并发症时及时就医、尽早处理。 2. 定期随访：实施出院及居家康复指导，嘱定期复查。

五、纵隔肿瘤靶向治疗的临床护理

临床护理	以胸腺瘤（癌）为例，目前缺乏有效的靶向治疗药物，循证医学证据有限，其疗效预测标志物及预后尚不明确。

六、纵隔肿瘤免疫治疗的临床护理

免疫治疗前护理	1. 讲解免疫治疗相关知识，做好心理支持及健康教育。 2. 免疫药物使用前的临床护理详见第一章第五节"肿瘤免疫治疗的临床护理"相关内容。 3. 免疫药物输注多选择中心静脉导管或静脉留置针输入。 4. 免疫药物输注前确认静脉通路功能正常、预处理已完成。
免疫治疗中护理	1. 免疫药物使用中的临床护理详见第一章第五节"肿瘤免疫治疗的临床护理"相关内容。 2. 常用免疫药物及注意事项：帕博利珠单抗、纳武利尤单抗、阿维鲁单抗等。 （1）阿维鲁单抗： 输注注意事项：药物现配现用，若不能立即使用，可在 2~8 ℃保存 24 小时；通过含有无菌、无热源、低蛋白结合在线过滤器（孔径为 0.2 μm）的输液管过滤器在 60 分钟内输注；不可与其他药物使用同一静脉通路。 （2）纳武利尤单抗： 输注注意事项：在 2~8 ℃避光贮存，不可冷冻；60 分钟内静脉输注，不得采用静脉注射或单次快速静脉注射给药；输注时采用孔径 0.2~1.2 μm 的无菌、无热原、低蛋白结合输液器；可采用 10 mg/mL 溶液直接输注，或者采用 0.9%氯化钠注射液或 5%葡萄糖注射液稀释，浓度可低至 1 mg/mL。

续表

免疫治疗中护理	（3）帕博利珠单抗： 输注注意事项：药物现配现用，若不能立即使用，可在2～8 ℃保存24小时；输注选择较长、直的表浅静脉，或选择中心静脉导管输注；静脉输注时采用孔径为0.2～5 μm 的无菌、无热源、低蛋白结合输液器；输注时间至少30分钟。
免疫治疗后护理	1. 常见并发症观察：免疫治疗最常见的相关不良反应为疲劳、瘙痒、皮疹、腹泻、恶心、骨骼肌疼痛、甲状腺功能减退、高甘油三酯血症、血乳酸脱氢酶升高、丙氨酸氨基转移酶升高、血白细胞计数下降、贫血、高血糖症、血胆红素升高，以及免疫治疗相关性心肌炎、肺炎、垂体炎等。出现并发症时及时就医、尽早处理。 2. 定期随访：实施出院及居家康复指导，定期复查。

参考文献

[1] 李乐之，路潜. 外科护理学 [M]. 7版. 北京：人民卫生出版社，2021.

[2] 王国蓉，皮远萍. 肿瘤专科护理与循证实践 [M]. 北京：人民卫生出版社，2016.

[3] 杨从容，王军，袁双虎. 放射性食管炎的预防与治疗临床实践指南 [J]. 中华肿瘤防治杂志，2023，30（6）：324-332.

[4] 任玉芳，向玉云，唐清，等. 外用皮质类固醇预防放射性皮炎效果的meta分析 [J]. 重庆医学，2023，52（2）：256-261，276.

[5] 刘超，丁鹏绪，周朋利，等. 上腔静脉综合征的诊疗进展 [J]. 中华介入放射学电子杂志，2022，10（1）：70-74，87.

[6] 王欣，刘玉峰，毛舒婷，等. 儿童恶性肿瘤并上腔静脉综合征50例临床分析 [J]. 中华实用儿科临床杂志，2023，38（5）：352-355.

[7] MARX A, CHAN J K C, CHALABREYESSE L, et al. The 2021 WHO classification of tumors of the thymus and mediastinum：What is new in thymic epithelial, germ cell, and mesenchymal tumors [J]? Thorac Oncol，2022，17（2）：200-213.

[8] 李家贺，向光宇，张继朋，等.2023年第1版《NCCN胸腺瘤和胸腺癌临床实践指南》解读[J].中国胸心血管外科临床杂志，2023，30（4）：506-513.

[9] CONFORTI F, PALA L, DE PAS T, et al. Investigational drugs for the treatment of thymic cancer: A focus on phase 1 and 2 clinical trials[J]. Expert Opin Investig Drugs, 2022, 31（9）: 895-904.

[10] 赵静，苏春霞.《CSCO免疫检查点抑制剂相关的毒性管理指南》解读：对比NCCN免疫治疗相关毒性管理指南[J].实用肿瘤志，2020，35（1）：11-15.

第十三节 胸腺瘤合并重症肌无力的临床护理

一、胸腺瘤合并重症肌无力专科体征和护理要点

专科体征	1. 咳嗽、胸痛、喘鸣、反复发作的呼吸道感染、呼吸困难、声音嘶哑、SVCS 等症状。 2. 发热、体重减轻、疲劳、食欲减退、盗汗等全身症状。 3. 超 50% 的病人表现为上睑下垂和/或复视的眼部症状。 4. 当面肌受累时,病人会显得面无表情。 5. 闭颌肌常受累并导致长时间咀嚼时肌无力(咀嚼易疲劳),口咽肌无力会导致构音障碍和吞咽困难。 6. 颈部和四肢症状:颈伸肌和屈肌常会受累,可引起"头颅下垂综合征"。 7. 呼吸肌无力可导致呼吸困难。
护理要点	1. 观察病人有无咳嗽、咳痰、痰中带血的情况。 2. 保持呼吸道通畅,指导病人行呼吸功能锻炼,必要时遵医嘱吸氧。 3. 评估肌无力的进展及表现,如病人肌力下降,下床活动需专人陪护,避免发生跌倒。 4. 指导病人口服抗胆碱酯酶以及免疫抑制剂,并观察药物的疗效及不良反应等。

二、胸腺瘤合并重症肌无力围术期的临床护理

术前护理	1. 心理指导:详见第一章第一节"肿瘤外科治疗的临床护理"相关内容。 2. 营养干预:NRS2002 评分≥3 分,术前给予高热量、高蛋白、富含纤维素、易消化饮食,以提高机体抵抗力,针对存在营养不良、贫血、水及电解质失调的病人予以纠正。 3. 症状观察:重症肌无力症状按 Osseman 分型分为Ⅰ型(眼肌型)、ⅡA 型(轻度全身型)、ⅡB 型(中度全身型)、Ⅲ型(暴发型)、Ⅳ型(晚期严重全身型)。术前需注意观察病人肌无力变化程度,并记录。

续表

术前护理	4. 术前指导病人遵医嘱口服抗胆碱酯酶以及免疫抑制剂来控制症状，并对病情加以密切关注以便及时调整用药量。 5. 术前呼吸道准备：①戒烟，术前应戒烟2周，控制肺部感染，使用糜蛋白酶化痰等预防术后呼吸道并发症。②深呼吸运动，指导病人进行腹式呼吸训练、扩胸锻炼，提高其肺活量。③指导病人有效咳嗽，对于痰液黏稠者，可采用雾化吸入或服用药物使痰液稀薄，利于咳出。④术前完善肺功能测定。 6. 术前消化道准备：术前禁食6小时、禁饮2小时，术前2小时饮用清淡饮料，不必建立术前灌肠。 7. 急救准备：床边常规备急救车、吸引器、气管插管包、气管切开包、人工呼吸机、新斯的明等急救器材、物资和药品。 8. 健康宣教：指导麻醉、手术等诊疗事项，以提高病人及家属依从性。 9. 协助病人完成相关术前检查。
术中护理	详见第一章第一节"肿瘤外科治疗的临床护理"相关内容。
术后护理	1. 呼吸道护理：鼓励并指导病人进行有效咳嗽，协助拍背，采用雾化吸入等，使痰液易于咳出，确保呼吸道通畅。 2. 预防呼吸机相关性肺炎：病人术后1~3周常需呼吸机辅助呼吸，在应用呼吸机时，要对气道加强管理，加强呼吸道湿化护理，进行吸痰操作时严格执行无菌操作。吸痰时先吸口腔，再更换吸痰管吸气道内，避免气囊上方痰液流入呼吸道中，造成呼吸道感染。 3. 用药护理：术后使用抗胆碱和激素药物时注意控制剂量，并监测不良反应，对有肌无力危象的病人剂量减半，在治疗时不可应用中枢抑制、神经肌肉传导阻滞与肌松类药物，避免诱导重症肌无力发生。 4. 预防并发症：术后注意鉴别肌无力危象、胆碱能危象及反拗危象。肌无力现象主要表现为呼吸肌无力导致呼吸困难；出现肌

续表

术后护理	束震颤或毒蕈碱样反应，可伴苍白、多汗、恶心、呕吐、流涎、腹部绞痛或瞳孔缩小。针对胸腺瘤合并重症肌无力病人术后可能存在的高危并发症给予治疗方案，对术后出现吞咽无力者及时采取慢速半流质饮食，保证营养供给；对眼肌型病人需注意避免其不良生活习惯（如阅读、看电视等）增加眼疲劳；对四肢无力的病人加装防护栏杆，避免摔倒，指导其多卧床，注意定时翻身。 5. 预防血栓：在病情许可下鼓励病人床上行血栓操锻炼，活动量以不引起胸闷、气促、乏力为宜，每日行四肢间歇充气加压泵治疗，必要时应用抗凝治疗。 6. 术后随访：术后每6~12个月复查胸部CT，监测复发情况，持续2年，之后胸腺癌5年内每年复查1次，胸腺瘤10年内每年复查1次。

三、胸腺瘤合并重症肌无力放疗期的临床护理

放疗前护理	1. 胸腺瘤一般在以下3种情况下应用放疗：辅助治疗以降低手术切除后复发的风险，不能手术病人的最终治疗，姑息性治疗。目前放疗在胸腺肿瘤方面主要在术后辅助治疗中发挥作用。 2. 明确照射范围：瘤床三维外扩0.5 cm，肿瘤累及的纵隔胸膜及沿纵隔胸膜前后、头脚方向外扩0.5~1.0 cm，肺侧0.5 cm以内，并以胸膜及血管壁为屏障，避免包括过多的正常组织。告知病人不能将放疗画线擦去，若放疗线不清楚及时告知医生并重新描绘。放射治疗时应摘除身体上的金属物质，避免影响照射组织放射剂量造成损伤。 3. 用药护理：放疗前准确及时遵医嘱给予抗胆碱酯酶、糖皮质激素、免疫抑制剂等药物治疗，告知病人常用药物服用方法、不良反应与注意事项，避免因用药不当而诱发重症肌无力危象。 4. 胸腺瘤合并重症肌无力病人放疗前护理详见第一章第二节"肿瘤放射治疗的临床护理"相关内容。

续表

放疗中护理	1. 胸腺瘤合并重症肌无力病人放疗中护理详见第一章第二节"肿瘤放射治疗的临床护理"相关内容。 2. 由于病人肌力下降，在照射过程中注意体位变化带来的不适，预防坠床跌倒。
放疗后护理	1. 放射后护理常规：如照射野皮肤护理、放射性食管炎、放射性肺炎、放射性心肌损伤等详见第一章第二节"肿瘤放射治疗的临床护理"相关内容。 2. 呼吸道护理：床边备气管切开包、吸引器、氧气装置，病人出现胸闷、呼吸困难时取半卧位或坐位，以利于呼吸，遵医嘱予激素等对症用药。病情缓解时鼓励病人主动有效咳痰，痰液黏稠不易咳出时，采用雾化吸入方法湿化呼吸道。 3. 用药护理：为减轻肌无力症状，病人需服用抗胆碱酯酶以及免疫抑制剂，观察用药不良反应，用药后注意观察瞳孔大小、唾液分泌、有无腹痛等，了解药效并及时调整用药量；帮助病人制订药物服用情况表，列出每日服药时间、剂量及机体反应以指导治疗；护士应及时督促检查病人服药情况，防止因漏服或少服而影响治疗效果。 4. 上腔静脉综合征护理：详见本章第十二节"纵隔肿瘤的临床护理"相关内容。

四、胸腺瘤合并重症肌无力化疗期的临床护理

化疗前护理	1. 化疗前护理：详见第一章第三节"肿瘤化学治疗的临床护理"相关内容。 2. 了解化疗方案：首选一线方案为CAP方案（顺铂＋多柔比星＋环磷酰胺）；二线方案为依托泊苷、异环磷酰胺、依维莫司、5-FU和亚叶酸钙、吉西他滨±卡培他滨、奥曲肽±泼尼松、紫杉醇、培美曲塞。当病人不能耐受一线联合治疗方案时，考虑二线系统性全身治疗方案。

续表

化疗中护理	1. 化疗中护理：详见第一章第三节"肿瘤化学治疗的临床护理"相关内容。 2. 依托泊苷在快速滴注时可发生直立性低血压，应嘱病人不要骤然起坐、站立，指导病人尽量卧床休息，起床活动需循序渐进，家属床旁陪护。 3. 对于化疗中出现恶心、呕吐者，要及时清除呼吸道分泌物，保持呼吸道通畅，避免因呼吸肌无力出现窒息或者误吸。
化疗后护理	1. 观察病人有无化疗毒副作用，倾听病人主诉。消化道反应、骨髓抑制不良反应详见第一章第三节"肿瘤化学治疗的临床护理"相关内容。 2. 肾脏毒性：顺铂对肾功能影响较大，用药时需充分水化，同时鼓励病人多饮水，使用碳酸氢钠碱化尿液，观察尿量。 3. 紫杉类化疗药物，使用前需使用糖皮质激素（如地塞米松）进行预处理，以预防过敏反应和体液潴留，使用过程中要予以心电监护，监测生命体征。 4. 关注病人的心理状况，重症肌无力严重影响生活质量，应给予支持护理，及时疏导不良情绪，提升治疗的依从性。 5. 保持呼吸道通畅，对于胃肠道反应严重的病人，遵医嘱予止吐治疗，呕吐时头偏向一侧，及时吸出呼吸道分泌物，保持呼吸道通畅。 6. 其他化疗毒副作用如肝脏毒性、泌尿系统毒性、脱发、过敏反应等，用药前做好评估及预防，化疗后密切关注，及时准确书写护理记录，发生毒副作用后及时对症处理。

五、胸腺瘤合并重症肌无力靶向治疗的临床护理

靶向治疗	胸腺瘤缺乏有效的靶向治疗药物，对胸腺瘤进行靶向治疗的研究仅局限于个案报道，或者还处于临床Ⅰ期/Ⅱ期试验阶段，其疗效预测标志物及预后尚不明确。

六、胸腺瘤合并重症肌无力免疫治疗的临床护理

免疫治疗前护理	详见本章第十二节"纵隔肿瘤的临床护理"相关内容。
免疫治疗中护理	由于胸腺瘤的发病率低,同时易合并自身免疫性疾病,目前尚没有开展大型临床试验来评价免疫检查点抑制剂在胸腺瘤中的疗效和安全性,均为小样本研究,未来需进一步探寻免疫治疗作用机制。临床个案中使用的主要免疫药物有针对PD-1的帕博利珠单抗、纳武利尤单抗,其治疗的临床护理详见本章第十二节"纵隔肿瘤的临床护理"相关内容。
免疫治疗后护理	详见本章第十二节"纵隔肿瘤的临床护理"相关内容。

七、疾病随访

疾病随访	1. 定期复查、随访:放疗结束后1个月进行第1次复查,以后1年内每3个月随访1次,2年后3~6个月随访1次,其间有任何不适,及时就诊。 2. 胸腺瘤合并重症肌无力出院时,为病人及家属提供正确的出院指导。指导家属在出院后为病人营造安静舒适的休息环境,鼓励病人积极参与日常活动,从而将注意力从疾病转移到生活中。要求病人定期到医院做检查,并按时按量服用药物,出院后出现唾液分泌量异常、身体乏力等症状及时联系医生或到医院就诊。 3. 用药指导与病情监测:在用药治疗过程中,易出现胃肠道不良反应、骨骼肌损伤、肌肉颤动等不适症状,需要护理人员加强对病人用药后监测,特别是出现呕血、黑便情况时,需要及时通知医生进行处理。加强对肝肾功能的监测,便于临床医生及时调整治疗方案。

参考文献

[1] 刘浩然，方文涛，谷志涛. 胸腺瘤手术后新发重症肌无力的研究进展[J]. 肿瘤防治研究，2023，50（10）：941-945.

[2] 师玉晶，魏力. 加速康复外科在胸腺瘤合并重症肌无力患者围手术期护理中的应用[J]. 天津护理，2021，29（5）：564-566.

[3] 王连云. 护理干预在预防胸腺瘤患者术后并发肌无力危象中的应用[J]. 国际护理学杂志，2018，37（1）：51-54.

[4] 杨丽. 胸腺切除治疗重症肌无力的围术期护理[J]. 中国医药指南，2019，17（9）：197-198.

[5] 王蒙，张林香. 优质护理在重症肌无力患者中的应用效果[J]. 临床医学研究与实践，2023，8（15）：185-188.

[6] 李知衡，许建萍. 胸腺肿瘤的内科治疗进展[J]. 癌症进展，2020，18（22）：2272-2276，2315.

[7] 高超，李霁，刘兴荣，等. 胸腺肿瘤免疫治疗的研究进展[J]. 中华胸心血管外科杂志，2022，38（2）：126-128.

[8] 沈凡，黄海珊，廖宗峰，等. 重症肌无力患者症状经历及心理感受的质性研究[J]. 神经损伤与功能重建，2022，17（9）：514-517.

第十四节 乳腺癌的临床护理

一、乳腺癌专科体征和护理要点

专科体征	1. 乳房肿块（单发、质硬、无痛；活动度差、边缘不规则）。 2. 皮肤改变（酒窝征、橘皮样改变、皮肤发红、皮温增高、皮肤瘙痒、湿疹、皮肤破溃）。 3. 乳头、乳晕改变（乳头溢血、溢液；乳头红肿；乳头回缩、内陷、偏斜）。 4. 腋窝淋巴结肿大（质硬、散在、可推动）。
护理要点	1. 心理护理，协助病人重塑信心。 2. 外科术后重在患侧肢端、皮温、引流观察；内科护理重在预防淋巴水肿。 3. 健康教育，提升病人用药及治疗依从性。

二、乳腺癌围术期的临床护理

术前护理	1. 术前呼吸道、胃肠道、皮肤的准备详见第一章第一节"肿瘤外科治疗的临床护理"相关内容。 2. 营养准备：忌高脂肪饮食。因高脂肪餐后，脂肪酸经芳香化可转化为雌激素，而雌激素活性对乳腺癌的发生起作用。
术中护理	详见第一章第一节"肿瘤外科治疗的临床护理"相关内容。
术后护理	1. 病情观察： （1）伤口护理：密切观察伤口渗血、渗液情况；切口处用弹力绷带加压包扎，应注意松紧度，防止过紧引起胸闷、呼吸困难、肢体供血不良；过松则不利于皮瓣或皮片与胸壁紧密贴合，易引起皮瓣下积血、积液。 （2）观察患侧上肢血循环情况：若手指发麻、皮肤发绀、皮温下降、摸不到动脉搏动，提示腋窝部血管受压，应及时调整胸带或者绷带的松紧度。患肢避免静脉输液、抽血、注射、测量血压，以免引起患肢静脉回流障碍。

续表

术后护理	2. 患肢功能康复：术后麻醉清醒即刻开始患肢功能锻炼，根据切口恢复情况，从手到肩部循序渐进地进行锻炼。①术后1～2日，练习握拳、伸指、屈腕。②术后3～4日，前臂伸屈运动。③术后5～7日，患侧的手摸对侧肩、同侧耳（可用健肢托患肢）。④术后8～10日，练习肩关节抬高、伸直、屈曲至90°。⑤术后10日后，肩关节进行爬墙及器械锻炼，一般应在1～2个月内使患侧肩关节功能达到术前或对侧同样的状态。功能锻炼的达标要求：2周内患侧上臂能伸直、抬高绕过头顶摸到对侧耳朵。达标后仍需继续进行功能锻炼。术后7日内（尤其腋下引流管拔除前）限制肩关节外展。严重皮瓣坏死者，术后2周内避免大幅度运动。皮下积液或术后1周引流液超过50 mL时应减少练习次数及肩关节活动幅度（限制外展）。植皮及行背阔肌皮瓣乳房重建术后要推迟肩关节运动，避免在术后早期进行过度锻炼。 3. 移植皮瓣的观察：对于行乳房重建术的病人应观察皮瓣颜色、皮瓣张力、皮瓣温度。皮瓣颜色应为红润，若偏紫为静脉回流不畅，若偏白为动脉供血不足。皮瓣张力过低为动脉供血不足，皮瓣张力过高为静脉回流不畅。皮温若低于正常皮肤2～3 ℃，则提示可能存在血液循环障碍，皮瓣存活率低，须及时通知医生处理。 4. 管道管理：乳腺癌术后，皮瓣下常规安置负压血浆引流瓶，以便及时、有效地吸出残腔内的积血、积液，使皮瓣紧贴胸壁，利于皮瓣愈合。 (1) 负压吸引的压力大小合适，负压过大可造成引流管瘪塌，引流不畅。若出现负压吸引器无负压，应使其重新保持负压。 (2) 引流管妥善固定，避免过度牵拉，防止受压、扭曲、堵塞及滑脱，更不能随意拔除。 (3) 保持血浆引流管通畅，防止被血块或纤维素堵塞。观察血浆引流液的颜色、性质、量，引流量每小时超过100 mL或者24小时超过300 mL提示有活动性出血，应及时报告医生立即处理。当24小时引流量小于10 mL，且局部无出血、积液情况时即可考虑拔管。

续表

术后护理	5. 呼吸道护理：保持呼吸道通畅；指导呼吸功能锻炼，促进排痰，预防肺部感染。 6. 术后饮食和营养：术后病人麻醉清醒后2小时即可少量饮水。术后6小时，可进半流质饮食，术后1日逐渐过渡到普食。禁食激素、蜂蜜、蜂王浆等食物。 7. 并发症护理： （1）出血：多因术中止血不彻底或伤口大量渗血，以及术后剧烈呕吐等原因，使电凝的凝血块脱落或结扎的丝线脱落引起。术中应严格止血，术后护士要做好对症处理。剧烈的恶心、呕吐应遵医嘱给予止吐剂，术后48小时内要避免剧烈活动造成过度牵拉而造成出血，并注意随时观察引流液的颜色、性质、量的改变，如有活动性出血指征及时报告医生予以加压止血、补血、补液等，必要时做好手术止血准备，并做好心理护理，沟通解释工作。 （2）腋窝及皮下积液：是指液体积聚在手术区域皮瓣下，常见于术后伤口引流不畅，患肢肩部功能锻炼时间过早。首先要保证有效的负压引流，若液体引流不畅，可用注射器将积液抽出，局部加压包扎，促进皮瓣愈合并推迟肩部锻炼的时间。 （3）皮瓣缺血坏死：多由于皮瓣过紧以及牵拉后血运不良造成，以及病人高龄、糖尿病等因素。因此术后应保持切口清洁、干燥，防止感染，指导病人适当锻炼，以免由于皮瓣贴合不良，皮肤血运差，造成大面积坏死。指导病人增加营养，控制血糖。对已形成坏死者，可行局部清创换药或植皮术。 （4）患侧肢体功能障碍：早期功能锻炼可促进伤口的愈合，降低瘢痕挛缩，软化瘢痕，它是循序渐进、长期坚持的一个过程。根据不同术后天数指导督促病人进行患肢功能锻炼，包括伸指、握拳、屈腕、屈肘、肩部运动、手指爬墙等。术后患肢的保护也很重要，平卧时患肢下方可垫软枕以抬高上肢$10°\sim15°$，使肘关节稍微弯曲；半卧时屈肘$90°$，使上肢放于胸前；下床活动时可用健侧拖住患侧于胸前或用绷带做骨折样固定，他人搀扶时只能扶健侧，以防牵拉腋窝皮瓣而影响预后。

续表

术后护理	(5) 淋巴水肿：术后进行淋巴水肿风险筛查，实施淋巴水肿分级预防。①预防上肢水肿的6个避免，即避免感染，避免高温环境，避免负重（不超过5 kg），避免上肢近端受压，避免静脉注射药物、抽血、测量血压，避免穿戴过紧的戒指、项链、内衣。②高风险病人根据病情选择性采取手法淋巴引流、佩戴弹力袖套、抗阻训练等措施。③淋巴水肿治疗期间每日测量患肢上臂同一点的周长，做好记录。一般认定患侧上肢周径比对侧上肢周径长<3 cm为轻度水肿，3~5 cm为中度水肿，>5 cm为重度水肿。

三、乳腺癌围放疗期的临床护理

放疗前护理	1. 详见第一章第二节"肿瘤放射治疗的临床护理"相关内容。 2. 坚持患肢功能康复锻炼，有淋巴水肿者持续进行淋巴水肿治疗和康复。
放疗中护理	照射野皮肤护理、放射性食管炎的护理、放射性肺炎的护理、放射性心脏损伤的护理详见第一章第二节"肿瘤放射治疗的临床护理"相关内容。
放疗后护理	1. 积极锻炼，增强免疫力，控制体重，预防感冒。 2. 坚持上肢功能锻炼，淋巴水肿病人持续进行淋巴水肿治疗和康复。 3. 定期复查、随访，一般在放疗结束后1个月进行第1次复查，以后1年内每3个月随访1次，2年后3~6个月随访1次，其间有任何不适，及时就诊。

四、乳腺癌围化疗期的临床护理

化疗前护理	1. 化疗前护理：详见第一章第三节"肿瘤化疗治疗的临床护理"相关内容。 2. 了解常用化疗药物：蒽环类药物，如多柔比星、表柔比星、吡柔比星及聚乙二醇化脂质体多柔比星；紫杉类药物，如紫杉醇、多西他赛及白蛋白结合型紫杉醇；抗代谢类药物，如卡培他

续表

化疗前护理	滨和吉西他滨；非紫杉类微管类抑制剂，如长春瑞滨、艾立布林、优替德隆（UTD1）；铂类药物，如顺铂和卡铂；DNA拓扑异构酶抑制剂，如依托泊苷等。 3. 首次化疗前应充分评估病人的脏器功能，检测项目包括血常规、肝肾功能及心电图等。以后每次化疗前均应进行血常规和肝肾功能检查，使用心脏毒性药物前应常规做心电图和/或左心室射血分数测定，其他检查应根据病人的具体情况和所使用的化疗方案等决定。 4. 育龄妇女应确认妊娠试验阴性并嘱避孕。 5. 绝经前病人（包括激素受体阳性或阴性）有妊娠需求的，在辅助化疗期间可考虑使用卵巢功能抑制（ovarian function suppression, OFS）药物保护卵巢功能。推荐化疗前1~2周给药，化疗结束后2周给予最后1剂药物，可推荐病人至辅助生殖科咨询。 6. 铂基化合物、紫杉烷类药物容易发生外周神经毒性，故实施化疗前，所有病人进行外周神经毒性症状基础预防措施的宣教，建议进行有氧运动和化疗时手足冰敷。对病人进行外周神经毒性症状分级的相关宣教，0级：感觉无异常；1级：短期肢体末端异常感觉和/或腱反射降低；2级：肢体感觉异常较严重和/或轻度无力；3级：不能忍受的感觉异常和/或运动障碍明显；4级：肢体瘫痪。
化疗中护理	1. 化疗中护理：详见第一章第三节"肿瘤化疗治疗的临床护理"相关内容。 2. 表柔比星、紫杉醇心脏毒性大，用药过程中监测生命体征，加强巡视及观察，发生副作用及时通知医生处理。 3. 化疗时应注意化疗药物的给药顺序、输注时间和剂量强度，严格按照药品说明和配伍禁忌使用。

续表

化疗后护理	1. 观察病人有无化疗药物毒副作用，如骨髓抑制、消化道反应、脱发等，详见第一章第三节"肿瘤化学治疗的临床护理"相关内容。 2. 蒽环类药物有心脏毒性，使用时必须评估左心室射血分数，至少每3个月1次。如果病人使用蒽环类药物期间发生有临床症状的心脏毒性，或无症状但左心室射血分数<45%或较基线下降幅度超过15%，可考虑检测心肌肌钙蛋白T，必要时应先停药并充分评估病人的心脏功能，后续治疗应慎重。 3. 对于评估达2级以上外周神经毒性症状，医护共同评估和确认，管床医生申请会诊，选择最佳中西医防治方案，如针灸、中药外用洗剂或西药等。3级以上外周神经毒性症状，管床医生申请多学科会诊，结合多学科专家会诊意见进行化疗方案调整的决策。 4. 辅助化疗一般不与内分泌治疗或放疗同时进行，化疗结束后再开始内分泌治疗。

五、乳腺癌靶向治疗的临床护理

靶向治疗前护理	1. 靶向治疗前护理详见第一章第四节"肿瘤分子靶向治疗的临床护理"相关内容。 2. 乳腺癌常用靶向药物是曲妥珠单抗和帕妥珠单抗，两者联合或与化疗联合使用适用于具有高复发风险HER-2阳性早期乳腺癌病人的辅助治疗。 3. 治疗前行心功能监测，对于左心室射血分数<50%的病人，应用前应进行心功能基线评估，对于心血管事件高危人群应尽量避免使用。 4. 评估预处理药物是否使用完毕。
靶向治疗中护理	靶向治疗中护理详见第一章第四节"肿瘤分子靶向治疗的临床护理"相关内容。
靶向治疗后护理	1. 严密观察用药后的不良反应，全身反应，如乏力虚弱、发热、关节肌肉酸痛，护理措施详见第一章第四节"肿瘤分子靶向治疗的临床护理"相关内容。

续表

靶向治疗后护理	2. 口腔炎处理：预防性盐水含漱、使用乙醇漱口水；1级口腔炎继续靶向治疗，采用过氧化物、百里香衍生物等漱口水；2级及以上暂停治疗，辅以利多卡因、糖皮质激素等治疗。 3. 针对腹泻，采用Whelan粪便视觉特征的图表工具评估，>15分为腹泻，饮食加入酵母菌、酪酸梭菌二联活菌、肉毒碱、中链脂肪乳、氨基酸等。 4. 皮疹及皮肤破溃的处理：注意卫生，预防性使用无乙醇润肤霜；症状明显者均匀涂抹重组人表皮生长因子凝胶于创面处。 5. 毒副作用的观察：乳腺癌常用的两种靶向药物的主要毒副作用是输注相关反应和心脏毒性，曲妥珠单抗输注相关反应主要发生于首次输注后30~120分钟内，要进行预处理用药；帕妥珠单抗主要首次输注期间及之后60分钟内、后续输注期间及之后30分钟内对病人进行密切观察。同时进行药物化疗时，应尽量避免同时使用蒽环类等具有心血管毒性的药物。每3个月监测1次左心室射血分数。治疗中若出现左心室射血分数<50%或低于治疗前16%以上，应暂停治疗，并跟踪监测左心室射血分数动态变化，直至恢复到50%以上方可继续用药。若不恢复，或继续恶化或出现心力衰竭症状则应当终止曲妥珠单抗治疗。

六、乳腺癌免疫治疗的临床护理

免疫治疗	三阴性乳腺癌更适合免疫治疗。最新的乳腺癌 NCCN 指南（2021.V1）中将抗 PD-1/PD-L1 抗体联合白蛋白结合型紫杉醇方案定为晚期三阴性乳腺癌的一级推荐方案。但是三阴性乳腺癌的新辅助免疫治疗仍处在临床Ⅰ期/Ⅱ期试验阶段，其疗效预测标志物及预后尚不明确。

七、乳腺癌内分泌治疗的临床护理

内分泌治疗前护理	1. 内分泌治疗能有效减少30%~45%乳腺癌病人的疾病复发率和病死率，但也会引发一系列的特异性症状，如类围绝经期症状、肌肉骨骼关节症状、性功能障碍及疲乏等，影响病人内分泌

续表

内分泌治疗前护理	的治疗依从性，降低生活质量，所以行内分泌治疗前了解相关药物及不良反应，指导病人用药。 2. 对病人及家属行相关健康宣教：治疗期间注意避孕，并每6～12个月行1次妇科检查，通过B超检查了解子宫内膜厚度。
内分泌治疗中护理	1. 内分泌治疗往往需要持续几年时间，所以要求病人有良好依从性，需告知病人不能随意增减药物，应遵医嘱服药，采用短信、微信等方式提醒病人治疗，提升病人依从性。 2. 指导病人行相关症状的监测： （1）类围绝经期症状：出现潮热、盗汗等一系列类似围绝经期综合征的表现。 （2）芳香化酶抑制剂相关骨关节症状包括关节（手小关节、腕关节、膝关节等）疼痛、晨僵、肌肉痛、腕管综合征、扳机指以及握力下降等。 （3）内分泌治疗降低了病人体内的雌激素水平，可能导致泌尿生殖道萎缩，从而产生阴道干燥、烧灼感、刺激、瘙痒等一系列症状，导致性交疼痛、性功能障碍。 （4）癌性疲乏：单独接受内分泌治疗的乳腺癌病人也可出现癌因性疲乏。其中接受芳香化酶抑制剂治疗的乳腺癌病人疲乏的发生率超过50%，其原因可能是内分泌治疗相关不良反应成为新的应激源，从而给病人带来疲惫感。
内分泌治疗后护理	1. 服用他莫昔芬5年后，如仍处于绝经前状态，部分病人（如高危复发）可考虑延长服用期至10年。 2. 芳香化酶抑制剂可导致骨密度下降或骨质疏松，因此在使用药物过程中，每12个月监测1次骨密度。 3. 运动干预、神经肌肉贴带、健康咨询、认知行为干预等均能有效干预内分泌治疗过程中出现的不良反应。

八、疾病随访

疾病随访	1. 定期复查、随访：术后2年内，一般每3个月随访1次；术后3~5年，每6个月随访1次；术后5年以上，每年随访1次，直至终身。如有异常情况，应当及时就诊。 2. 相关症状的监测：术后出现疼痛、患肢肿胀、失眠、恶心呕吐、咳嗽、乏力等不适及时到医院就诊。 3. 出院带药的健康宣教：遵医嘱服药，不可随意停药；注意药物的副作用，如恶心、呕吐、脱发等；其间有任何不适及时就医。

参考文献

[1] 中国抗癌协会乳腺癌专业委员会．中国抗癌协会乳腺癌诊治指南与规范（2021年版）[J]．中国癌症杂志，2021，31（10）：954-1040．

[2] 陈茜，胡露红，孙玲，等．多学科协作背景下乳腺癌化疗外周神经毒性症状护理方案的构建与应用[J]．护理学报，2023，30（8）：34-38．

[3] 陈晨，刘凌云，薄婧．基于中国乳腺癌靶向治疗药物安全性管理专家共识的护理措施临床效果观察[J]．护理实践与研究，2021，18（4）：580-582．

[4] 国家卫生健康委员会医政医管局．乳腺癌诊疗指南（2022年版）[J]．中华肿瘤杂志，2023，45（10）：803-833．

[5] 熊照玉，郭潇，李素云，等．乳腺癌患者心理痛苦风险及筛查的证据总结[J]．护理学杂志，2023，38（10）：90-93，98．

[6] 赵娟，刘璐，姜桐桐，等．乳腺癌化疗患者营养状况及干预研究进展[J]．护理研究，2023，37（1）：93-97．

[7] 赵慧慧，周春兰，吴艳妮，等．乳腺癌相关淋巴水肿患者运动指导方案的证据总结[J]．中华护理杂志，2020，55（5）：779-785．

[8] 李佳倩，强万敏，魏婷婷，等．乳腺癌相关淋巴水肿非药物干预的证据总结[J]．中华护理杂志，2023，58（3）：349-356．

[9] 叶剑，耿晓莉，王欣然．乳腺癌术后患者出院准备度的研究进展[J]．中华护理杂志，2023，58（12）：1512-1516．

[10] 沈婷婷,林欢,刘文崇,等.乳腺癌幸存者延续性护理研究进展[J].护理研究,2022,36(3):462-466.

[11] 河南省肿瘤医院乳腺癌诊疗共识专家团队.河南省肿瘤医院乳腺癌相关继发性淋巴水肿诊疗专家共识[J].中华肿瘤防治杂志,2019,26(24):1855-1858.

[12] 郭员志,张红梅,赵培,等.乳腺癌术后淋巴水肿预防与护理的循证实践[J].中华护理杂志,2023,58(7):773-781.

[13] 李乐之,路潜.外科护理学[M].7版.北京:人民卫生出版社,2021.

[14] 尤黎明,吴瑛.内科护理学[M].6版.北京:人民卫生出版社,2017.

[15] 徐波,陆宇晗.中华护理学会专科护士培训教材肿瘤专科护理[M].北京:人民卫生出版社,2018.

[16] 荆凤,邢唯杰.乳腺癌患者内分泌治疗相关症状及非药物干预的研究进展[J].中华护理杂志,2021,56(4):635-640.

第十五节 肝癌的临床护理

一、肝癌专科体征和护理要点

专科体征	1. 症状： （1）发热、消瘦、乏力、黄疸、腹水。 （2）肝区疼痛：肝癌早期表现为肝区隐痛，晚期表现为肝区持续性剧烈疼痛，一般止痛药物不能缓解。 2. 体征：肝肿大是肝癌病人的重要体征，表现为进行性肝大，质地硬，表面不平甚至可触及结节。
护理要点	1. 监测体温变化，按照发热护理常规对症处理。 2. 营养指导：鼓励病人进食高热量、高蛋白、高维生素、易消化的低脂饮食，必要时给予白蛋白、血浆、全血纠正低蛋白血症。 3. 乏力病人预防跌倒。 4. 疼痛护理。 5. 心理护理。

二、肝癌围术期的临床护理

术前护理	1. 心理护理：详见第一章第一节"肿瘤外科治疗的临床护理"相关内容。 2. 协助病人完成相关术前检查。 3. 呼吸道准备：教会病人练习深呼吸、有效咳嗽和排痰技巧，必要时给予雾化吸入。保持口腔卫生，积极治疗呼吸道感染和口腔疾患。 4. 胃肠道准备：术前6小时禁固体饮食，2小时禁饮。 5. 预防出血：①术前3日给予维生素 K_1 肌内注射，必要时补充血浆、凝血因子，改善凝血功能。②尽量避免剧烈咳嗽、用力排便等使腹内压骤然升高的动作，以免诱发出血。③避免外伤和进食干硬尖刺食物。 6. 保肝治疗：给予药物保肝治疗，避免使用有损肝脏的药物，保证睡眠充足和休息，禁烟酒，动态监测肝功能指标。

续表

术前护理	7. 维持体液平衡：对肝功能不良伴腹水者，严格控制水、钠盐摄入量；遵医嘱给予补液、利尿治疗，纠正水、电解质失衡，准确记录24小时出入水量；每日观察、记录体重及腹围变化。 8. 营养准备：鼓励病人进食高热量、高蛋白、高维生素、易消化的低脂饮食，必要时给予白蛋白、血浆、全血纠正低蛋白血症。 9. 适应性训练：指导病人床上使用便盆，以适应术后床上排便；教会病人自行调整卧位和床上翻身，以适应术后体位变化；指导病人练习床上咳嗽、咳痰。 10. 其他准备：合血备血，必要时给予药物敏感试验、皮肤准备及术中物品准备。 11. 术前宣教：术前应针对不同病人，重点介绍麻醉、手术等诊疗事项，及术后注意事项。
术中护理	详见第一章第一节"肿瘤外科治疗的临床护理"相关内容。
术后护理	1. 病情观察：观察病人意识、生命体征、尿量、腹部体征、全身皮肤黏膜情况及肠功能恢复情况。 2. 管道管理：保持各种引流管通畅，妥善固定，观察并记录引流量和内容物的性状以及变化情况。 3. 呼吸道护理：遵医嘱予以氧气吸入及雾化吸入治疗；指导病人及家属有效咳嗽排痰；对咳痰无力、呼吸道分泌物滞留者给予鼻腔吸痰或尽早行支气管纤支镜下吸痰；保留气管插管者做好人工气道的管理。 4. 口腔护理：勤漱口，保证口腔湿润度和清洁卫生。 5. 术后饮食和营养：术后当日全麻清醒后给予清流质饮食，术后1日给予流质逐步过渡到正常饮食。若目标能量及蛋白不足60%时遵医嘱给予部分肠外营养支持。 6. 并发症护理： （1）出血：术后常见的并发症之一，通过严密观察生命体征及腹部体征变化、引流液的颜色与性状、定期实验室检查、腹部影像

续表

术后护理	学检查、大便颜色、腹穿抽到较多不凝血等综合判断，如病人脉搏又细且快、血压下降、出冷汗、烦躁不安、面色苍白等内出血征象，应及时通知医生，及时对症处理。 (2) 肝衰竭或肝性脑病：术后肝衰竭是最为严重的术后并发症，同时也是导致病人围术期死亡的重要原因。术前应详细评估肝功能，术后加强保肝治疗与营养支持。①密切观察病情变化，包括意识、性格、行为、睡眠、血氨、肝功能变化。②做半肝以上切除者，需间歇吸氧3~4日。③避免肝性脑病的诱因，如防止便秘、感染，使用镇痛镇静药等，禁用肥皂水灌肠。④口服新霉素或卡那霉素，抑制肠道细菌生长，减少氨的产生。⑤口服乳果糖通便，促进肠道氨的排出。⑥使用降血氨药物，如谷氨酸钠、乙酰谷酰胺或精氨酸静脉滴注。⑦给予富含支链氨基酸制剂或溶液，纠正支链/芳香氨基酸的比例失调。⑧肝性脑病者限制蛋白摄入，以碳水化合物为主。 (3) 膈下积液及脓肿：保持引流通畅，观察引流液颜色、性状及量，若逐渐减少，一般术后3~5日拔管；加强观察：一般多发生在术后1周左右，体温正常后再升高，或术后持续不降，同时伴有右上腹或右季肋胀痛、呃逆、脉快、血白细胞增多、血中性粒细胞达90%及以上等表现；若已形成脓肿，在B超引导下行穿刺脓肿引流置管术；进行引流液培养，加强支持治疗及抗生素的应用。 (4) 胆瘘：观察有无腹痛、反跳痛、发热、腹膜刺激征，若切口敷料有胆汁渗出或引流管引出胆汁样液体，怀疑有胆瘘发生，立即汇报主管医生。保持引流通畅，及时更换渗液敷料，观察引流液的颜色、量、性质，观察腹部体征，保护伤口周围皮肤，必要时使用氧化锌。胆瘘时，行腹腔持续冲洗，必要时使用生长抑素辅助治疗。充分止痛、抗炎治疗，如有积液，及时配合医生穿刺引流。 (5) 感染：常见的术后感染包括腹腔内感染、切口感染、肺部感染。为预防出现术后感染，应监测病人体征、症状及相关辅助检查，如发热、切口红肿渗液、肺部啰音、感染指标升高等。当考虑术后感染时，应及时告知医生，明确感染来源，积极抗感染治疗。

续表

术后护理	（6）低蛋白血症：观察有无腹胀，腹围变化，肢体有无水肿，有无胸闷、气紧，关注蛋白指标；口服高蛋白、高维生素、高热量饮食，蛋白、能量双达标；必要时静脉补充白蛋白；加强水肿皮肤护理。 （7）肠梗阻：观察有无排气、排便、腹痛、腹胀、呕吐及各项实验室指标；给予禁食及胃肠减压；指导病人低半卧位休息；使用解痉药物；腹胀者给予中医治疗如艾灸、穴位针刺疗法、中药外敷、灌肠等；维持体液及营养平衡；必要时行术前准备。

三、肝癌围放疗期的临床护理

放疗前护理	1. 健康宣教：讲解放疗方案及放疗相关注意事项。 2. 放疗前的临床护理详见第一章第二节"肿瘤放射治疗的临床护理"相关内容。 3. 呼吸训练及模拟定位的护理。
放疗中护理	1. 严格执行查对制度。 2. 病情观察：观察病人的生命体征，告知病人放疗中有任何不适及时告诉医生或护士。 3. 体位管理：病人保持放疗体位，勿随意变换体位。 4. 放疗中的临床护理详见第一章第二节"肿瘤放射治疗的临床护理"相关内容。
放疗后护理	肝癌放疗后护理主要并发症有放疗皮肤改变、放射性肝炎及放射性胃炎，具体的临床护理详见第一章第二节"肿瘤放射治疗的临床护理"相关内容。

四、胰腺癌围化疗期的临床护理

化疗前护理	1. 化疗常用药物为表柔比星、丝裂霉素、氟尿嘧啶、平阳霉素和顺铂等；肝癌化疗常用药物有吉西他滨、奥沙利铂、氟尿嘧啶。吉西他滨及氟尿嘧啶主要表现为骨髓抑制及胃肠道反应，奥沙利铂主要不良反应表现为急性神经毒性，保暖是预防神经毒性的关键。

续表

化疗前护理	2. 健康宣教：化疗方案、化疗副作用及化疗注意事项介绍。 3. 病情观察：测量生命体征，了解病人目前健康情况。 4. 化疗前的临床护理详见第一章第三节"肿瘤化疗治疗的临床护理"相关内容。
化疗中护理	1. 化疗预处理：根据不同化疗方案，遵医嘱予化疗预处理。 2. 个人防护：护士做好个人防护。 3. 严格执行查对制度。 4. 病情观察：予心电监护，严密观察病人病情变化。 5. 化疗中的临床护理详见第一章第三节"肿瘤化疗治疗的临床护理"相关内容。
化疗后护理	1. 病情观察：严密观察病人病情变化。 2. 肝功能损害的观察：对肝功能有损害的病人，嘱多卧床休息，保证充足睡眠，注意血常规变化、保暖、预防感冒，观察病人的意识改变，进行保肝治疗。 3. 胃肠道护理：化疗前评估化疗导致病人发生恶心、呕吐的风险，并给予相应指导，减少恶心、呕吐的发生。 4. 并发症的预防及护理：肝癌化疗后常见并发症有骨髓抑制、胃肠道反应及神经毒性。

五、肝癌围介入治疗的临床护理

详见第一章第六节"肿瘤介入治疗的临床护理"相关内容。

六、肝癌围靶向治疗的临床护理

靶向治疗前护理	1. 肝癌靶向治疗的一线药物为索拉非尼。 2. 病情观察：测量生命体征，了解病人目前健康情况。 3. 健康宣教：靶向治疗副作用及注意事项。索拉非尼靶向治疗最常见的不良反应有腹泻、脱发、感染、乏力、手足皮肤反应、皮疹等。

续表

靶向治疗中护理	1. 靶向治疗预处理：根据不同化疗方案，遵医嘱予靶向治疗预处理。 2. 严格执行查对制度。 3. 病情观察：予心电监护，严密观察病人病情变化。
靶向治疗后护理	1. 病情观察：严密观察病人病情变化及靶向治疗副作用。 2. 并发症的预防及护理：肝癌化疗后常见并发症有胃肠道反应、脱发、感染、乏力、手足皮肤反应、皮疹等。

七、肝癌免疫治疗的临床护理

参考肝癌靶向治疗的临床护理。

八、肝癌射频消融的临床护理

射频消融前护理	1. 心理护理：详见第一章第六节"肿瘤介入治疗的临床护理"相关内容。 2. 术前检查：手术风险评估。 3. 术前准备：呼吸训练、抗炎治疗、饮食控制、肠道准备等。 4. 健康宣教：介绍射频消融治疗的方案、并发症及注意事项。
射频消融中护理	1. 保持呼吸道通畅。 2. 病情观察：密切观察病人生命体征，如有异常及时报告医生。 3. 配合医生操作。 4. 预防并发症：如压力性损伤、出血等。
射频消融后护理	1. 卧床休息：术后病人必须按照医嘱卧床休息。 2. 病情观察：密切观察病人生命体征，如有异常及时报告医生。 3. 并发症观察及护理： （1）胃肠道反应：恶心、呕吐是常见的术后并发症。 （2）皮肤灼烧术后对病人的皮肤情况进行观察，根据烧伤程度，对皮肤进行清洁并消毒，以免出现感染。 （3）出血：术后肝出血表现为肝区疼痛、血压进行性下降、面色苍白等，术后应嘱病人多注意休息，遵医嘱完成止血、输液等相关治疗工作，严密监测各项生命体征。

九、肝癌随访

肝癌随访	治疗结束后每 3 个月体检 1 次，连续 2 年；以后每 6 个月体检 1 次，总共 5 年。监测甲胎蛋白（AFP），每 3~6 个月 1 次，连续 2 年；以后每 6 个月 1 次，总共 5 年。3 年内每年行腹部 CT 检查。

参考文献

[1] 中华人民共和国国家卫生健康委员会医政医管局.原发性肝癌诊疗指南（2022年版）[J].中华消化外科杂志，2022，21（2）：143-168.

[2] 海峡两岸医药卫生交流协会肿瘤防治专家委员会.肝癌肝切除围手术期管理中国专家共识（2021年版）[J].中华肿瘤杂志，2021，43（4）：414-430.

[3] 潘秋香，黄媛媚.肝癌射频消融术后并发症的原因及临床护理[J].实用临床护理学电子杂志，2020，5（17）：118.

[4] 湖北省医学会介入医学分会护理学组，中国医师协会介入医师分会介入围术学组.肝细胞癌经动脉化疗栓塞治疗围术期护理策略专家共识[J].临床放射学杂志，2022，41（2）：212-216.

[5] 李乐之，路潜.外科护理学[M].7版.北京：人民卫生出版社，2021.

[6] 尤黎明，吴瑛.内科护理学[M].6版.北京：人民卫生出版社，2017.

[7] 徐波，陆宇晗.中华护理学会专科护士培训教材肿瘤专科护理[M].北京：人民卫生出版社，2018.

第十六节 胆囊（管）癌的临床护理

一、胆囊（管）癌专科体征和护理要点

专科体征	1. 症状：胆囊（管）癌早期发病隐匿，无症状及体征，晚期可出现以下症状： （1）食欲下降、体重下降、消瘦、乏力。 （2）黄疸：进行性加重的梗阻性黄疸，表现为皮肤巩膜黄染、全身皮肤瘙痒、尿色深黄、大便呈灰白或陶土样等。 （3）腹水。 （4）腹痛：右上腹饱满、疼痛。 2. 体征： （1）胆囊肥大：可触及肿大的胆囊。 （2）肝大：部分病人可出现肝大、质硬，有触痛或叩痛。
护理要点	1. 生命体征监测。 2. 营养指导：鼓励病人进食高热量、高蛋白、高维生素、易消化的低脂饮食，必要时给予白蛋白、血浆、全血纠正低蛋白血症。 3. 乏力病人预防跌倒。 4. 腹水病人测量腹围。 5. 疼痛护理。

二、胆囊（管）癌围术期的临床护理

术前护理	1. 呼吸道准备：加强健康教育，术前病人需掌握正确的深呼吸、有效咳嗽和排痰技巧。同时保持口腔卫生，积极治疗呼吸道感染和口腔疾病，为病人手术做好准备。 2. 胃肠道准备：术前6小时禁固体饮食，2小时禁饮。 3. 皮肤黄疸的护理：可采用轻轻拍打或用无菌纱布擦拭病人皮肤缓解瘙痒症状；勤剪指甲，避免抓伤皮肤从而引发感染；指导病人穿棉质、宽松、柔软的内衣裤，并保持干净以减轻对皮肤的刺激；此外，使用甘油水、冰霜等常见的润肤止痒的乳剂涂抹皮

续表

术前护理	肤也可以有效缓解皮肤瘙痒及干燥症状；另外定期清洁皮肤也非常重要，在清洁时水温应该适宜，避免刺激性强的清洁剂。 4. 营养准备：对存在营养风险或营养不良的病人，需提供合适的膳食指导及口服营养补充，根据需要适当补充消化酶类药物。若病人的能量和蛋白摄入不足目标量的60%时，考虑进行肠外营养支持。对于严重营养不良的病人，术前营养支持时间通常为7~10日，以改善病人的营养状况。 5. 其他准备：合血备血，以确保手术过程中足够的血液供应，遵医嘱给予药物敏感试验，按要求行皮肤准备及术中物品准备等。
术中护理	详见第一章第一节"肿瘤外科治疗的临床护理"相关内容。
术后护理	1. 病情观察：严密观察意识情况，检测生命体征，关注尿量、腹部体征、黄疸消退情况等；同时特别注意观察肠功能的恢复情况。 2. 管道管理：T管引流的护理。 (1) 预防非计划拔管，妥善固定T管，有效预防管道的意外拔出。 (2) 保持管道通畅，注意避免T管扭曲或折叠，并经常压挤管道。 (3) 观察并记录引流液的颜色、性质和量：正常成人每日的胆汁分泌量为800~1 200 mL，颜色呈黄色或黄绿色且清亮无沉渣。术后24小时内引流量为300~500 mL，恢复饮食后，每日为600~700 mL，随后逐渐减少至每日200 mL左右。若胆汁的引流量突然发生变化，须及时检查原因并正确处理。 (4) 预防感染：注意观察T管引流口周围皮肤有无红肿、渗液等，长期带管者，须定期在严格无菌操作的情况下更换引流袋。注意保持引流管的远端低于引流管口平面，能有效避免胆汁逆流引发感染。保持引流口皮肤清洁干燥，防止胆汁浸润引起的浸渍性皮炎。 (5) 若引流出的胆汁颜色正常、量逐渐减少，可在术后10~14日试夹闭管道1~2日；符合拔管指征时遵医嘱拔管；病人需要

续表

	带T管出院时，需教会病人正确的T管护理方法，告知日常观察护理注意事项，确保病人及家属完全掌握，告知病人出现不适及时就医。
术后护理	3. 呼吸道护理：根据病人病情遵医嘱给予氧气吸入及雾化吸入等治疗，以帮助病人恢复呼吸功能。协助病人翻身拍背，促进有效的咳嗽和排痰，对咳痰无力、呼吸道分泌物滞留的病人，给予鼻腔吸痰或尽早行纤支镜吸痰，确保呼吸道的畅通，对于保留气管插管的病人，需随时吸净呼吸道分泌物，防止感染等并发症的发生。 4. 口腔护理：病人禁食期间尤其需要注意口腔的清洁，预防口腔感染，勤漱口，早晚刷牙，必要时用生理盐水进行口腔擦洗，每日3次，确保口腔湿润和清洁。 5. 术后饮食和营养：宜清淡饮食，鼓励进食低胆固醇、低脂肪、高蛋白、高维生素、易消化的食物，多吃新鲜蔬菜水果，少量多餐，勿暴饮暴食，避免肥肉、脑、肝、肾、油炸食物及刺激性食物，以免影响肝功能，造成胆管结石等。每日摄入量按能量 $25\sim30$ kcal/(kg·d)、蛋白质 $1.2\sim2.0$ g/(kg·d) 的目标量进行计算，保证足够的营养摄入。对术后禁食者，遵医嘱给予全肠外营养支持。恢复经口进食后，能量、蛋白的摄入量不足目标量60%的病人，制订合适的营养方案予以部分肠内+肠外营养支持。 6. 并发症护理： （1）出血：严密观察生命体征，注意引流液的颜色性质和量的变化，关注实验室检查、影像学检查以及大便颜色等，警惕术后活动性出血。 （2）胆漏：密切观察病人是否有发热、腹痛、腹膜刺激征等不适症状，注意切口或腹腔引流液中有无胆汁样液体。一旦怀疑出现胆漏，立即向主管医生汇报，予以正确处置。保持引流通畅，观察引流液的颜色、量、性质，观察腹部体征，若发现有积液，及时进行穿刺引流。 （3）胆道感染：保持胆道引流管通畅，观察有无发热、腹痛、黄疸等。

三、胆囊（管）癌围放疗期的临床护理

临床护理	胆囊（管）癌以手术治疗为主，对放化疗不敏感。胆囊（管）癌围放疗期的临床护理详见第一章第二节"肿瘤放射治疗的临床护理"相关内容。

四、胆囊（管）癌围化疗期的临床护理

临床护理	胆囊（管）癌以手术治疗为主，对放化疗不敏感。临床经常采用以吉西他滨为基础的联合化疗、吉西他滨单药化疗、5-氟尿嘧啶化疗等方案。胆囊（管）癌围化疗期的临床护理详见第一章第三节"肿瘤化学治疗的临床护理"相关内容。

五、胆囊（管）癌随访

胆囊（管）癌随访	治疗结束后每3个月复查1次，持续2年；2年后每6个月复查1次，总共5年。监测CA19-9，每3~6个月1次，连续2年；然后每6个月1次，总共5年。3年内每年行腹、盆腔CT检查。

参考文献

[1] 宋晓雪，陈玺，吴武军，等．携带T型引流管出院病人延续性护理的效果观察［J］．护理学报，2017，24（9）：71-73．

[2] 李乐之，路潜．外科护理学［M］．7版．北京：人民卫生出版社，2021．

[3] 尤黎明，吴瑛．内科护理学［M］．6版．北京：人民卫生出版社，2017．

[4] 徐波，陆宇晗．中华护理学会专科护士培训教材肿瘤专科护理［M］．北京：人民卫生出版社，2018．

第十七节 胰腺癌的临床护理

一、胰腺癌专科体征和护理要点

专科体征	1. 症状： （1）疼痛：上腹疼痛是胰腺癌首发症状，早期为隐痛、钝痛或胀痛，晚期表现为持续性剧烈疼痛，向腰背部放射，屈膝位可稍缓解疼痛。 （2）黄疸：是胰头癌最主要的症状，呈进行性加重。 （3）消化道症状：食欲不振、上腹饱胀、消化不良、恶心、呕吐、腹泻或便秘等。 （4）消瘦、乏力、体重下降，甚至出现贫血或低蛋白血症。 （5）其他：发热、脾功能亢进等。 2. 体征： （1）肝及胆囊肥大，腹部可触及肿块。 （2）在左上腹或脐周可闻及血管杂音。 （3）晚期可出现腹水、左锁骨上淋巴结肿大。
护理要点	1. 生命体征监测。 2. 营养指导：鼓励病人进食高热量、高蛋白、高维生素、易消化的低脂饮食，必要时给予白蛋白、血浆、全血纠正低蛋白血症。 3. 乏力病人预防跌倒。 4. 疼痛护理。 5. 做好健康宣教，遵医嘱用药。

二、胰腺癌围术期的临床护理

术前护理	1. 呼吸道准备：教会病人练习深呼吸、有效咳嗽和排痰技巧，增强肺功能并预防肺部感染，必要时给予雾化吸入。保持口腔卫生，积极治疗呼吸道感染和口腔疾患。 2. 胃肠道准备：遵医嘱术前1日口服泻药或灌肠，术前6小时禁食固体食物，术前2小时禁饮。

续表

术前护理	3. 营养支持：予营养风险筛查，对存在营养风险及营养不良的病人予营养支持。 4. 改善肝功能：遵医嘱给予改善肝功能的药物及止血药物。 5. 其他准备：合血、备血、皮肤准备、必要时行药物敏感试验等。
术中护理	详见第一章第一节"肿瘤外科治疗的临床护理"相关内容。
术后护理	1. 病情观察：观察病人意识、生命体征、尿量、腹部体征、全身皮肤黏膜情况及肠功能恢复情况；遵医嘱静脉泵入生长抑素3~5日；监测血糖以了解胰腺的内分泌功能。 2. 管道管理：导管做好标识，防止脱出，保持引流通畅。每周更换1~2次无菌引流袋，防止逆行感染。注意观察并记录引流液的颜色、性质、量。如有异常及时通知医生给予处理。 3. 肠内营养护理：常规营养筛查及评估，如果有营养风险或营养不良，应给予积极的营养支持治疗，以预防或迟滞癌症恶病质的发生发展。建议热量25~30 kcal/(kg·d)，蛋白质1.2~2.0 g/(kg·d)，视病人营养及代谢状况变化调整营养供给量。有并发症者，热量可增加至30~35 kcal/kg（体质量），视病人营养及代谢状况变化调整营养供给量。当病人伴有厌食或消化不良时，可用甲羟孕酮或甲地孕酮及胰酶片等药物，以改善食欲，促进消化。 4. 呼吸道护理：予雾化吸入治疗，协助病人翻身拍背及有效咳嗽排痰，对咳痰无力、呼吸道分泌物滞留者给予鼻腔吸痰或尽早行支气管纤支镜下吸痰，保留气管插管者随时吸净呼吸道分泌物。 5. 口腔护理：禁食期间应早晚刷牙，勤漱口，必要时用生理盐水对口腔进行擦洗，每日3次，保证口腔湿润度和清洁卫生。 6. 术后饮食和营养：术后禁食期间，予肠外营养支持。维持水、电解质平衡。拔除胃管后从流质、半流质过渡至正常饮食，同时予ONS，给予易消化、低脂饮食，少食多餐。静脉高价营养时监测血糖变化，了解胰腺功能，调节胰岛素剂量，一般将血糖控制在8 mmol/L左右。

续表

术后护理	7. 并发症护理： （1）出血：术后应注意观察有无活动性出血，如发现病人血性引流液引出较多或短期内出现胸闷、脉速、烦躁、面色苍白、上肢湿冷、呼吸急促、血压下降等内出血和休克的表现，应及时报告医生，少量出血可药物治疗、输血等保守治疗；短时间大量失血，导致失血性休克时，应尽快手术止血。 （2）胰瘘：通常指胰空肠吻合口瘘，发生在术后5～7日，观察有无上腹部突然剧烈疼痛或持续性胀痛、高热、腹膜刺激征、腹腔引流液增多；胰瘘发生后应保持引流管通畅，注意保护皮肤，防止因胰液外渗引起皮肤糜烂，应用氧化锌软膏局部护理，并保持局部清洁。 （3）胆瘘：观察病人有无发热、腹痛、腹胀、腹膜刺激征等症状，腹腔引流液呈黄绿色胆汁样。一旦发现异常，应充分引流胆汁，保持引流管口清洁干燥，防止胆汁刺激损伤皮肤。 （4）切口感染：常发生在术后3～5日，当病人自述切口疼痛加重或减轻后又加重，伴体温升高、脉速、血白细胞计数增高时，应立即检查切口，若局部出现红、肿、压痛或有波动感即出现感染。感染早期可局部给予热敷、理疗或用抗生素局部封闭。如有脓肿形成，应拆除局部缝线，切开引流定时更换敷料。 （5）切口裂开：多发生于术后7～10日或拆除皮肤缝线后24小时以内。发生切口裂开时，立即用无菌生理盐水纱布覆盖，并用腹带包扎，并通知医生准备手术。如有内脏脱出，切勿在病床上还纳，以免造成腹腔感染。对年老体弱、全身营养状态差、血浆蛋白低的病人，在术前应加强营养支持，改善病人的体质状态。手术时用减张缝线，术后加强切口包扎，延缓拆线时间。如术后病人咳嗽、腹胀或排便困难，均应及时处理，以预防切口裂开。肺部并发症：肺部出现并发症多见肺炎、肺不张，既往有慢性支气管炎、肺气肿病史，因术后不能有效排痰致呼吸道分泌物滞留感染。常见于术后3～4日，表现为呼吸困难、发绀、脉速、发热等。应在药物治疗基础上，予以雾化吸入及叩背排痰。

续表

术后护理	（6）血栓性静脉炎：多发生于术后长期卧床、活动减少的老年病人或肥胖者。表现为患肢凹陷性水肿，沿静脉行径可出现皮肤发红、肿胀，局部有触痛，常伴体温升高。应停止患肢输液，抬高患肢，局部用硫酸镁湿敷，同时配合全身使用低分子右旋糖酐，局部严禁按摩，以防血栓脱落。 （7）胃排空障碍：观察病人有无腹胀、呕吐，出现胃排空障碍，予以禁食、胃肠减压，每日观察并记录胃液量；通过鼻肠管肠内营养支持及静脉肠外营养支持；使用胃动力药物。 （8）感染：术后严密观察病人体温变化，有无腹痛、腹胀及腹膜刺激征、血白细胞计数及降钙素原增高等。遵医嘱合理使用抗生素，加强营养治疗。

三、胰腺癌围放疗期的临床护理

放疗前护理	详见第一章第二节"肿瘤放射治疗的临床护理"相关内容。
放疗中护理	详见第一章第二节"肿瘤放射治疗的临床护理"相关内容。
放疗后护理	1. 详见第一章第二节"肿瘤放射治疗的临床护理"相关内容。 2. 胃肠道反应的护理：出现恶心、呕吐、胃痛和腹泻，遵医嘱使用预防恶心药物，推荐用抗酸或降酸药。 3. 黄疸护理：出现巩膜黄染、皮肤瘙痒及大便颜色发白时，应保持皮肤清洁、干燥、剪短指甲，防止造成皮肤破损。经皮肝穿刺胆道引流者，做好引流管护理，记录引流液的量、性质及颜色。 4. 休息与活动：保证睡眠和休息，不做剧烈活动。

四、肝癌围化疗期的临床护理

化疗前护理	1. 吉西他滨是肝癌晚期的一线化疗药物，氟尿嘧啶、顺铂、奥沙利铂、伊立替康和丝裂霉素也是常用的化疗药物。 2. 健康宣教：化疗方案、化疗副作用及化疗注意事项介绍。

续表

化疗前护理	3. 病情观察：测量生命体征，了解病人目前健康情况。 4. 化疗前的临床护理详见第一章第三节"肿瘤化学治疗的临床护理"相关内容。
化疗中护理	1. 化疗预处理：根据不同化疗方案，遵医嘱予化疗预处理。 2. 个人防护：护士做好个人防护。 3. 严格执行查对制度。 4. 病情观察：予心电监护，严密观察病人病情变化。 5. 吉西他滨主要表现为骨髓抑制及胃肠道反应，静脉滴注需30～60分钟输注完毕，越长会增加毒性反应；顺铂主要不良反应表现为肾毒性和耳毒性，水化利尿预防肾毒性，尿量大于150 mL/h，伊立替康主要不良反应表现为胆碱能综合征和迟发性腹泻，出现迟发性腹泻时立即服用洛哌丁胺，4 mg首剂，2 mg/2 h，不宜超过48小时；奥沙利铂主要不良反应表现为急性神经毒性，保暖是预防神经毒性的关键。 6. 详见第一章第三节"肿瘤化学治疗的临床护理"相关内容。
化疗后护理	1. 病情观察：严密观察病人病情变化。 2. 胃肠道护理：化疗前评估化疗导致病人发生恶心呕吐的风险，并给予相应指导，减少恶心呕吐的发生。 3. 并发症的预防及护理：化疗后常见并发症有骨髓抑制、胃肠道反应及神经毒性。 4. 详见第一章第三节"肿瘤化学治疗的临床护理"相关内容。

五、胰腺癌围靶向治疗的临床护理

靶向治疗前护理	1. 胰腺癌靶向治疗的常用药物为尼妥珠单抗。 2. 病情观察：测量生命体征，了解病人目前健康情况。 3. 健康宣教：靶向治疗副作用及注意事项。尼妥珠单抗靶向治疗最常见的不良反应有腹泻、皮肤反应、轻度发热、血压下降、恶心、头晕等。 4. 详见第一章第四节"肿瘤分子靶向治疗的临床护理"相关内容。

续表

靶向治疗中护理	1. 靶向治疗预处理。 2. 严格执行查对制度。 3. 病情观察：予心电监护，严密观察病人病情变化。 4. 尼妥珠单抗稀释后室温下可稳定保存8小时，2~8 ℃可稳定保存12小时，超过上述时间应弃去，输注时间大于60分钟。 5. 详见第一章第四节"肿瘤分子靶向治疗的临床护理"相关内容。
靶向治疗后护理	1. 病情观察：严密观察病人病情变化及靶向治疗副作用。 2. 并发症的预防及护理：胰腺癌化疗后常见并发症有腹泻、皮肤反应、轻度发热、血压下降、恶心、头晕等。 3. 详见第一章第四节"肿瘤分子靶向治疗的临床护理"相关内容。

六、胰腺癌免疫治疗的临床护理

免疫治疗前	1. 胰腺癌免疫治疗的常用药物有帕博利珠单抗、卡瑞利珠单抗、贝伐珠单抗等。 2. 详见第一章第五节"肿瘤免疫治疗的临床护理"相关内容。
免疫治疗中	详见第一章第五节"肿瘤免疫治疗的临床护理"相关内容。
免疫治疗后	详见第一章第五节"肿瘤免疫治疗的临床护理"相关内容。

七、胰腺癌随访

胰腺癌随访	术后第1年，每3个月随访1次；第2~3年，每3~6个月随访1次；之后每6个月随访1次。随访时间至少5年。晚期或合并远处转移的胰腺癌病人，应至少每2~3个月随访1次。

参考文献

[1] 中华人民共和国国家卫生健康委员会医政医管局. 胰腺癌诊疗指南（2022年版）[J]. 中华消化外科杂志，2022，21（9）：1117-1136.

[2] 李乐之，路潜. 外科护理学 [M]. 7版. 北京：人民卫生出版社，2021.

[3] 尤黎明，吴瑛. 内科护理学 [M]. 6版. 北京：人民卫生出版社，2017.

[4] 徐波，陆宇晗. 中华护理学会专科护士培训教材肿瘤专科护理 [M]. 北京：人民卫生出版社，2018.

[5] 周文策，张辉，李昕，等. 胰腺癌免疫治疗的前沿与未来 [J]. 肿瘤防治研究，2023，50（4）：338-344.

第十八节　胃癌的临床护理

一、胃癌专科体征和护理要点

专科体征	1. 症状： （1）早期胃癌无明显症状，可出现嗳气、反酸、恶心、进食后饱胀感及上腹隐痛。 （2）进展期胃癌可见上腹部不适、腹胀或腹痛、食欲不振、恶心呕吐。 （3）疼痛护理。 2. 体征： （1）胃癌早期上腹部深压不适或疼痛。 （2）胃癌晚期上腹部肿块。 （3）远处转移可出现腹水、肝大或左锁骨上淋巴结肿大。
护理要点	1. 生命体征监测。 2. 营养指导：鼓励病人进食高热量、高蛋白、高维生素、易消化的低脂饮食，不能进食者给予肠内营养或肠外营养。 3. 疼痛护理。 4. 做好健康宣教，遵医嘱用药。

二、胃癌围术期的临床护理

术前护理	1. 呼吸道准备：教会病人练习深呼吸、有效咳嗽和排痰技巧。保持口腔卫生，积极治疗呼吸道感染和口腔疾患。 2. 胃肠道准备：为促进病人早期康复，对无梗阻者术前6小时禁食，术前2小时禁饮；对幽门梗阻者，在禁食的基础上，术前3日使用3%~5%高渗盐水洗胃，1~2次/d。 3. 饮食护理：对病人进行营养风险筛查及评估，根据饮食和生活习惯制订合理食谱。给予高蛋白、高热量、高维生素、易消化和少渣的食物。出现并发症者暂禁食，给予肠外营养。 4. 皮肤准备：术前清洗腹部皮肤，清洁脐部。

续表

术中护理	详见第一章第一节"肿瘤外科治疗的临床护理"相关内容。
术后护理	1. 病情观察：术后严密观察病人意识、生命体征、氧饱和度。 2. 伤口护理：观察伤口敷料情况，保持伤口干燥，敷料若浸湿，则须及时更换。 3. 管道管理：各管道给予二次固定，保持引流通畅。空肠营养管，保持通畅，每班冲洗。保留胃管接胃肠减压器，每班冲洗胃管，检查胃管通畅性。每班挤压引流管，观察胃管、腹腔引流管、皮下血浆引流管的颜色、性质和量。引流袋须低于腹部引流口，以防逆行性感染。按时更换引流袋，严格无菌原则。引流液清亮且小于 10 mL/h，无发热、无腹胀，医生根据病情可考虑拔除腹腔引流管。 4. 营养支持： (1) 肠外营养支持：术后胃肠减压期间及时给予肠外营养支持，改善病人营养状况，促进切口愈合。如果肠内营养在 48～72 小时内无法达到 60% 目标能量及蛋白需要量时，推荐早期实施肠外营养，当肠内营养的供血量达到目标能量 60% 时，停止肠外营养。 (2) 肠内营养支持：术中安放空肠营养管的病人，术后早期肠内营养支持。 (3) 术后拔除胃管当日可少量饮水；如无不适，第 2 日饮米汤或菜汤，每次 50～80 mL；第 3 日可逐渐过渡到全量流质，每次 100～150 mL；第 4 日可进半流质。食物宜温、软、易于消化，忌生、冷、硬和刺激性食物，少量多餐，逐渐过渡到正常饮食。 (4) 全胃切除术后，肠管代胃容量较小，开始全流质饮食时宜少量、清淡；每次饮食后需观察病人有无腹胀不适。 5. 并发症护理： (1) 出血：一般发生在术后 24 小时，术后严密观察病人生命体征、神志，观察引流液颜色、性质和量，一般 24 小时引流液超过 300 mL，若术后短期内从胃管引出大量新鲜血性液体，持续不止，应警惕术后出血；腹腔引流管内持续引出大量新鲜血性液体，引流量 >200 mL/h，连续 3 小时，应警惕术后出血，须及时报告医生。

续表

术后护理	（2）十二指肠残端破裂：发生在术后 24~48 小时，病人突发上腹部剧痛、发热和腹膜刺激征，腹腔穿刺结果、血白细胞计数等。如出现该并发症，及时做好术前准备。 （3）恶心呕吐：术后恶心呕吐发生率 20%~30%，主要发生在术后 24~48 小时内。术后加强观察，发生恶心呕吐嘱病人头偏向一侧，避免误吸，告知医生，予以对症处理。 （4）吻合口瘘：发生在术后 1 周，病人出现高热、腹膜炎及腹膜刺激征，引流管引流出含肠内容物的浑浊液体。一旦发生，给予禁食、胃肠减压、合理用药，必要时手术。 （5）胃瘫：发生于术后 4~10 日，病人出现上腹饱胀、呕吐和疼痛，呕吐胆汁样胃内容物。一旦发生，给予禁食、胃肠减压及肠外营养支持。 （6）术后梗阻：观察进食后是否有上腹部饱胀、呕吐，呕吐物是否含有胆汁。一旦发生，给予禁食、胃肠减压，给予肠外营养。 （7）倾倒综合征：早期倾倒综合征，少量多餐，避免进食过甜、过咸、过浓的流质食物，进餐后平卧 20 分钟，症状可减轻或消失，术后半年到 1 年内可自愈；晚期倾倒综合征，出现症状时稍进食，尤其是糖类即可缓解，饮食中可减少碳水化合物，增加蛋白质。

三、胃癌围化疗期的临床护理

化疗前护理	1. 常见化疗方案有： （1）FAM 方案由 5-FU（氟尿嘧啶）、ADM（多柔比星）和 MMC（丝裂霉素）3 种药物组成。 （2）MF 方案由 MMC 和 5-FU 组成。 （3）ELP 方案由 CF（叶酸钙）、5-FU 和 VP-16（依托泊苷）组成。 （4）近年来紫杉醇类（多烯紫杉醇）、第三代铂类（奥沙利铂）、拓扑异构酶 I 抑制剂（伊立替康）、口服氟化嘧啶类（卡培他滨）等新的化学治疗药物也用于胃癌治疗。

续表

化疗前护理	2. 健康宣教：化疗方案、化疗副作用及化疗注意事项介绍。 3. 病情观察：测量生命体征，了解病人目前健康情况。 4. 化疗前的临床护理详见第一章第三节"肿瘤化学治疗的临床护理"相关内容。
化疗中护理	1. 化疗预处理：根据不同化疗方案，遵医嘱予化疗预处理。 2. 个人防护：护士做好个人防护。 3. 严格执行查对制度。 4. 病情观察：予心电监护，严密观察病人病情变化。 5. 化疗副作用观察、预防及处理： （1）吉西他滨主要表现为骨髓抑制及胃肠道反应，静脉滴注需30～60分钟输注完毕，越长会增加毒性反应。 （2）顺铂主要不良反应表现为肾毒性和耳毒性，水化利尿预防肾毒性，尿量大于 150 mL/h。 （3）伊立替康主要不良反应表现为胆碱能综合征和迟发性腹泻，出现迟发性腹泻时立即服用洛哌丁胺，4 mg 首剂，2 mg/2 h，不宜超过 48 小时。 （4）奥沙利铂主要不良反应表现为急性神经毒性，保暖是预防神经毒性的关键。 6. 详见第一章第三节"肿瘤化学治疗的临床护理"相关内容。
化疗后护理	1. 病情观察：严密观察病人病情变化。 2. 胃肠道护理：化疗前评估化疗导致病人发生恶心呕吐的风险，并给予相应指导，减少恶心呕吐的发生。 3. 并发症的预防及护理：化疗后常见并发症有骨髓抑制、胃肠道反应及神经毒性。 4. 详见第一章第三节"肿瘤化学治疗的临床护理"相关内容。

四、胃癌围靶向治疗的临床护理

靶向治疗前护理	1. 常见靶向药物有曲妥珠单抗、阿帕替尼。 2. 病情观察：测量生命体征，了解病人目前健康情况。 3. 健康宣教：靶向治疗副作用及注意事项。 4. 详见第一章第四节"肿瘤分子靶向治疗的临床护理"相关内容。
靶向治疗中护理	1. 靶向治疗预处理。 2. 严格执行查对制度。 3. 病情观察：予心电监护，严密观察病人病情变化。 4. 副作用观察及处理：曲妥珠单抗不良反应有心肌毒性、输液反应、肺毒性等；阿帕替尼不良反应有血压升高、手足综合征、出血、心脏毒性、肝脏毒性等。 5. 详见第一章第四节"肿瘤分子靶向治疗的临床护理"相关内容。
靶向治疗后护理	1. 病情观察：严密观察病人病情变化及靶向治疗副作用。 2. 详见第一章第四节"肿瘤分子靶向治疗的临床护理"相关内容。

五、胃癌免疫治疗的临床护理

免疫治疗前护理	1. 常见免疫治疗药物有PD-1单抗。 2. 详见第一章第五节"肿瘤免疫治疗的临床护理"相关内容。
免疫治疗中护理	详见第一章第五节"肿瘤免疫治疗的临床护理"相关内容。
免疫治疗后护理	详见第一章第五节"肿瘤免疫治疗的临床护理"相关内容。

六、胃癌随访

胃癌随访	胃癌病人须定期门诊随访，检查肝功能、血常规等，注意预防感染。术后3年内每3~6个月复查1次，3~5年每半年复查1次，5年后每年复查1次。内镜检查每年1次，若有腹部不适、胀满、肝区肿胀、锁骨上淋巴结肿大等表现时，应随时复查。

参考文献

[1] 中华人民共和国国家卫生健康委员会医政医管局.胃癌诊疗指南(2022年版)[J].中华消化外科杂志,2022,21(9):1137-1164.

[2] 李乐之,路潜.外科护理学[M].7版.北京:人民卫生出版社,2021.

[3] 尤黎明,吴瑛.内科护理学[M].6版.北京:人民卫生出版社,2017.

[4] 徐波,陆宇晗.中华护理学会专科护士培训教材肿瘤专科护理[M].北京:人民卫生出版社,2018.

第十九节 直肠癌的临床护理

一、直肠癌专科体征和护理要点

专科体征	1. 直肠刺激症状：便意频繁、肛门坠胀、里急后重、排便不尽感、黏液血便。 2. 肠腔狭窄症状：粪便变形、变细、腹痛、腹胀，排便困难等症状。 3. 若肿瘤穿透肠壁，侵犯前列腺、膀胱时可出现尿道刺激征（尿频、尿急、尿痛）。 4. 女性直肠癌可侵及阴道后壁，引起白带增多，穿透阴道后壁可导致直肠阴道瘘。
护理要点	1. 生命体征监测。 2. 营养指导：鼓励病人进食高热量、高蛋白、高维生素、易消化的低脂饮食，必要时给予白蛋白、血浆、全血纠正低蛋白血症。 3. 疼痛护理。

二、直肠癌围术期的临床护理

术前护理	1. 饮食护理：对病人进行营养风险筛查及评估，根据饮食和生活习惯制订合理食谱。给予高蛋白、高热量、高维生素、易消化和少渣的食物。术前3日进少渣半流质饮食，术前1~2日进无渣流质饮食，术前12小时禁食，6小时禁饮。新型饮食准备，术前3日至12小时口服全营养制剂，减少肠腔粪渣形成。 2. 呼吸道准备：教会病人练习深呼吸、有效咳嗽和排痰技巧。保持口腔卫生，积极治疗呼吸道感染和口腔疾患。 3. 肠道准备：术前1日根据手术方式，遵医嘱给予肠道口服导泻或灌肠。

续表

术前护理	4. 肠造口定位：行腹会阴联合直肠癌切除术的病人，医生或者造口治疗师进行肠造口定位，减少术后造口并发症。 5. 阴道冲洗：肿瘤侵及阴道后壁的女性病人，术前3日每晚行阴道冲洗。 6. 皮肤准备：保持皮肤清洁干燥，清洁脐部皮肤，会阴部予以备皮。
术中护理	详见第一章第一节"肿瘤外科治疗的临床护理"相关内容。
术后护理	1. 病情观察：术后严密观察病人意识、生命体征、氧饱和度。 2. 伤口护理：观察伤口敷料情况，保持伤口干燥，敷料若浸湿，则须及时更换，腹部伤口予以腹带固定；行直肠前切术病人，观察肛门有无出血。 3. 管道管理：各管道给予二次固定，保持引流通畅，每班挤压引流管，观察腹腔引流管、骶前血浆引流管引流液的颜色、性质和量。引流袋须低于腹部引流口，以防逆行性感染。引流袋定期更换，严格无菌原则。引流液清亮且小于 10 mL/d，无发热、无腹胀，医生根据病情可考虑拔除引流管。 4. 观察术后肠道功能恢复：回肠造口术后 48~72 小时开始排泄，最初流出物黏稠、绿色、有光泽，肠蠕动恢复阶段，每日量 500~1 800 mL，随着近端小肠对液体的吸收和肠的"适应"，排出量降至 500~800 mL。保肛术后病人密切观察肛门及大便情况，有无腹泻、便秘情况，及时告知医生。 5. 促进肠蠕动功能恢复：早期进食、嚼口香糖、早期活动。 6. 营养支持：协助病人在术后尽早恢复饮食，加快肠道功能的恢复，可减少腹胀，抑制肠道菌群混乱，保护肠道黏膜，减少营养以及代谢损伤，降低吻合口瘘的发生率，缩短住院时间。一般在术后当日先给予 100 mL 的饮水，如果没有出现不良反应，再给予 200 mL 左右的高能量流食，每日 2~3 次，直到病人恢复到能够正常进食为止。对于肠造口病人，尽量少食胀气的食物。

续表

术后护理	7. 并发症护理： （1）出血：术后监测生命体征、意识情况，观察腹部体征，有无腹胀、腹部压痛、反跳痛、肌紧张等，观察引流管颜色、性质和量，一般24小时引流液超过300 mL，且颜色红、量多，应考虑出血，应及时通知医生。 （2）吻合口瘘：观察病人有无突发腹痛及腹痛加重，腹膜炎体征，引流管引出浑浊液体。出现后给予禁食、胃肠减压，同时予以肠外营养，必要时行手术。 （3）肠梗阻：鼓励术后早期活动，防止肠粘连。观察腹部症状和体征，出现阵发性腹痛、腹胀、呕吐等，通知医生，给予禁食，胃肠减压。 （4）尿潴留：直肠术后病人因体位及伤口疼痛导致尿潴留，在直立或疼痛缓解后可自行恢复，在拔除尿管后嘱多饮水，密切观察病人的排尿情况；如因术中损伤盆腔神经导致的尿潴留，则需继续留置导尿管，配合理疗和药物促进膀胱功能的恢复。 （5）感染：密切监测病人生命体征，观察切口有无充血、水肿、疼痛等；遵医嘱用药；肠造口者，术后2~3日取肠造口侧卧位，保护腹壁切口，及时更换浸湿的敷料，避免肠造口流出的排泄物污染腹壁切口。 8. 肠造口护理： （1）尊重隐私：为病人行造口的观察，造口护理时用围帘、屏风遮挡，不在其他人面前谈论病人的病情。 （2）观察造口黏膜的颜色、高度、形状及大小，如果肠黏膜有变黑等缺血症状，及时告知医生。当造口袋内充满1/3~1/2的排泄物时，及时倾倒。 （3）造口专科护士向病人及家属示范肠造口护理1~2次。出院后，为造口病人和家属提供居家护理咨询。术后2~3周指导造口病人在造口专科门诊进行复诊。

续表

术后护理	（4）饮食：宜进食高蛋白、高热量、高维生素、易于消化的少渣食物，少食辛辣、刺激性、易产气、易产生异味的食物与饮料，多饮水。避免易引起腹泻的食物，如咖喱、乙醇、绿豆、菠菜、油炸食物等，如出现腹泻，宜进食低纤维、少油炸的食物，并注意补充水分和电解质。 9. 造口及周围皮肤并发症：出血、缺血坏死、狭窄、回缩、皮肤黏膜分离、造口周围皮肤损伤、造口周围肉芽肿、造口周围毛囊炎。护理见造口并发症的临床护理。 10. 术后康复：术后早期活动，预防血栓发生，并指导病人呼吸训练、咳嗽咳痰，预防肺部感染。低位直肠前切除可能造成排便控制问题和其他肠道功能紊乱，评估大便次数、形状、颜色，有无大便失禁发生。必要时行肛门指检了解肛门括约肌功能。术后1周指导其进行排便反射训练，排便时将躯体前倾、臀部抬高，若有便意，指导病人做深呼吸收缩肛门训练，并学习排便控制，维持10秒；指导病人收缩肛门训练，早晚各1次，收缩与舒张各20秒，每组训练10次。此外，指导病人排尿时突然中断尿流，完全停止后继续排尿，以促进排便功能的康复。术后盆底肌训练，可减轻或防止大小便失禁。 11. 造口还纳术后护理：对于临时造口病人，术后2~3个月可进行造口还纳术，术后观察病人生命体征、腹部体征，观察有无肠梗阻、吻合口瘘、瘘口狭窄、皮肤糜烂及慢性化脓性感染性肉芽肿等并发症。

三、直肠围放疗期的临床护理

放疗前护理	详见第一章第二节"肿瘤放射治疗的临床护理"相关内容。
放疗中护理	详见第一章第二节"肿瘤放射治疗的临床护理"相关内容。
放疗后护理	1. 详见第一章第二节"肿瘤放射治疗的临床护理"相关内容。

续表

放疗后护理	2. 放疗并发症有放射性直肠炎、放射性膀胱炎。 (1) 放射性直肠炎的护理： 1) 放射性直肠炎分级标准：0级，无任何症状反应；Ⅰ级，大便次数变多或排便习惯变化，直肠不适感明显，但无须给予止痛治疗；Ⅱ级，腹泻明显，应合理使用抗交感神经药物，黏液分泌量变多，但可不用卫生垫，伴有程度不同的肠或腹部疼痛现象，合理使用止痛药；Ⅲ级，腹泻严重，应作肠胃外支持，存在大量重度黏液或血性分泌物，使用卫生垫，腹部膨胀严重（经腹部X线检查影像诊断显示肠管扩张）。 2) 放射性直肠炎护理：①Ⅰ级放射性直肠炎护理：无须用药，但需时刻留意病患肛周情况，告知病患每日排便后须用温水进行肛周清洁，且需多饮水（以2 500 mL/d为宜），因为大量饮水更利于肠道蠕动，使机械性刺激得到缓解；指导病患少食多餐，且多食易消化、高蛋白与维生素含量丰富的低纤维素食物，忌食生、冷、产气与油腻辛辣食物。②Ⅱ级放射性直肠炎护理：每日在临睡前做1次保留灌肠，灌肠前嘱病患将大小便排空，协助其取左侧卧位。灌肠过程中间隔半小时进行1次体位更换，结束后引导有便意的病人做深呼吸，确保灌肠液能停留超过6小时。③Ⅲ级放射性直肠炎护理：通常在放疗的4~5周出现，需在前面Ⅰ~Ⅱ级护理内容之上实施营养支持，使放疗副作用得到缓解，增强机体对放疗的敏感性。 (2) 放射性膀胱炎的护理： 1) 放射性膀胱炎分级标准：放射性膀胱炎分为4级。Ⅰ级：轻度上皮萎缩，轻度毛细血管扩张（镜下血尿）；Ⅱ级：中度尿频，广泛毛细血管扩张，间断性肉眼血尿；Ⅲ级：重度尿频和排尿困难，重度广泛毛细血管扩张（常伴瘀斑），频繁血尿，膀胱容量减少（<150 mL）；Ⅳ级：坏死/膀胱挛缩（膀胱容量<100 mL），重度出血性膀胱炎。

续表

放疗后护理	2) 放射性膀胱炎的护理：①指导病人在照射前应保留小便，尽量使膀胱充盈，以减少小肠及膀胱的反应。②膀胱功能锻炼：对留置有导尿管的病人，指导病人持续导尿7~10日，保持膀胱处于一个空虚的状态，同时指导病人避免过度的腹部运动，以减轻疼痛。在持续导尿7~10日后，每隔2~3小时夹闭尿管1次，使膀胱保持一定的容量，且定时开放，排空膀胱，维持4~5日，这样做的目的在于通过间断性的夹闭导尿管，增加膀胱容量以及内压，刺激膀胱内感受器，以促进膀胱的反射性收缩，恢复其功能。对未留置导尿管的病人，指导病人在每次排尿前保持站立不动，收缩盆底肌，直至紧迫感消失后放松，逐渐增加时间1~15分钟。③膀胱灌注指导：灌注法是一种比较常用的治疗放射性膀胱炎的方法，向病人介绍膀胱灌注的注意事项。

四、直肠癌围化疗期的临床护理

化疗前护理	1. 直肠癌常见的化疗方案有：①FOLFOX方案，奥沙利铂、氟尿嘧啶和亚叶酸钙联合用药。②MAYO方案，氟尿嘧啶和亚叶酸钙联合用药。③XELOX方案，奥沙利铂和卡培他滨联合用药。 2. 健康宣教：化疗方案、化疗副作用及化疗注意事项介绍。 3. 病情观察：测量生命体征，了解病人目前健康情况。 4. 详见第一章第三节"肿瘤化学治疗的临床护理"相关内容。
化疗中护理	1. 化疗预处理：根据不同化疗方案，遵医嘱予化疗预处理。 2. 个人防护：护士做好个人防护。 3. 严格执行查对制度。 4. 病情观察：予心电监护，严密观察病人病情变化。 5. 详见第一章第三节"肿瘤化学治疗的临床护理"相关内容。
化疗后护理	详见第一章第三节"肿瘤化学治疗的临床护理"相关内容。

五、直肠癌围靶向治疗的临床护理

靶向治疗前护理	1. 直肠癌靶向治疗的常见药物有西妥昔单抗、贝伐珠单抗、瑞戈非尼和呋喹替尼。 2. 病情观察：测量生命体征，了解病人目前健康情况。 3. 健康宣教：靶向治疗副作用及注意事项。 4. 详见第一章第四节"肿瘤分子靶向治疗的临床护理"相关内容。
靶向治疗中护理	1. 靶向治疗预处理。 2. 严格执行查对制度。 3. 病情观察：予心电监护，严密观察病人病情变化。 4. 副作用观察及处理：西妥昔单抗不良反应有皮肤毒性反应，应清洁皮肤，合理保湿，修复皮肤屏障；采取适当防晒措施；遵医嘱使用对症处理药物，预防感染发生。贝伐珠单抗可导致高血压、肾病综合征、出血、伤口延迟愈合以及动静脉血栓的风险，使用过程中需监测血压、肾功能。瑞戈非尼最常见的不良反应为疼痛（包括胃肠道和腹部疼痛），手足皮肤反应，乏力/疲劳，腹泻，食欲下降/食量减少，高血压，感染，发音困难，高胆红素，发热，黏膜炎，体重减轻，皮疹和恶心。呋喹替尼不良反应有高血压、鼻腔出血、血尿、消化道出血，胃肠道反应如恶心呕吐、腹泻等，以及尿路感染、皮疹、皮炎等症状。 5. 详见第一章第四节"肿瘤分子靶向治疗的临床护理"相关内容。
靶向治疗后护理	详见第一章第四节"肿瘤分子靶向治疗的临床护理"相关内容。

六、直肠癌免疫治疗的临床护理

免疫治疗前护理	1. 直肠癌常见免疫治疗药物有PD-1单抗或PD-L1单抗。 2. 详见第一章第五节"肿瘤免疫治疗的临床护理"相关内容。
免疫治疗中护理	详见第一章第五节"肿瘤免疫治疗的临床护理"相关内容。

续表

| 免疫治疗后护理 | 详见第一章第五节"肿瘤免疫治疗的临床护理"相关内容。 |

七、直肠癌随访

| 直肠癌随访 | 每3个月复查1次，连续2年；然后每6个月复查1次，至术后5年。以后每年复查1次。 |

参考文献

[1] 国家卫生健康委员会医政司，中华医学会肿瘤分会. 中国结直肠癌诊疗规范（2023版）[J]. 协和医学杂志，2023，14（4）：706-733.

[2] 中华护理学会. 成人肠造口护理：T/CNAS 07—2019 [S]. 北京：中华护理学会，2019.

[3] 李乐之，路潜. 外科护理学 [M]. 7版. 北京：人民卫生出版社，2021.

[4] 尤黎明，吴瑛. 内科护理学 [M]. 6版. 北京：人民卫生出版社，2017.

[5] 李晔雄. 肿瘤放射治疗学 [M]. 北京：中国协和医科大学出版社，2018.

第二十节 结肠癌的临床护理

一、结肠癌专科体征和护理要点

专科体征	1. 早期结肠癌多无明显症状。 2. 排便习惯改变，大便性状改变：排便次数增多，腹泻，便秘，排血便、脓性或黏液性粪便。 3. 腹痛或腹部不适：常见的早期症状，持续性隐痛或腹部不适或腹胀感。 4. 腹部肿块。 5. 肠梗阻：中晚期症状，一般是慢性、低位、不完全性肠梗阻，表现为便秘、腹部胀痛或绞痛。 6. 全身症状：消瘦、贫血、乏力、低热等。
护理要点	1. 生命体征监测。 2. 营养指导：鼓励病人进食高热量、高蛋白、高维生素、易消化的低脂饮食，必要时给予白蛋白、血浆、全血纠正低蛋白血症。 3. 疼痛护理。

二、结肠癌围术期的临床护理

同本章第十九节"直肠癌的临床护理"相关内容。

三、结肠癌围放疗期的临床护理

同本章第十九节"直肠癌的临床护理"相关内容。

四、结肠癌围化疗期的临床护理

同本章第十九节"直肠癌的临床护理"相关内容。

五、结肠癌围靶向治疗的临床护理

同本章第十九节"直肠癌的临床护理"相关内容。

六、结肠癌免疫治疗的临床护理

同本章第十九节"直肠癌的临床护理"相关内容。

七、结肠癌随访

结肠癌随访	每3个月复查1次，连续2年；然后每6个月复查1次，至术后5年。以后每年复查1次。

参考文献

[1] 中华护理学会. 成人肠造口护理: T/CNAS 07—2019 [S]. 北京: 中华护理学会, 2019.

[2] 李乐之, 路潜. 外科护理学 [M]. 7版. 北京: 人民卫生出版社, 2021.

[3] 尤黎明, 吴瑛. 内科护理学 [M]. 6版. 北京: 人民卫生出版社, 2017.

[4] 李晔雄. 肿瘤放射治疗学 [M]. 北京: 中国协和医科大学出版社, 2018.

[5] 王嘉源, 董卫国. 结肠癌靶向治疗研究 [J]. 胃肠病学和肝病学杂志, 2020, 29 (7): 721-725.

第二十一节 肠梗阻的临床护理

一、肠梗阻专科体征和护理要点

专科体征	1. 症状： （1）腹痛：单纯性机械性肠梗阻表现为阵发性腹部绞痛；绞窄性肠梗阻者表现为持续性剧烈腹痛；麻痹性肠梗阻者腹痛为全腹持续性胀痛或不适；肠扭转所致闭祥性肠梗阻者表现为突发腹部持续性绞痛并阵发性加剧；而肠蛔虫堵塞多为不完全性肠梗阻，以阵发性脐周腹痛为主。 （2）呕吐：高位肠梗阻呕吐发生较早且频繁，呕吐物主要为胃及十二指肠内容物等；低位肠梗阻呕吐出现较晚；麻痹性肠梗阻时呕吐呈溢出性；绞窄性肠梗阻呕吐物为血性或棕褐色液体。 （3）腹胀：高位肠梗阻由于呕吐频繁，腹胀较轻；低位肠梗阻腹胀明显；闭祥性肠梗阻病人腹胀多不对称；麻痹性肠梗阻则表现为均匀性腹胀；肠扭转时腹胀多不对称。 （4）停止排便、排气。 2. 体征： （1）腹部视诊：机械性肠梗阻可见肠型和蠕动波。 （2）腹部触诊：单纯性肠梗阻轻度压痛，无腹膜刺激征；绞窄性肠梗阻有固定压痛和腹膜刺激征；蛔虫性肠梗阻者在腹中部触及条索状团块；肠套叠时可扪及腊肠样肿块。 （3）腹部叩诊：移动性浊音可呈阳性。 （4）腹部听诊：机械性肠梗阻时有肠鸣音亢进，过水音；麻痹性肠梗阻时，则肠鸣音减弱或消失。
护理要点	1. 生命体征监测。 2. 及时清除呕吐物，保持呼吸道通畅。 3. 营养指导：鼓励病人进食高热量、高蛋白、高维生素、易消化的低脂饮食，必要时给予白蛋白、血浆、全血纠正低蛋白血症。 4. 疼痛护理。

二、肠梗阻非手术期的临床护理

非手术治疗	1. 适应证：单纯性粘连性肠梗阻、麻痹性或痉挛性肠梗阻、蛔虫或大便堵塞性肠梗阻、肠结核等炎症引起的不完全性肠梗阻。 2. 临床护理： （1）胃肠减压：遵医嘱留置胃肠减压管，持续低负压吸引，排出胃部多余的空气和消化液体，以缓解症状；密切监测引流管、引流量、引流颜色，如果发现引流液呈血性时，提示病人为绞窄型肠梗阻，及时告知医生；可遵医嘱向胃管里注入生植物油或中药等，以润滑肠管、刺激肠蠕动恢复，注药后夹闭 1~2 小时再开放。 （2）用药护理：持续泵入生长抑素减少胃肠液的分泌，从而减轻腹胀症状；确定无绞窄后，可应用阿托品、山莨菪碱（654-2）等抗胆碱药物，解除平滑肌痉挛、抑制胃肠道腺体分泌。 （3）体液补充与营养支持：严密监测病人呕吐次数、量、性状，及尿量、电解质、血气分析结果等，遵医嘱补液；梗阻时禁饮、禁食，予肠外营养；若梗阻解除，病人开始排气、排便，腹痛、腹胀消失 12 小时后，可进流质饮食，忌食易产气的甜食与牛奶，无异常 24 小时后进食半流质，3 日后进食软食。 （4）呕吐护理：呕吐时坐起或头偏向一侧，及时清除口腔内呕吐物，以免误吸引起吸入性肺炎或窒息；呕吐后给予漱口，保持口腔清洁；观察和记录呕吐物颜色、性状和量。 （5）病情观察：定时监测体温、脉搏、呼吸和血压，以及腹痛、腹胀和呕吐等变化，及时了解病人各项实验室指标。若出现以下情况应警惕绞窄性肠梗阻发生的可能： 1）腹痛发作急骤，发病开始即可表现为持续性剧痛或持续性疼痛伴阵发性加重，有时出现腰背痛。 2）呕吐出现早、剧烈而频繁。 3）腹胀不对称，腹部有局限性隆起或触痛性肿块。 4）呕吐物、胃肠减压液或肛门排出物为血性，或腹腔穿刺抽出血性液体。 5）出现腹膜刺激征，肠鸣音可不亢进或由亢进转为减弱甚至消失。 6）体温升高、脉率增快、血白细胞计数升高。

续表

非手术治疗	7）病情进展迅速，早期出现休克，抗休克治疗无效。 8）经积极非手术治疗而症状体征未见明显改善。 9）腹部X线可见孤立、突出胀大的肠袢，位置固定不变，或有假肿瘤状阴影；或肠间隙增宽，提示腹腔积液。 以上病人病情危重，应在抗休克、抗感染的同时，积极做好术前准备。 （6）术前准备：遵医嘱合血、备皮。

三、肠梗阻围术期的临床护理

术前护理	详见第一章第一节"肿瘤外科治疗的临床护理"相关内容。
术中护理	详见第一章第一节"肿瘤外科治疗的临床护理"相关内容。
术后护理	1. 详见第一章第一节"肿瘤外科治疗的临床护理"相关内容。 2. 并发症的预防： （1）肠粘连：可由广泛性肠粘连未能分离完全或术后胃肠道处于暂时麻痹状态，加上腹腔炎症、重新引起粘连而导致。鼓励病人术后早期活动，以促进机体和胃肠道功能的恢复，防止肠粘连。一旦出现腹部阵发性腹痛、腹胀、呕吐等，应采取禁食、胃肠减压和纠正水、电解质及酸碱失衡、防治感染，一般多可缓解。 （2）腹腔内感染及肠瘘：监测生命体征变化及观察切口情况，若术后3~5日出现体温升高、切口红肿及剧痛时应怀疑切口感染；若出现局部或弥漫性腹膜炎表现，腹腔引流管周围流出液体带粪臭味时，应警惕腹腔内感染及肠瘘的可能。遵医嘱进行积极的全身营养支持和抗感染治疗，局部双套管负压引流。引流不畅或感染不能局限者需再次手术处理。 （3）术后出血：肠梗阻手术治疗24~48小时内，病人容易发生出血现象，表现为面色苍白、血压下降、脉搏异常、引流液中带血等，及时告知医生，遵医嘱给予止血药、输血等措施。 （4）肺部感染：指导病人主动咳痰，协助病人翻身拍背，必要时应用雾化吸入、吸痰干预，以避免发生肺部感染。 3. 造口的护理：根据病情有些病人会行急诊造口手术来缓解梗阻症状，造口护理详见造口并发症的护理。

参考文献

[1] 李乐之,路潜. 外科护理学 [M]. 7版. 北京：人民卫生出版社，2022.

第二十二节　肠瘘的临床护理

一、肠瘘专科体征和护理要点

专科体征	1. 症状： （1）腹痛、腹胀、恶心、呕吐。 （2）体温升高，达38 ℃及以上。 （3）可出现严重水、电解质及酸碱平衡失调。 2. 体征： （1）腹壁可有1个或多个瘘口。 （2）瘘口周围皮肤糜烂、红肿。
护理要点	1. 生命体征监测。 2. 及时清除呕吐物，保持呼吸道通畅。 3. 营养指导：鼓励病人进食高热量、高蛋白、高维生素、易消化的低脂饮食，必要时给予白蛋白、血浆、全血纠正低蛋白血症。 4. 疼痛护理。 5. 皮肤护理。

二、肠瘘非手术期的临床护理

非手术治疗	1. 维持体液平衡：补充液体和电解质，纠正水、电解质及酸碱平衡失调，并根据病人生命体征、皮肤弹性、黏膜湿润情况、24小时出入量、血清电解质及血气分析检测结果，及时调整液体与电解质的种类与量。 2. 控制感染： （1）体位：取低半坐卧位，以利漏出液积聚于盆腔，减少毒素的吸收，同时有利于呼吸及引流。 （2）合理应用抗生素：遵医嘱合理应用抗生素。 （3）腹腔双套管引流的护理：腹腔双套管引流是最常用的引流方式，已被广泛应用于腹腔区域冲洗和引流，是一种负压主动引流

续表

非手术治疗	管,该套管由保护套管(外套管)、吸引管(内吸管)及一固定进水管(冲洗管)组成,其外套管壁上有多个孔,利于引流。通过有效的冲洗和持续低负压吸引,它可将腹腔内的积血、积液、积脓、坏死组织等物质引出体外,减少毒素的吸收,防止或减轻感染。经手术切口或瘘管内放置双套管行腹腔灌洗并持续负压吸引,以充分稀释肠液,保持引流通畅,减少肠液的溢出。双套管引流应注意以下方面: 1)调节负压大小:一般情况下负压以 10~20 kPa(75~150 mmHg)为宜,具体应根据肠液黏稠度及日排出量调整;注意避免负压过小致引流不充分,或负压太大造成肠黏膜吸附于管壁引起损伤、出血。当瘘管形成、漏出液少时,应降低压力。 2)保持引流管通畅:妥善固定引流管,保持各处连接紧密,避免扭曲、脱落;定时挤压引流管,并及时清除双腔套管内的血凝块、坏死组织等,避免堵塞;若出现管腔堵塞,可沿顺时针方向缓慢旋转松动外套管,若无效,应通知医生,另行更换引流管。 3)调节灌洗液的量及速度:其取决于引流液的量及性状。一般每日灌洗量为 2 000~4 000 mL,速度为 40~60 滴/min,若引流量多且黏稠,可适当加大灌洗的量及速度;而在瘘管形成,肠液溢出减少后,灌洗量可适当减少。灌洗液以等渗盐水为主,若有脓腔形成或腹腔内感染严重,灌洗液中可加入敏感抗生素。注意保持灌洗液的温度在 30~40 ℃,避免过冷对病人造成不良刺激。 4)观察和记录:观察并记录引流液的量及性状。多发瘘者常多根引流管同时冲洗和引流,应分别标记冲液瓶和引流瓶,并分别观察、记录。通过灌洗量和引流量判断进出量是否平衡(每日肠液排出量=引流量-灌洗量)。若灌洗量大于引流量,常提示吸引不畅,须及时处理。灌洗过程中应观察病人有无畏寒、心慌气急、面色苍白等不良反应,一旦出现应立即停止灌洗,对症处理。

续表

非手术治疗	3. 用药护理：遵医嘱给予生长抑素和生长激素。生长抑素制剂如奥曲肽等，能显著降低胃肠分泌量，从而降低瘘口肠液的排出量，以减少液体丢失。当肠液明显减少时，改用生长激素，可促进蛋白质合成，加速组织修复。 4. 营养支持：在肠瘘发病初期，原则上应停止经口进食，可通过中心静脉置管行全胃肠外营养，达到既迅速补充所需热量又减少肠液分泌的目的。随着病情的好转，漏出液的减少和肠功能的恢复，逐渐恢复肠内营养。可通过胃管或空肠喂养管给予要素饮食，但应注意逐渐增加灌注的量及速度，避免引起渗透性腹泻。消化液回输被认为是一种有效、经济、简单的营养支持模式。在病人全身及局部炎症得到控制，引流出的消化液无脓性分泌物，肠蠕动恢复后进行消化液的收集后回输。导管应妥善固定，输注速度先慢后快，量由少到多。消化液应在收集后尽快回输，并避免污染。 5. 瘘口周围皮肤的护理：从瘘管渗出的肠液具有较强的腐蚀性，可造成周围皮肤糜烂，甚至溃疡、出血。因此须保持充分有效的腹腔引流，减少肠液漏出；及时清除漏出的肠液，保持皮肤清洁干燥，可选用生理盐水或温开水清洗皮肤；局部清洁后涂抹复方氧化锌软膏、皮肤保护粉或皮肤保护膜加以保护。若局部皮肤发生糜烂，可采取红外线或超短波等进行理疗。 6. 腹腔开放护理：病人咳嗽时可给予双手保护减轻腹部切口张力。创面尽量保持湿润，防止肠管干燥引发肠瘘的发生。创面下放置引流管者，保证引流通畅。真空负压密闭引流，需检查连接管有无漏气、接头有无血凝块堵塞、创面封闭等情况。开放创面上方用支撑架，以免棉被压迫创面也便于引流和观察创面。

三、肠瘘围术期的临床护理

术前护理	详见第一章第一节"肿瘤外科治疗的临床护理"相关内容。
术后护理	1. 详见第一章第一节"肿瘤外科治疗的临床护理"相关内容。 2. 营养支持：术后早期禁食，禁食期间给予全胃肠外营养支持，并做好相应护理。

续表

术后护理	3. 引流管护理：肠瘘术后留置的引流管较多，包括腹腔负压引流管、胃肠减压管、导尿管等。应妥善固定并标识；保持各管道引流通畅；严格无菌技术操作；观察并记录各引流液的颜色、性状和量；根据引流情况及时调整引流管负压大小。 4. 并发症的护理：术后再发肠梗阻、腹腔内感染和术后出血的护理参见肠梗阻护理。 5. 瘘口造口的护理： （1）腹腔污染严重、不能耐受一次性彻底手术者，造口护理详见"造口并发症护理"。 （2）腹壁切口造口袋的粘贴。 1）消毒腹壁切口后，用生理盐水纱布由外到内轻轻擦拭切口周围皮肤。 2）20 mL 注射器抽取生理盐水，冲洗切口。 3）撒造口护肤粉，用防漏膏把肠瘘沿周围涂抹一圈。 4）使用康惠尔溃疡贴，将康惠尔溃疡贴正中间比瘘口稍大的瘘口形状开口。 5）去掉溃疡贴后面保护膜，直接贴于腹部切口上，正中瘘口形状开口对腹壁肠瘘瘘口，用手将溃疡贴均匀贴于皮肤上。 6）将皮肤保护膜涂在溃疡贴上待干。 7）剪好透明底盘的开口大小比瘘口稍大，然后撕去造口袋背衬不干胶后对准贴在切口上溃疡贴开口处，使整个切口完全覆盖在底座开口内，安装好透明袋，锁好扣环。

参考文献

[1] 李乐之，路潜. 外科护理学 [M]. 7版. 北京：人民卫生出版社，2022.

第二十三节 造口常见并发症的临床护理

护理评估	1. 造口黏膜：有无出血、水肿，颜色有无发绀、变黑。 2. 造口周围皮肤：有无疼痛、瘙痒、皮疹、破损。 3. 消化道症状：有无食欲不振、恶心、呕吐、腹痛、腹胀、便秘、腹泻等症状。 4. 评估五大生命体征及阳性体征。 5. 疼痛评估。
造口自我护理	1. 正确佩戴造口袋： （1）选择合适的造口用品：理想的造口用品要佩戴舒适、方便隐蔽、便于观察。 （2）清洗造口，保持皮肤干燥：用毛巾及温开水清洗造口及其周围皮肤，由内向外擦，再彻底擦干，不需要用碱性肥皂或任何消毒剂，它们容易损伤皮肤。 （3）测量造口：选用口尺测量造口大小，然后选择适合造口的底盘。 （4）剪切造口底盘：根据造口的形状及大小剪切造口底盘中心孔，以比造口直径大1~2 mm为宜，用手捋顺开口内侧，防止划伤造口。 （5）粘贴封口条、封闭造口袋：在造口袋开口处粘贴封口条。 （6）喷洒护肤粉：确保皮肤清洁干燥后，喷洒少许造口护肤粉在造口周围，均匀涂抹，几分钟后将多余粉末清除。 （7）使用防漏膏/条：将防漏膏/条涂在造口周围，用湿棉签将其抹平，以使皮肤与防漏膏/条形成平整表面。 （8）粘贴底盘：除去底盘粘贴保护纸，把底盘沿着造口紧密地贴在皮肤上，用手从下往上按紧黏胶。造口周围部分黏胶可以反复多次轻柔按压，以确保黏合紧密。 （9）造口袋的扣合：四点操作法。将造口袋连接环的底部与底

续表

造口自我护理	盘；扣紧（第一点）另一只手向上轻拉造口袋手柄，并压向腹部（第二点）；沿着造口袋连接环在其左、右两点向腹部轻压（第三点、第四点），袋子被轻松扣合。 （10）扣合锁扣：两指捏紧连接环锁扣，听见轻轻的"咔嗒"声，就证明袋子已经与底盘锁好了。 （11）佩戴腰带增加黏附力和安全感，使用凸面或微凸底盘，必须使用腰带。 2. 正确揭除造口袋： （1）打开锁扣：用指尖向身体方向轻压锁扣的中间部位，即可打开锁扣。 （2）取下造口袋：确认锁扣被打开后，向上提起造口袋手柄将其拉离底盘即可取下造口。 （3）揭除底盘：用一只手按住皮肤，另一只手小心缓慢地自上而下轻柔揭除底盘。
并发症护理	1. 造口旁疝：腹压高是导致造口旁疝最主要的原因，减少或避免任何可能升高腹压的原因。 （1）咳嗽或者打喷嚏的时候及时用手保护性按压造口的局部。 （2）平卧时可以完全回纳的造口旁疝，应佩戴一件式造口袋，合理使用腹带，缓解局部的不适症状，严重者应该积极进行手术治疗。 （3）造口颜色变暗或持续疼痛，无气体、粪便从造口排出，病人食欲不振、腹胀、恶心、呕吐，或突入疝环的肠管发生嵌顿时，应报告医生。 2. 造口缺血坏死：造口黏膜暗红色或紫色，甚至黑色，是早期最严重的并发症，通常时间发生于术后24~48小时。 （1）观察造口黏膜颜色，当出现缺血坏死情况，应及时通知医生，改善血液循环。 （2）早期可应用生理盐水湿敷，坏死的黏膜组织可自行脱落，新长出的肉芽组织及上皮组织愈合，必要时清除黏膜坏死组织。

续表

并发症护理	（3）当出现完全缺血坏死时，则需要进行手术切除，并重建造口。 3. 造口狭窄：术后瘢痕挛缩所致，一般表现为停止排便、排气。 （1）进行手指扩肛，扩肛一般在术后1周开始，先使用小指带指套，涂抹润滑剂后缓慢插入造口至第2关节处，在造口内停留5～10分钟，再使用示指同样的方法操作，每日1～2次，让造口内径保持在2.5 cm。 （2）观察是否有排便困难和粪便形态及粗细的改变。 4. 造口脱垂：因腹壁肌层开口过大，腹压增加，腹壁薄弱所致。 （1）应评估肠管脱出时间、长度、套叠、水肿、血供等情况。 （2）宜选择一件式造口袋，并调整造口底盘的开口大小。 （3）宜在病人平卧且造口回纳后更换造口袋。 （4）自行回纳困难者，宜手法回纳；伴水肿时，待水肿消退后回纳。回纳后均宜使用无孔腹带包扎。 （5）脱垂伴缺血坏死或不能手法回纳者，应嘱病人平卧并报告医生。 5. 造口回缩：造口回缩是造口位置低于皮肤表面所致。 （1）评估回缩的程度、造口底盘和周围皮肤的浸渍情况。 （2）应用凸面底盘和腰带配合使用。 （3）造口底盘内径的剪裁大小以拉平皮肤时的造口形状为准，内口的直径稍大于造口的3～4 mm为宜，因内圈需压在皮肤上，让造口黏膜有上抬的空间。 6. 造口水肿：早期最易出现的现象。 （1）评估水肿发生的时间、肿胀程度、造口血运及排泄情况等。 （2）黏膜皱褶部分消失的轻度水肿者，可放射状剪裁造口底盘，剪裁孔径比造口根部大3～6 mm，并观察水肿消退情况。 （3）黏膜皱褶完全消失的重度水肿者，可用3%氯化钠溶液或50%硫酸镁浸湿纱布覆盖在造口黏膜上，2～3次/d，20～30 min/次。 （4）水肿难以消退且脱垂的肠管无法回纳，应注意观察和保护肠管，并报告医生。

续表

并发症护理	7. 造口出血： （1）首先评估出血部位和量。 （2）造口浅表渗血可压迫止血，若压迫无效可撒涂造口护肤粉或使用藻酸盐敷料按压。 （3）非造口肠腔出血可用浸有0.1%肾上腺素溶液的纱布、云南白药粉等外敷，然后纱布压迫止血或硝酸银烧灼止血。止血无效时报告医生。 8. 造口周围刺激性皮炎：由于排泄物的刺激而引起的。 （1）清洁：使用温开水或生理盐水清洁造口及周围皮肤，最大限度地减轻对皮肤的刺激。 （2）增强皮肤屏障：清洁后使用造口粉、皮肤保护膜和防漏膏的三重保护造口周围皮肤。 （3）做好防护：避免皮肤再次暴露于排泄物中，选用防漏膏/可塑环贴/造口密封环贴，必要时使用水胶体敷料、凸面底盘和腰带。 9. 造口周围过敏性皮炎：由于造口底盘等产品引起的过敏。 （1）使用造口底盘前，首先行过敏试验，判断是否由造口底盘等产品引起的过敏。 （2）造口过敏试验方法：在每种使用的物品贴上小标签，使用24～48小时后，查看试验处皮肤是否有过敏现象，以确定致敏原。 （3）在造口周围皮肤涂抹类固醇药物，待皮肤吸收后拭去，表面使用3M皮肤保护膜后粘贴造口袋。 10. 造口皮肤黏膜分离：选用湿润愈合的方法护理肠造口皮肤黏膜分离，其愈合率更高。 （1）评估分离的范围、大小、深度、渗液量、基底组织情况及有无潜行。 （2）浅层分离，宜用造口护肤粉喷洒局部；深层分离，宜去除黄色腐肉和坏死组织，可用藻酸盐敷料充填伤口；合并感染时，宜使用抗菌敷料。 （3）上述步骤后宜涂抹防漏膏/条、防漏贴环或应用水胶体敷料隔离。

续表

并发症护理	（4）分离较深或合并造口回缩者，可使用凸面底盘并佩戴造口腰带或造口腹带固定。 11. 造口周围肉芽肿： （1）评估肉芽肿的大小、部位、数量、软硬度、出血情况等，首次处理肉芽肿时应留标本送病理检查。 （2）较小肉芽肿，可消毒后使用钳夹法去除肉芽肿，局部喷洒造口护肤粉并压迫止血。 （3）较大肉芽肿，可用硝酸银棒分次点灼，一般每3日1次，直至完全消退。 （4）有蒂肉芽肿，可用无菌缝线套扎根部阻断血供而使肉芽肿逐渐坏死脱落。 （5）处理困难的肉芽肿，应报告医生。

参考文献

[1] 陈玉，李娟，胡英娜，等. 基于行动研究的尿路造口周围刺激性皮炎护理方案的改进与实施[J]. 中国护理管理，2023，23（4）：486-490.

[2] 中华护理学会伤口、造口、失禁护理专业委员会. 成人肠造口护理标准[J]. 中华护理杂志，2020，55（S2）：15-19.

[3] 杜荣欣，张晓红. 肠造口患者延续性护理需求与生活质量的纵向研究[J]. 护理学杂志，2020，35（6）：84-87.

[4] 周静，刘华云，王玉花，等. 造口术后病人生活质量及其影响因素研究[J]. 护理研究，2020，34（8）：1347-1350.

第二十四节 宫颈癌的临床护理

一、宫颈癌专科体征和护理要点

专科体征	1. 阴道出血：不规则、接触性阴道出血。 2. 阴道分泌物改变：分泌物恶臭、增多，米汤样或与脓血混合。 3. 肿瘤侵犯症状： （1）大小便改变：肿瘤侵及腹膜和直肠膀胱，可出现尿急、尿频、尿血、大便不畅、血便等。 （2）疼痛：肿瘤扩散引起腰痛、下腹或下肢疼痛，夜间加重。 （3）淋巴结转移症状：转移至锁骨上级腹部动脉旁及肺，可出现咳嗽、咯血、胸痛；骨转移时可出现持续性骨痛或运动障碍。 4. 全身症状：广泛转移时可出现高热、食欲下降、贫血等恶病质表现。
护理要点	1. 术前肠道及阴道的管理。 2. 病情观察：生命体征、意识及阴道流血情况等。 3. 体位、活动及引流管管理：预防非计划拔管。 4. 健康教育，饮食指导，阴道冲洗及出院指导。 5. 放射性直肠炎、放射性膀胱炎、放射性皮肤炎等并发症的预防及观察。

二、宫颈癌围术期的临床护理

术前护理	1. 禁食：麻醉开始前8小时禁食，前2小时禁饮。 2. 肠道准备：术前1日根据医嘱进行肠道准备。 3. 阴道准备：在术前1日用1∶5 000高锰酸钾溶液对病人阴道进行冲洗，清除坏死组织。 4. 皮肤准备：术前修剪指甲、沐浴，遵医嘱备皮。 5. 康复指导：静脉血栓预防、有效呼吸训练、营养指导。

续表

术中护理	1. 预防术中低体温，维持病人中心体温不低于 36 ℃，可用保温毯、加温床垫和加温静脉输液等。 2. 加强液体管理，保持血容量充足。 3. 预防压力性损伤，动态评估受压部位，发生后及时上报。 4. 遵医嘱使用预防性抗生素。
术后护理	1. 病情观察：术后 6 小时内密切观察病人的意识状态、生命体征、血氧饱和度，确保呼吸道通畅。如有异常情况，应及时向医生报告。 2. 术后体位：半卧位，有助于呼吸、引流和减轻伤口张力。 3. 观察引流管和切口情况：密切观察切口或穿刺孔敷料有无渗血或渗液情况；引流管固定妥善，确保引流通畅，并记录引流液的颜色、量和性质。一般在术后 2~3 日拔除引流管。 4. 观察阴道流血情况：密切观察阴道流血的量、颜色和性质等。如阴道出血增多，应及时向医生报告。 5. 观察腹部症状和体征：密切观察胃肠功能的恢复情况，注意是否出现恶心、呕吐、腹胀等不适症状。术后 3 日内应观察是否有肛门排气和排便，以防肠梗阻的发生。 6. 保持外阴和尿管的清洁：每日用温水行 2 次尿管护理，勤换护理垫，观察病人体温变化，防止感染。根据病情留置尿管。 7. 采用封闭引流系统，应根据临床需要（感染、阻塞、密闭性被破坏等）更换引流装置，而不是根据常规时间间隔更换，避免破坏引流装置的密闭性。 8. 营养指导：病人清醒后可以少量试饮水，术后第 1 日可以进食流质，逐渐过渡到普通食物。在肛门排气之前，应避免摄入产气食物，如牛奶、糖类和豆类等。肛门排气后可以给予高热量、高蛋白和易消化的食物。 9. 康复护理：指导和协助病人进行血栓康复操、凯格尔（Kegel）运动、深呼吸训练等。 10. 尽早下床：鼓励术后 24 小时内下床活动，并向病人和家属介绍安全下床活动的步骤，以避免跌倒。

第二章 肿瘤疾病专科的临床护理

续表

术后护理	11. 出院指导：教导病人自我护理尿管的方法，并继续进行盆底和膀胱功能锻炼，按医嘱定时就医以拔除尿管。恢复性生活需根据术后或放疗的复查结果来确定。应鼓励病人在康复后尽早恢复性生活，以避免阴道粘连，促进夫妻感情，维持和谐的家庭关系。

三、宫颈癌围放疗期的临床护理

放疗前护理	固定模制作和保管：指导病人配合固定模制作及保管方法。
放疗中护理	1. 阴道冲洗：①每日用温水（41~43 ℃）、1∶5 000 高锰酸钾溶液冲洗 1~2 次，及时清除阴道的坏死组织，对分泌物多、有感染的病人，每日阴道冲洗 2 次。②严格执行消毒隔离制度及无菌技术，防止交叉感染。③注意观察病情变化，切口未愈、阴道出血、无性生活史者不冲洗。 2. 照射野皮肤护理健康教育：①放疗前会阴部备皮，保持照射野皮肤清洁干燥。②避免照射野皮肤受机械性的刺激，以免损伤皮肤。宜选择宽松、柔软及布料吸湿性强的内裤，同时禁止用肥皂和毛巾等擦拭照射野皮肤。③放射野皮肤易出现充血、发红等湿性反应，也容易继发皮肤干燥、瘙痒难忍或有烧灼感等干性反应，应嘱病人避免手抓，必要时予紫草油、比亚芬、金因肽等 2~3 次/d。④始终保持照射野线条清晰，如发现不清晰时，应及时请主管医生描画清楚。 3. 放射性直肠炎护理：①每次放疗前排空大便，观察病人大便的次数、量、颜色、性状，有无腹痛、肛门坠胀、里急后重等症状，并及时做好记录。②合理饮食，避免进食辛辣刺激、粗纤维、易致肠胀气或其他对肠壁有刺激性的食物，鼓励进食低纤维、低脂肪、高热量、高蛋白、高维生素的食物。③肛周皮肤护理：每日温水坐浴 2~3 次，浴后肛门保持干燥；每次便后用柔软的湿纸巾擦拭，温水清洗，局部皮肤可涂氧化锌软膏防止皮肤破溃。④每日评估放射性直肠炎的情况，采用 RTOG 标准对其进行分级，根据评估结果给予对症支持处理。⑤排便功能锻炼：

续表

放疗中护理	鼓励病人做提肛运动，提高肛门部肌肉功能，有利于保持正常的排便功能。⑥腔内照射时保持直肠空虚，有利于阴道填塞，减少直肠的辐射受量。 4. 放射性膀胱炎护理：①每次放疗时保持膀胱容量和定位时一致。鼓励多饮水，保证每日饮水 2 000 mL 以上。②观察小便情况，如有尿频、尿急、尿痛、肉眼血尿等症状，及时报告医生。采用 RTOG 标准评估放射性膀胱炎分级，根据评估结果给予对症处理。③保证充分的休息，加强营养，严重者对症支持。 5. 近期并发症：包括治疗中及治疗后不久发生的并发症，如感染、阴道炎、外阴炎、皮肤干湿性反应、骨髓抑制、胃肠反应、直肠反应、膀胱反应和机械损伤等。
放疗后护理	远期并发症：常见的有放射性直肠炎、放射性膀胱炎、皮肤及皮下组织的改变、生殖器官的改变、放射性小肠炎等。最常见的是放射性直肠炎，多发生在放疗后 1~1.5 年。主要表现为大便次数增多、黏液便、便血，严重者可出现直肠阴道瘘，其次常见的是放射性膀胱炎，多数在 1.5 年左右，主要表现为尿频、尿痛、尿血、排尿不畅，严重者可出现膀胱阴道瘘。

四、宫颈癌围化疗期的护理

化疗前护理	详见第一章第三节"肿瘤化学治疗的临床护理"。
化疗中护理	1. 宫颈癌常以铂类为基础的联合方案，如顺铂+紫杉醇方案、PVB 方案（顺铂+长春新碱+博来霉素）、BIP 方案（顺铂+博来霉素+异环磷酰胺+美司钠）等。 2. 紫杉醇可引起过敏反应，最常见的症状是：呼吸困难、脸红、胸痛、心动过速。因此，在紫杉醇注射液输注前遵医嘱给予预处理措施；输注过程中（尤其是前 2 次输注），尤其是输注开始的前 10 分钟，需要密切观察和监护，一旦出现过敏征兆，应立即停药，更换输液器，吸氧，遵医嘱抗过敏治疗（静脉注射地塞米松）、抗休克等治疗。

续表

化疗后护理	1. 遵医嘱按时使用止吐药。 2. 养成良好的饮食习惯，尽量少食、多餐，控制食量，注意进食时间和用药时间的间隔，避免化疗前或化疗后2小时内进餐。 3. 严密观察和记录呕吐次数、呕吐物量与颜色，同时，要注意有无合并或者加重恶心、呕吐的其他因素如电解质紊乱、不全性肠梗阻、脑转移、服用阿片类药物和预期性恶心呕吐等。 4. 嘱病人注意保暖，加强营养，避免去人多的地方。 5. 定时监测血常规，如有异常及时告知医生。

参考文献

[1] 周晖，刘昀昀，罗铭，等.《2023 NCCN子宫颈癌临床实践指南（第1版）》解读[J]. 中国实用妇科与产科杂志，2023，39（2）：189-196.

[2] 王焕焕，吕永利，王培红，等.宫颈癌根治术后患者下肢淋巴水肿自我护理的最佳证据总结[J]. 护理学杂志，2023，38（9）：91-94，102.

[3] 王晓昕，李欣儒，张国楠. Ⅰa期子宫颈癌临床诊治研究进展[J]. 现代妇产科进展，2022，31（11）：868-871.

[4] 郝沛，金瑞华，淮盼盼，等.基于感恩拓延-建构理论的护理干预对宫颈癌患者感恩水平、负性情绪及生活质量的影响[J]. 护理研究，2023，37（12）：2244-2249.

[5] 陆亚青，柴春燕，杨雪芳，等.1例宫颈癌术后双下肢Ⅲ期合并下腹部及外阴部Ⅱ期淋巴水肿患者的护理[J]. 中华护理杂志，2022，57（20）：2522-2526.

第二十五节 子宫内膜癌的临床护理

一、子宫内膜癌专科体征和护理要点

专科体征	1. 阴道异常出血：表现为绝经后阴道不规则流血。 2. 阴道分泌物增多：表现为血性或脓性液体。 3. 疼痛：轻度下腹疼痛，肿瘤压迫神经丛时可引起下腹、腰骶或下肢持续性疼痛。 4. 下腹肿块。
护理要点	1. 术前肠道及阴道的管理。 2. 病情观察：生命体征、意识及阴道流血情况等。 3. 体位、活动及引流管管理：预防非计划拔管。 4. 健康教育，饮食指导、阴道冲洗及出院指导。 5. 放射性直肠炎、放射性膀胱炎、放射性皮肤炎等并发症的预防及观察。

二、子宫内膜癌围术期的临床护理

术前护理	同本章第二十四节"宫颈癌的临床护理"相关内容。
术中护理	同本章第二十四节"宫颈癌的临床护理"相关内容。
术后护理	1. 除尿管护理外，一般护理同本章第二十四节"宫颈癌的临床护理"相关内容。 2. 并发症护理：同本章第二十四节"宫颈癌的临床护理"相关内容。 3. 出院指导：术后1~2个月定期复诊，采取良好的生活方式（包括饮食习惯、运动、饮酒、吸烟等）。恢复性生活需根据术后的复查结果来确定。

三、子宫内膜癌围放疗期临床护理

同本章第二十四节"宫颈癌的临床护理"相关内容。

四、子宫内膜癌化疗临床护理

化疗前护理	详见第一章第三节"肿瘤化学治疗的临床护理"相关内容。

续表

化疗中护理	推荐的化疗方案及药物如下：卡铂/紫杉醇（首选），多西他赛联合卡铂、多柔比星联合顺铂、卡铂联合紫杉醇方案加贝伐珠单抗、脂质体多柔比星、白蛋白结合型紫杉醇、拓扑替康等。其余护理同本章第二十四节"宫颈癌的临床护理"相关内容。
化疗后护理	同本章第二十四节"宫颈癌的临床护理"相关内容。

五、子宫内膜癌激素治疗临床护理

治疗前护理	详见第一章第五节"肿瘤免疫治疗的临床护理"相关内容。
治疗中护理	高效孕酮如醋酸甲羟孕酮、甲地孕酮是子宫内膜癌激素治疗的主要药物，其他药物包括雌激素受体调节剂（如他莫昔芬）、芳香化酶抑制剂（如阿那曲唑和来曲唑）等。用药期间进行体重管理和生活方式指导。
治疗后护理	1. 在治疗期间严密随访，每3~6个月进行子宫内膜病理学检查评估，可采用诊断性刮宫或宫腔镜下子宫内膜活检，推荐宫腔镜检查评估子宫内膜。 2. 治疗完成后继续严密随访。

参考文献

[1] 中国抗癌协会妇科肿瘤专业委员会. 子宫内膜癌腹腔镜技术诊治指南（2023年版）[J]. 中国实用妇科与产科杂志，2023，39（3）：303-309.

[2] 谢玲玲，林仲秋.《2023 NCCN子宫肿瘤临床实践指南（第1版）》解读[J]. 中国实用妇科与产科杂志，2023，39（2）：197-204.

[3] 程黎. 临床的护理在子宫内膜癌根治术患者临床护理中的应用[J]. 国际护理学杂志，2017，36（15）：2072-2074.

[4] 中国抗癌协会妇科肿瘤专业委员会. 子宫内膜癌诊断与治疗指南（2021年版）[J]. 中国癌症杂志，2021，31（6）：501-512.

第二十六节 卵巢癌的临床护理

一、卵巢癌专科体征和护理要点

专科体征	1. 阴道异常出血：表现为绝经后阴道不规则流血。 2. 阴道分泌物增多：表现为血性或脓性液体。 3. 疼痛：轻度下腹疼痛，肿瘤压迫神经丛时可引起下腹、腰骶或下肢持续性疼痛。 4. 下腹肿块。
护理要点	1. 术前肠道及阴道的管理。 2. 病情观察：生命体征、意识及阴道流血情况等。 3. 体位、活动及引流管管理：预防非计划拔管。 4. 健康教育，饮食指导及阴道冲洗指导。 5. 放化疗不良反应的预防、观察与处理。

二、卵巢癌围术期护理

术前护理	同本章第二十四节"宫颈癌的临床护理"相关内容。
术中护理	同本章第二十四节"宫颈癌的临床护理"相关内容。
术后护理	1. 一般护理同本章第二十四节"宫颈癌的临床护理"相关内容。 2. 腹腔热灌注化疗（hyperthermic Intraperitoneal chemotherapy，HIPEC）护理： （1）HIPEC前，遵医嘱预处理，如止痛药。严密监测生命体征和血氧饱和度。 （2）持续吸氧 3 L/min。 （3）不良反应观察及处理：常见不良反应有多汗、心率增快、发热和消化道反应。如果出现大汗淋漓，心率快，甚至>120次/min等症状时，应评估血容量是否不足，加强补液。如果出现呼吸抑制或血氧饱和度降低等异常，应注意麻醉药物和灌注液用量，必要时停止治疗。HIPEC治疗期间可能出现发热，治疗时病人体温会有上升，但一般≤38.5 ℃，无须特殊处理；若治疗结束后病

续表

术后护理	人体温＞38.5 ℃，则要排除是否合并感染。治疗过程中出现胃肠道反应，遵医嘱给予抑酸、护胃、止吐及解痉等对症处理。 (4) 腹腔引流管护理：保持管道通畅，观察并准确记录腹水的颜色、性状和量。观察穿刺点敷料情况，如有渗液及时更换。 (5) 观察病人是否出现腹胀、腹痛、腹泻等不适，及时汇报医生并处理。

三、卵巢癌围化疗期护理

化疗前护理	详见第一章第三节"肿瘤化学治疗的临床护理"相关内容。
化疗中护理	卵巢癌最常使用的化疗药物包括紫杉醇、铂类、环磷酰胺和多柔比星等。在使用紫杉醇前，需要进行一系列正规的预处理步骤。其他护理同本章第二十四节"宫颈癌的临床护理"相关内容。
化疗后护理	同本章第二十四节"宫颈癌的临床护理"相关内容。

四、卵巢癌分子靶向治疗护理

靶向治疗前护理	详见第一章第四节"肿瘤分子靶向治疗的临床护理"相关内容。
靶向治疗中护理	1. 药物治疗方案主要包括化疗药物（紫杉醇）、抗血管生成药物、PARP抑制剂以及抗血管生成药物与PARP抑制剂的药物组合方案。 2. 维持治疗期间应定期评估疗效与安全性，加强病人教育，定期随访及监测血常规，观察贫血、血小板减少、疲劳、恶心和呕吐、疲乏等不良反应。 3. 不良反应具有明显的剂量相关性，大部分不良反应可以通过暂停治疗、减量、对症治疗等方法得到控制。大部分不良事件出现在服药前期（前3个月），之后毒性症状逐渐缓解。血液学不良反应、胃肠道不良反应以及疲劳最常见。轻度或中度，即不良事件通用术语标准（common terminology criteria for adverse events,

续表

靶向治疗 中护理	CTCAE）1~2级更为常见，大部分3~4级不良反应为血液学不良事件，是调整药物剂量、中断和停止用药的最主要原因，1.2%~15%的病人因不良事件而终止用药，大部分可长期用药维持治疗。
靶向治疗 后护理	常见不良反应的处理： （1）血液学毒性：对于使用PARP抑制剂者要定期监测血液学毒性，对于发生血液学毒性者要适当地进行减量，同时监测其血液学指标。如果血液学毒性反应仍未得到解决，需要考虑暂时停药或永久性停止PARP抑制剂治疗。推荐应用PARP抑制剂的最初12个月中，需要每月检测全血。同时，尼拉帕利在第1个月使用时需要每周监测血小板计数。 （2）消化系统毒性：首先进行教育，让病人清楚了解不良反应是治疗过程中正常的现象，多数不良反应较轻或可通过相应措施解决。对于症状严重者需要采取相应的措施进行管理。此外，还要对病人进行定期监测，并根据情况确定是否进行减量或停药。对于减量或暂时停止治疗后，毒性症状得到遏制的病人，可在临床医生的综合考虑下恢复治疗。 （3）高血压：接受贝伐珠单抗治疗≥3级高血压发生率在0.4%~17.9%。在使用抗血管生成药物时，需常规监测血压，针对高血压可通过使用血管紧张素转换酶抑制药（ACEI）、β受体阻滞药、利尿药、钙通道阻滞药等降压药物进行控制。推荐一般人群的血压控制目标为140/90 mmHg，对于合并糖尿病、冠心病等高危人群，推荐控制目标为130/80 mmHg。如出现不可控高血压（高于150/90 mmHg）或高血压相关症状，须暂停贝伐珠单抗至血压恢复到可控状态。 （4）蛋白尿：接受贝伐珠单抗治疗≥3级蛋白尿的发生率为0.8%~4%。在使用贝伐珠单抗治疗时，具有高血压病史病人发生蛋白尿的风险可能加大。在每次使用贝伐珠单抗之前需检测尿常规，如出现尿蛋白水平≥2 g/24 h，需暂停贝伐珠单抗治疗直至尿蛋白恢复至2 g/24 h以下。肾病综合征（24小时尿蛋白水平>3.5 g）病人应停用贝伐珠单抗。

参考文献

[1] 王晶晶，吴治敏，王卉．快速康复外科护理模式在卵巢癌患者术后护理的作用 [J]．重庆医学，2020，49（14）：2334-2337．

[2] 费灵芝，赵宁．医护患一体化护理模式联合心理干预在卵巢癌患者中的应用评价 [J]．中华现代护理杂志，2022，28（33）：4666-4671．

[3] 张静，王坤，于小美．综合干预对晚期卵巢癌患者生活质量、心理状态及癌因性疲乏的影响 [J]．癌症进展，2020，18（5）：526-529．

[4] 刘瑜，马钰，冯晓萍，等．预见性护理对卵巢癌患者术后凝血指标和深静脉血栓形成发生的影响 [J]．血栓与止血学，2020，26（2）：317-318，320．

[5] 李宁，吴令英．中国临床肿瘤学会《卵巢癌诊疗指南（2021年版）》更新要点 [J]．中国实用妇科与产科杂志，2021，37（7）：720-723．

[6] 曹冬焱．卵巢癌规范化诊疗与进展 [J]．中国临床医生杂志，2023，51（3）：268-271．

第二十七节　妊娠滋养细胞肿瘤的临床护理

一、妊娠滋养细胞肿瘤专科体征和护理要点

专科体征	大多继发于葡萄胎妊娠。 1. 症状： （1）阴道异常出血：表现为葡萄胎排空、流产或绝经后阴道不规则流血。 （2）腹痛：子宫病灶穿破浆膜层可引起急性腹痛。 （3）假孕症状：表现为乳房增大，乳头及乳晕着色，或初乳样分泌。 （4）转移症状：①转移至肺：无症状或表现为胸痛、咳嗽、咯血等。②转移至阴道：肿瘤破溃时可引起不规则阴道流血，甚至大出血。③转移至肝脏：表现为右上腹部或肝区疼痛，出现黄疸等。 2. 体征： （1）子宫复旧不全或不均匀性增大。 （2）卵巢黄素化囊肿。
护理要点	1. 术前肠道及阴道的管理。 2. 病情观察：生命体征、意识及阴道流血情况等。 3. 体位、活动及引流管管理：预防非计划拔管。 4. 健康教育：饮食指导、避孕指导及出院指导。

二、妊娠滋养细胞肿瘤围术期护理

术前护理	1. 一般护理同本章第二十四节"宫颈癌的临床护理"相关内容。 2. 子宫病灶或转移瘤破裂：子宫病灶或转移瘤破裂发生大出血，危及生命者应行急诊手术，也可通过选择性子宫动脉栓塞术控制大出血，或者两者结合。术前需充分备血，开通中心静脉通道，补液通畅。

续表

术中护理	同本章第二十四节"宫颈癌的临床护理"相关内容。
术后护理	1. 一般护理同本章第二十四节"宫颈癌的临床护理"相关内容。 2. 发生颅内病灶出血时，急诊开颅手术是挽救濒临脑疝形成病人生命的最后手段，通过开颅减压及肿瘤切除，可避免脑疝形成，从而为脑转移病人争取治疗时间。术后应尽早开始多药联合化疗。 3. 手术治疗后，应定期监测。

三、妊娠滋养细胞肿瘤围化疗期护理

化疗前护理	详见第一章第三节"肿瘤化学治疗的临床护理"相关内容。
化疗中护理	1. 低危妊娠滋养细胞肿瘤（GTN）病人的化疗均推荐单药甲氨蝶呤（MTX）或者放线菌素 D（Act-D）的方案；高危病人采用 EMA-CO 方案化疗；若病人存在脑转移应增加 MTX 和甲酰四氢叶酸的剂量或考虑颅脑放疗。 2. 治疗期间每 2 周检测 1 次 hCG，以此判断化疗的效果。
化疗后护理	1. 治疗结束后应严密随访，第 1 年每月随访 1 次，检测 1 次 hCG。第 2~3 年每 3 个月随访 1 次，以后每年 1 次，共 5 年，至少随访 5 年。 2. 需采取避孕措施，首选口服避孕药。

参考文献

[1] 中国抗癌协会妇科肿瘤专业委员会. 妊娠滋养细胞疾病诊断与治疗指南（2021年版）[J]. 中国癌症杂志, 2021, 31 (6): 520-532.

[2] 华晓萍, 吕卫国. 美国国家综合癌症网络妊娠滋养细胞肿瘤临床实践指南（2023年第1版）解读 [J]. 实用妇产科杂志, 2023, 39 (4): 264-267.

[3] 吕卫国, 陈丽莉. 重视妊娠滋养细胞肿瘤的规范化治疗 [J]. 中国实用妇科与产科杂志, 2022, 38 (7): 673-675.

第二十八节 外阴癌的临床护理

一、外阴癌专科体征和护理要点

专科体征	1. 外阴瘙痒。 2. 疼痛、不规则包块，偶伴溃疡或少量出血。 3. 阴道异常流血或流液。 4. 侵犯症状：肿瘤侵犯直肠或尿道时，可出现尿急、尿痛、血尿、便血等症状。
护理要点	1. 术前肠道及皮肤准备。 2. 病情观察：生命体征、意识及阴道流血情况等。 3. 体位、活动及引流管管理：预防非计划拔管。 4. 健康教育：康复锻炼指导及随访指导。

二、外阴癌围术期护理

术前护理	1. 一般护理同本章第二十四节"宫颈癌的临床护理"相关内容。 2. 皮肤准备：注意个人卫生，每日清洗外阴，术前备皮，避免损伤局部皮肤。有皮瓣移植计划的尤其注意保证供皮区皮肤完整性。 3. 术前加强咳嗽、咳痰、平卧排便等方面的训练。
术中护理	同本章第二十四节"宫颈癌的临床护理"相关内容。
术后护理	1. 切口护理及会阴部护理：切口加压包扎固定妥善，保持敷料清洁干燥，观察敷料有无渗血、渗液，如有异常，及时通知医生处理。 2. 血浆引流管护理：保持引流管固定妥善、引流通畅，严密观察引流液的颜色、性质、量，出现异常及时报告医生，警惕出血风险。若引流量明显减少、切口周围肿胀或血管堵塞须及时处理。若引流量多且颜色呈现鲜红色，说明出现活动性出血。 3. 尿管护理：保持尿管通畅，妥善固定，密切观察尿液颜色、性质、量。术后根据病情确定尿管保留时间。

续表

术后护理	4. 控制首次排便时间：术后过早排便可增加腹压，让伤口压力增大，创面容易受到污染。为避免过早排便，应暂时禁食，可给予静脉高价营养维持。待肠道功能恢复正常时，再选择高价营养半流质食物。多吃含膳食纤维的蔬菜和水果来维持大便通畅，促进排便，减轻腹压。每次大便后使用聚维酮碘棉球对会阴部擦拭，保持局部清洁，防止外阴部伤口受到污染。 5. 活动：术后尽早开始床上肢体的活动，包括手肘的屈伸、手腕的旋转、下肢的肌肉收缩以及床上"八段操"等。根据恢复情况，遵医嘱下床活动。需尽量避免双腿外展等动作和长时间坐位导致的会阴组织受力，以免影响外阴伤口的愈合。在伤口基本愈合、身体逐步恢复时进行的。此阶段病人活动主要目的为减少外阴瘢痕的形成，逐步恢复自身术前的活动状态。活动以不劳累、不过量为宜。 6. 其他护理常规同本章第二十四节"宫颈癌的临床护理"相关内容。 7. 出院健康教育：2个月内避免同房，以免引起伤口裂开。保持局部清洁和卫生，穿宽松透气性好的内裤。大小便后要清洁外阴伤口（把双手清洁干净后，用流动的清水从尿道口至肛门，进行会阴部的伤口冲洗，然后用柔软的毛巾擦拭蘸干。如果分泌物较多，可以每日冲洗2~3次）。 8. 随访：前2年内每3~6个月复查1次，随后每6~12个月复查1次。随访内容包括复发或治疗不良反应相关的症状回顾，以及全面的临床检查。

三、外阴癌围放疗期护理

放疗前护理	详见第一章第二节"肿瘤放射治疗的临床护理"相关内容。
放疗中护理	1. 照射野皮肤黏膜、疼痛、病情观察等见第一章第二节"肿瘤放射治疗的临床护理"相关内容。 2. 外阴癌放疗部位褶皱多，多汗、潮湿、易摩擦，易受二便及流血、流液污染，发生放射性皮炎、黏膜炎概率大。放疗期间应保持照射野清洁干燥，排便后用柔软湿纸巾或清水清洁。 3. 其他放疗中护理详见第一章第二节"肿瘤放射治疗的临床护理"相关护理。

续表

放疗后护理	1. 放疗并发症观察及护理详见第一章第二节"肿瘤放射治疗的临床护理"相关内容。 2. 定期随访和复查：观察放疗远期毒副作用，如皮肤萎缩、阴道狭窄、股骨头缺血坏死和股骨颈骨折等，如有异常及时就医。 3. 指导病人进行下肢及盆底功能锻炼。

第二十九节 子宫肌瘤的临床护理

一、子宫肌瘤专科体征和护理要点

专科体征	1. 月经改变：表现为经期延长、月经量过多。 2. 阴道分泌物增多：肿瘤出血时阴道分泌物呈血性或脓性，并伴有恶臭。 3. 疼痛：下腹部坠胀感，腰背部酸痛。 4. 压迫症状：小便频繁、残余尿增多、肾盂积水等。 5. 腹部肿块：清晨膀胱充盈时易触及小腹正中包块，质地较硬。
护理要点	1. 术前肠道及阴道准备。 2. 病情观察：生命体征、意识及阴道分泌物情况等。 3. 体位、活动及引流管管理：预防非计划拔管。 4. 健康教育：饮食指导及症状自我监测指导。

二、子宫肌瘤围术期临床护理

术前护理	同本章第二十四节"宫颈癌的临床护理"相关内容。
术中护理	同本章第二十四节"宫颈癌的临床护理"相关内容。
术后护理	1. 微创、开腹手术病人术后护理同同本章第二十四节"宫颈癌的临床护理"相关内容，不常规保留尿管。 2. 海扶刀治疗子宫肌瘤的护理： （1）观察尿液：治疗时很高的超声能量有可能烧伤膀胱，术后应观察尿液的温度、尿量、颜色。指导病人多饮水，勤排尿，当尿液温度>45 ℃时，应用冷生理盐水进行膀胱冲洗。出现血尿时，立即报告医生，遵医嘱使用止血药及抗生素。 （2）观察治疗区皮肤：保持皮肤完整，防止皮肤擦伤破损。因治疗区皮肤薄，温度高，一旦破损难以愈合。可间断冷敷治疗区，可使用毛巾或布类包裹，防止冻伤。可涂润肤剂，防止皮肤干燥瘙痒。 （3）严密观察腹部情况，警惕肠道损伤。

	续表
术后护理	（4）少数病人治疗后可有经期暂时改变或经量增多，痛经加重；治疗后症状明显改善一般需3个月。 （5）术后6小时无腹痛可进食流质饮食，24小时后可进食普通饮食。

参考文献

[1] 张华.舒适护理模式在子宫肌瘤切除病人围术期护理中的应用[J].护理研究，2018，32（6）：969-970.

[2] 姚玥，张烨.快速康复护理在子宫肌瘤剔除术围术期病人中的应用效果[J].护理研究，2021，35（20）：3754-3755.

[3] 彭尔清.高能海扶刀与子宫切除术治疗子宫肌瘤的疗效对比[J].广西医科大学学报，2019，36（7）：1179-1182.

[4] 李乐之，路潜.外科护理学[M].7版.北京：人民卫生出版社，2021.

第三十节 卵巢囊肿的临床护理

一、卵巢囊肿专科体征和护理要点

专科体征	1. 通常没有症状，多于体检时发现。 2. 疼痛：囊肿体积较大或存在时间较长，可出现性交痛、下腹部隐痛、腹部坠胀感。 3. 压迫症状：肿瘤压迫直肠、肛门、膀胱时可出现便秘、尿潴留等。
护理要点	1. 术前肠道及阴道准备。 2. 病情观察：生命体征、意识及阴道分泌物情况等。 3. 体位、活动及引流管管理：预防非计划拔管。 4. 健康教育：饮食指导及症状自我监测指导。

二、卵巢囊肿围术期临床护理

术前护理	1. 非急诊手术者，术前护理同本章第二十四节"宫颈癌的临床护理"相关内容。 2. 当卵巢囊肿破裂或出现蒂扭转等急腹症时，立即做好急诊手术术前准备，禁食、禁饮，严密监测生命体征及全身循环情况。
术中护理	同本章第二十四节"宫颈癌的临床护理"相关内容。
术后护理	1. 同本章第二十四节"宫颈癌的临床护理"相关内容，不常规留置尿管。 2. 出院健康教育：卵巢囊肿术后短期内复查时，超声或可发现术侧附件区有囊性包块存在，虽然多数病人无症状，但会引起担忧。该类包块经观察后大部分可自行消失，不须处理。对于出血性囊肿或囊肿破裂的病人，特别是有出血倾向（如遗传性出血疾病或接受抗凝治疗者），遵医嘱服用药物抑制排卵，如复方口服避孕药和孕激素药物。

第三十一节 阴道流血的临床护理

护理评估	1. 症状与体征： （1）评估病人阴道出血量： 1）容积法：使用有刻度的器皿收集阴道出血，可简便准确地计算出血量。 2）称重法：使用有刻度的器皿收集阴道出血，可简便准确地计算出血量。 3）目测法：往往目测出血量只为实际出血量的一半，一般日用卫生巾浸湿约 50 mL，夜间较长夜用浸湿约 150 mL。 4）休克指数法：休克指数=脉率/收缩压。休克指数<0.9，估计失血量<500 mL；休克指数=1，估计失血量=1 000 mL；休克指数=1.5，估计失血量=1 500 mL；休克指数≥2.0，估计失血量≥2 500 mL。 5）面积法：10 cm^2≈10 mL 出血量。 6）血红蛋白变化：每下降 10 g/L，失血量 400~500 mL。 （2）临床表现及鉴别： 1）接触性出血：于同房后或阴道检查后阴道出血，应考虑急性子宫颈炎、宫颈癌、宫颈息肉或子宫黏膜下肌瘤的可能。 2）经量增多：大于 80 mL 或经期延长为子宫肌瘤的典型症状，其他如子宫腺肌瘤、排卵性异常子宫出血、放置宫内节育器。 3）周期不规则的阴道流血：多为无排卵性子宫出血，围绝经期应排除早期子宫内膜癌，激素药物引起的"突破性出血"。 4）无周期的长期持续性阴道流血：多为生殖道恶性肿瘤，首先考虑子宫颈癌或子宫内膜癌。 5）停经后阴道流血：发生于生育期的妇女，应考虑与妊娠有关的疾病；发生于围绝经期的妇女，多为无排卵性异常子宫出血，但应首先排除生殖道恶性肿瘤。

续表

护理评估	6）阴道流血伴白带增多：一般考虑晚期子宫颈癌、子宫内膜癌或子宫黏膜下肌瘤伴感染。 7）经间期出血：若发生在下次月经来潮前14~15日，历时3~4日，且出血量少，偶伴下腹疼痛，多为排卵期出血。 8）或经后点滴出血：可见于排卵性异常子宫出血或放置宫内节育器的副作用，子宫内膜异位症也可出现类似情况。 9）多年后阴道流血：流血少，2~3日即干净，多为绝经后子宫内膜脱落引起出血或萎缩性阴道炎；若出血量大、反复出血，应考虑子宫内膜癌可能。 10）间歇性阴道排出血性液：警惕有输卵管癌的可能性。11）外伤后阴道流血：常见骑跨伤后，流血量可多可少。 （3）评估年龄：①新生女婴出生后数日有阴道流血，系雌激素水平下降，子宫内膜脱落所致。②幼女阴道出血，应考虑有性早熟或生殖道恶性肿瘤的可能。③青春期多为无排卵性异常子宫出血。④生育期可考虑妊娠相关的疾病。⑤围绝经期，以无排卵性异常子宫出血多见，但应排除生殖道恶性肿瘤。 （4）观察面色、神志、精神状态。如出血过多可导致继发性贫血，严重时可出现全身乏力、面色苍白、气短、心慌等症状。 （5）伴随症状：白带情况，是否有疼痛、发热、外阴及阴道的瘙痒，是否有包块。 （6）评估脉搏、呼吸、血压、血氧饱和度、体温等生命体征。 2. 现病史：询问是否妊娠、有无生殖道创伤、雌激素或孕激素使用情况，及全身疾病如血小板减少性紫癜、再生障碍性贫血等，是否有高血压、糖尿病、心脏病等基础疾病。 3. 既往史、家族史、过敏史：询问病人有无既往疾病，是否有家族遗传史、过敏史等。 4. 各种评分（参照入院评估）：压力性损伤、跌倒、VTE、非计划性拔管、疼痛、焦虑、抑郁、NRS2002、PG-SGA、SAFC-R、KPS、ECOG、生活自理能力等。

续表

常规护理	1. 诊室环境：清洁、安静、安全，光线柔和，温湿度适宜。保持床单元清洁干燥平整。 2. 体位与活动：出血期以卧床休息为主，出血停止应适当活动。 3. 氧疗：根据呼吸困难程度，遵医嘱给予合适的氧疗支持。 4. 静脉通路：根据病人治疗方案、静脉条件、维护条件等选择合适的静脉通路。预防大出血，及时补液或抢救，可多建 1~2 个静脉通路备用。 5. 压力性损伤：避免大出血，减少活动，尽量使用相应工具，如软枕、压疮垫、气垫床等，定时局部减压，预防压力性损伤的发生。 6. 跌倒护理：做好病人及家属健康宣教，预防跌倒，必要时床档保护。 7. 生活护理：做好病人口腔护理、会阴护理、保持身体清洁、舒适。保持会阴清洁，做好会阴护理。
专科护理	1. 减少出血，预防出血性休克。密切观察出血的量、颜色、性状。正常的出血量为 20~60 mL，一般不超过 80 mL，如果超过月经量的 2 倍，并且出现头晕、浑身乏力，或者出现大的鲜血块，则视为出血量多；阴道出血超过 200 mL/d 视为大出血。 (1) 积极治疗原发病，控制和减少出血。 (2) 少量出血时，要注意保暖和休息，按时服用止血药。 (3) 大量出血时，要绝对卧床休息，根据病情取平卧位或休克卧位；保留护理垫，记录出血的时间和出血量；留置尿管，记录 24 小时小便量；安置心电监护，严密监测生命体征；有条件者监测中心静脉压，防止补液过速、过多造成肺水肿和心力衰竭。吸氧，合血，迅速建立静脉通道，遵医嘱予扩容、补液、止血治疗，必要时输血治疗；协助医生做好急救准备，如阴道填塞纱条或介入血管栓塞止血。遵医嘱做好急诊手术的术前准备。 2. 密切监测血压、脉搏；观察面色及意识状态，如发现面色苍白、精神萎靡、皮肤干燥、食欲不振等贫血症状，及时告知医生，做好抢救准备。

续表

专科护理	3. 营养指导：鼓励病人进食高热量、高蛋白质、易消化饮食，如牛奶、鸡蛋、鱼肉等。推荐病人富含铁剂的食谱及升血药膳。 4. 有阴道填塞病人，观察阴道出血量变化，24~48小时取出或更换阴道纱条，注意核对阴道纱条数量；保持大便通畅，避免增加腹压；观察阴道填塞后小便自解是否通畅，必要时安置尿管。 5. 介入下血管栓塞止血按介入相关护理常规。警惕异位栓塞综合征。 6. 预防并发症：感染。监测体温、脉搏、呼吸、血白细胞计数及分类；保持外阴清洁干燥，每日行会阴护理2次；护理操作注意无菌原则，避免交叉感染；遵医嘱予抗生素治疗。
疼痛护理	出血时、阴道填塞、介入止血疼痛不明显，给予心理支持舒缓；伴肿瘤或包块疼痛明显可给予药物止痛，但警惕腹腔感染时腹膜刺激征。
心理护理	根据病人的具体情况向其解释有关疾病的知识，如治疗措施、护理计划及预后情况等。消除病人紧张和焦虑，保持稳定情绪。家属陪伴，消除病人的孤独感。鼓励病人说出心中的疑虑，适当运用沟通技巧，为病人提供心理支持。
健康教育	1. 如带阴道纱条出院，告知相关注意事项及纱条取出时间。 2. 相关症状的监测：如仍出现阴道出血、腹部疼痛等及时到医院就诊。 3. 定期复查，监测血常规及凝血功能。

第三十二节 淋巴水肿的临床护理

护理评估	1. 症状与体征： （1）评估水肿肿胀程度、区域。 （2）评估患处组织状态（皮肤颜色、完整性，是否凹陷性水肿、纤维化、硬化等）、分期、淋巴水肿特异性体征（AFS征-A：非对称性水肿；F：硬化、指趾端皱褶加深；S：Stemmer's sign 阳性等于淋巴水肿，因组织增厚，不能捏起第二脚趾根基的皮肤）。 （3）评估肢体有无疼痛、麻木，感觉是否异常。 （4）评估患肢功能是否正常。 （5）评估脉搏、呼吸、血压、体温等生命体征。 2. 现病史：询问是否有高血压、糖尿病、心脏病、肾病等基础疾病，有无恶性肿瘤，有无急性感染，有无静脉血栓。 3. 既往史、家族史、过敏史：询问病人有无原发性淋巴回流功能障碍性疾病；有无恶性肿瘤治疗比如手术、放疗、化疗史；有无感染史、创伤史（包括外伤及医源性如关节置换术等）造成的淋巴系统功能不全（或淋巴回流障碍）；有无家族遗传史、过敏史等。 4. 各种评分：妇科肿瘤淋巴水肿量表（gynecologic cancer lymphedema questionnaire，GCLQ）、乳腺癌上肢淋巴水肿风险评估量表、淋巴水肿病人生活质量影响量表（lymphoedema life impact scale，LLIS）、压力性损伤、跌倒、VTE、疼痛、焦虑、抑郁、NRS2002、PG-SGA、生活自理能力等。
常规护理	1. 诊室环境：清洁、安静、安全，光线柔和，温湿度适宜。保持床单元清洁干燥平整。 2. 体位与活动：根据病人患肢部位针对性指导病人在弹力产品保护下进行功能锻炼。上肢淋巴水肿病人注意不用力甩手、冲拳等，睡觉时抬高患肢，避免患侧卧位。下肢淋巴水肿病人避免长时间久蹲、久站、久坐，睡觉时抬高双下肢，在床上可进行仰卧位足后跟滑行运动，髋关节、膝关节、踝关节主动活动以及下肢抬举运动。

续表

常规护理	3. 压力性损伤：注意观察病人使用压力绷带或者弹力袖套、腿套等是否造成皮肤压力性损伤，指导病人正确使用弹力产品，保护患肢皮肤，注意观察肢体末梢血运情况。对水肿严重的肢体定期改变体位，局部减压。 4. 跌倒护理：充分评估病人的疼痛及四肢肌力情况，尤其是注意下肢水肿病人运动功能、感觉有无异常，做好病人及家属健康宣教，协助活动，预防跌倒。 5. 生活护理：保持皮肤及身体清洁、舒适。
专科护理	1. 准确测量肢体肿胀（上、下肢）程度：根据临床需要采用卷尺周长测量法、生物电阻抗测量法、排水测量法等测量肢体体积。临床应用最广的方法为卷尺周长测量法： (1) 测量者使用无弹性的卷尺。 (2) 测量位置：每间隔一定距离测量并比较双侧肢不同部位周径。如测量上肢时，测量指根关节、虎口、腕部、肘关节及其上下各 1/3 及 2/3 腋窝处等部位；测量下肢时，即中趾跟、外踝最高点正上与髌骨最高点正下缘 2 cm、髌骨上缘上 10 cm 与 20 cm。也可以各单位根据自己临床需要内统一固定测量点。 2. 淋巴水肿治疗方法分为手术治疗、保守治疗（手法淋巴引流、杵针治疗、穴位按摩、烘绑治疗、绷带包扎、中药外敷、中药熏洗、艾灸等）。淋巴水肿治疗师根据病人情况针对性采取治疗手段。目前全世界应用最广泛（90%）、效果最稳定的淋巴水肿治疗方法为淋巴水肿消肿综合治疗（CDT），分院内强化治疗阶段和居家维持治疗阶段。 3. 皮肤护理：淋巴水肿病人易并发皮肤感染，保护皮肤完整性并及时发现和处理皮肤问题能最大限度地减少感染，防止皮肤病变。 (1) 鼓励病人每日检查皮肤是否有发红、划痕、擦伤或割伤；检查皮肤皱褶处有无脱皮或真菌感染。 (2) 每日清洗皮肤，推荐使用 pH 值为中性洗剂，避免使用碱性肥皂，防止破坏皮脂层；清洗后应彻底干燥，尤其皮肤皱褶处，应保证其干净和干燥。

续表

专科护理	（3）避免使用过于油腻的护肤品，推荐使用富含水分，含有芦荟、尿素成分的滋润型润肤产品。 （4）避免损伤：尽量避免在患肢佩戴首饰，避免患侧肢体被划伤、割伤、烧伤。避免医源性损伤，不在患肢进行穿刺等损伤皮肤的操作。 （5）避免肢体皮肤及软组织感染，避免皮肤接触过敏原或刺激物。 （6）皮肤破损时，清洁消毒后，周围使用康乐保皮肤保护粉并覆盖水胶体敷料或泡沫敷料保护，敷料浸湿时及时更换。 （7）避免肢体过度挤压，不在患肢测量血压、扎压脉带，指导病人着宽松衣物。 （8）患肢避免过冷过热：避免桑拿、高温温泉浸泡，下肢淋巴水肿病人不建议高温（超过41℃）热水长时间（大于15分钟）泡脚。 4. 康复指导：病人应在淋巴水肿专业人员指导下安全地进行运动。淋巴水肿病人的运动计划从运动禁忌证、运动前评估、运动前测试、运动强度、运动安全性、运动方案、注意事项、健康教育8个方面开展。从每日2~3次基础的患肢功能锻炼开始。患侧肢体避免过度负重、劳累、反复机械性活动，避免爆发用力。有氧运动，每周3~5日。运动前后应进行5~10分钟热身和放松；避免剧烈活动或者活动过于频繁。可采用太极拳、八段锦等传统导引功法。 5. 饮食护理：淋巴水肿病人本身无饮食禁忌，正常饮水，建议不食含盐分过高食物，避免水钠潴留，可食用冬瓜、薏苡仁、赤小豆等排水利尿食物。避免饮食过于油腻。 6. 体重管理：肥胖会与淋巴水肿相互影响，淋巴水肿病人注意体重管理，更有利于消肿。
疼痛护理	病人的疼痛主要是由于肢体肿胀及皮肤破损引起的不适感，从根本上治疗水肿、皮肤破损以缓解疼痛；痛感强烈，遵医嘱口服止痛药，及时评价效果和观察不良反应。

续表

心理护理	淋巴水肿带给病人外形改变,重者致畸致残,并时刻提示许多病人患有肿瘤,生活质量下降。淋巴水肿本身无法治愈,治疗过程漫长,症状迁延反复。疾病给病人家庭支持及经济带来巨大压力,给身心健康带来严重不良影响。医务人员需要关心病人心理状态,给病人及家属提供心理支持,及时疏导不良情绪,以典型成功案例鼓励积极配合治疗,增强信心。
健康教育	指导病人正确的淋巴水肿预防及维护措施,避免皮肤损伤、过度劳累、过冷过热等诱发或加重水肿的不良因素。坚持每日进行规范的自我管理,确保疗效稳定。告知病人监测患肢情况,发生感染、静脉血栓等体征和症状(如发红、疼痛、皮肤条纹/触摸发热、肿胀程度短时间内加剧)及时就医。

第三十三节 肾肿瘤的临床护理

一、肾肿瘤专科体征和护理要点

专科体征	1. 肾癌三联征：疼痛、血尿、腹部肿块，以血尿最为常见。 2. 副瘤综合征：10%~40%肾癌会伴随高血压、贫血、体重减轻、恶病质、发热、红细胞沉降率增多症、肝功能异常、高钙血症、高血糖、凝血机制异常等，出现副瘤综合征的病人预后差。 3. 转移症状：肾癌因转移部位和程度不同可出现咳嗽和咯血、瘙痒和黄疸、骨痛和病理性骨折、神经系统症状等。男性病人，如发现同侧阴囊内精索静脉曲张且平卧不消失，提示肾静脉或下腔静脉癌栓可能。
护理要点	1. 生命体征监测，尤其是血压，记录24小时出入量。 2. 关注生化指标，尤其是血清肌酐值、白蛋白等。 3. 指导病人渐进式康复运动。 4. 个体化的饮食指导。

二、肾肿瘤围术期的临床护理

术前护理	1. 详见第一章第一节"肿瘤外科治疗的临床护理"相关内容。 2. 术前给予低盐、低脂、低糖，高蛋白、高维生素、清淡、易消化饮食，避免辛辣刺激及冷硬食物，鼓励病人多食水果蔬菜，忌烟酒。 3. 胃肠道准备： （1）术前2小时禁饮、6小时禁食；通常在术前10小时饮用12.5%碳水化合物饮品800 mL，术前2小时饮用≤400 mL。 （2）行尿流改道回肠膀胱造瘘术术前胃肠道准备：术前3日开始进食流质，每日口服替硝唑1 g，每日2次，术前1日服用泻药，如甘露醇、复方聚乙二醇电解质等，术前晚予灌肠。不推荐对包括结直肠手术在内的腹部手术病人常规进行机械性肠道准备。 4. 营养指导。 5. 做好呼吸道管理，指导戒烟等。

续表

术前护理	6. 鼻胃管的留置：择期腹部手术不推荐常规留置鼻胃管减压，防止术后肺不张及肺炎发生。 7. 术前皮肤准备。 8. 适应性训练：指导病人卧床休息，轻翻身，避免剧烈活动以防止血压波动引起心力衰竭或心脑血管意外。指导病人有效深呼吸及咳嗽。 9. 术前宣教：指导麻醉、手术等诊疗事项，以提高病人及家属依从性。 10. 术前高血压、高血糖疾病控制，协助完善术前检查。
术中护理	1. 落实《手术安全核查表》。 2. 术中生命体征及尿量监测并记录。 3. 术中并发症的预防：低体温、深静脉血栓及压力性损伤发生等。 4. 强化术中配合，合理使用抗生素，积极控制感染。
术后护理	1. 病情观察：卧床休息，观察病人生命体征、尿量及伤口敷料等情况，记录24小时尿量，监测肾功能及电解质变化。 2. 管道管理：标记引流管，妥善固定，保持引流通畅，观察引流液的色、量、性质，若发现引流管内引流量短时间内突然增多（≥200 mL/h），应及时报告医生，必要时协助处理。 3. 口腔护理：禁食期间应早晚刷牙、勤漱口，必要时用生理盐水对口腔进行擦洗，每日3次，保证口腔湿润和清洁。 4. 术后饮食和营养：择期腹部手术术后早期恢复经口进食、饮水可促进肠道功能恢复，当经口摄入少于正常量的60%时，应添加口服营养补充，出院后可继续口服营养补充。 5. 预防下肢深静脉血栓：血栓操+弹力袜联合预防。 6. 并发症护理： （1）出血：观察病人生命体征变化，注意观察引流液的颜色、性质、量。若病人心率增快、血压降低，或引流液颜色鲜红，引流量≥200 mL/h，提示有腹腔出血的可能，应立即报告医生，加快输液速度，遵医嘱使用止血药物、输血等，必要时再次手术探查止血。

续表

术后护理	（2）尿瘘：观察尿量变化，如病人尿量减少，腹腔引流液增多，一般采用保守治疗，抗感染治疗的同时保持腹腔引流及尿液引流管通畅。 （3）急性肾衰竭：监测肾功能，若每小时尿量≤30 mL/h，提示肾功能恢复不良，应立即报告医生；控制入量，根据病人血肌酐指标，遵医嘱用药，必要时行透析治疗。

三、肾肿瘤放射治疗的临床护理

放疗前护理	1. 放射治疗对不耐受手术的局限期肾癌病人及转移性肾癌病人（如寡转移肾癌、肾癌骨转移、肾癌脑转移）尤为重要；放疗前，需充分评估病人病情，取得病人及家属配合，讲解放疗相关知识。 2. 详见第一章第二节"肿瘤放射治疗的临床护理"相关内容。
放疗中护理	1. 协助病人做好放疗中全程皮肤管理和功能训练，预防并发症。 2. 严密监测病人生命体征变化及尿量情况，嘱病人多饮水。 3. 详见第一章第二节"肿瘤放射治疗的临床护理"相关内容。
放疗后护理	1. 定期复查和随访，指导病人进行居家康复训练。 2. 持续监测全身症状及放疗远期毒副作用，出现异常及时就诊。

四、肾肿瘤化学治疗的临床护理

化学治疗	肾癌治疗以手术为主，对化疗不敏感。透明细胞肾细胞癌术后辅助内科治疗，及转移性肾癌、转移性或不可切除性透明细胞肾细胞癌的内科治疗，专家共识及指南均推荐以靶向治疗或靶向联合免疫治疗为主。

五、肾肿瘤靶向治疗的临床护理

靶向治疗前护理	1. 讲解靶向治疗相关知识，做好心理支持。 2. 详见第一章第四节"肿瘤分子靶向治疗的临床护理"相关内容。 3. 靶向药物多以口服治疗为主，需详细讲解用药时间及频率、是否空腹或饭后用药、靶向药与其他常用药物的相互作用等，提高病人用药依从性。 4. 指导病人用药期间的症状监测，禁烟禁酒、定期随访。

续表

靶向治疗中护理	1. 靶向药物使用中临床护理详见第一章第四节"肿瘤分子靶向治疗的临床护理"相关内容。 2. 常用靶向药物：舒尼替尼、培唑帕尼、索拉非尼、阿昔替尼、卡博替尼、安罗替尼等。靶向治疗常联合免疫治疗同步进行。 3. 常规靶向治疗方案： (1) 舒尼替尼 50 mg，每日 1 次，口服，连续给药 4 周，休息 2 周，每 6 周为 1 个周期；或舒尼替尼 50 mg，每日 1 次，口服，连续给药 2 周，休息 1 周，每 3 周为 1 个周期。 (2) 培唑帕尼 800 mg，每日 1 次，空腹口服。 (3) 索拉非尼 400 mg，每日 2 次，口服。 (4) 阿昔替尼 5 mg，每日 2 次，口服；2 周后如能耐受，可进行剂量增量至 7 mg，每日 2 次；最大剂量可为 10 mg，每日 2 次。 (5) 卡博替尼 60 mg，每日 1 次，口服。 (6) 安罗替尼 12 mg，每日 1 次，口服，连续服药 2 周，停药 1 周，即 3 周为 1 个疗程。 4. 并发症观察： (1) 高血压：Ⅰ度，监测血压。Ⅱ度，单药降压治疗。Ⅲ度，暂停服药，一种或多种降压药物联合，直至该不良事件降至 1 级或恢复至基线水平。随后减量重新开始治疗。Ⅳ度，需紧急处理，暂停靶向治疗。 (2) 手足皮肤反应：Ⅰ度，对症处理。Ⅱ度，暂停服药，对症处理，直至不良事件降至 1 级以下或恢复，随后减量重新开始治疗。Ⅲ度，暂停服药，对症处理，直至该不良事件降至 1 级或恢复至基线水平，随后减量重新开始治疗或终止治疗。 (3) 甲状腺功能减退：Ⅰ度，不须处理。Ⅱ度，甲状腺素片代替治疗。Ⅲ度，暂停治疗，对症处理，直至该不良事件降至 1 级或恢复至基线水平，随后减量重新开始治疗。 (4) 黏膜炎/口腔炎：Ⅰ~Ⅱ度，对症处理（漱口水、镇痛药及支持治疗），无须调整剂量或停药。Ⅲ度，暂停服药，对症处理，直至该不良事件降至 1 级或恢复至基线水平，随后减量重新开始治疗或终止治疗。Ⅳ度，终止治疗，对症处理。

续表

靶向治疗中护理	(5) 间质性肺炎：Ⅰ度，对症处理，继续靶向治疗、监测。Ⅱ度，暂停治疗，给予皮质激素，对症处理，可根据呼吸专科意见是否终止治疗。Ⅲ～Ⅳ度，终止治疗，给予皮质激素，对症处理，必要时抗感染或呼吸科会诊，不再考虑恢复治疗。 (6) 蛋白尿：Ⅰ度，密切监测。Ⅱ度，密切监测，必要时停药。Ⅲ度，暂停服药，对症处理，直至该不良事件降至1级或恢复至基线水平，随后减量重新开始治疗。
靶向治疗后护理	1. 指导病人加强对药物不良反应的自我检测和管理，出现并发症时及时就医、尽早处理。 2. 定期随访：实施出院及居家康复指导，提高病人用药依从性，嘱定期复查。

六、肾肿瘤免疫治疗的临床护理

免疫治疗前护理	1. 讲解免疫治疗相关知识，做好心理支持及健康教育。 2. 详见第一章第五节"肿瘤免疫治疗的临床护理"相关内容。 3. 免疫药物输注多选择中心静脉导管或静脉留置针输入。 4. 免疫药物输注前确认静脉通路功能正常、预处理已完成。
免疫治疗中护理	1. 详见第一章第五节"肿瘤免疫治疗的临床护理"相关内容。 2. 常用免疫治疗药物：纳武利尤单抗、伊匹木单抗、帕博利珠单抗、阿维鲁单抗、特瑞普利单抗等；免疫治疗常联合靶向治疗同步进行。 3. 常规联合治疗方案： (1) 纳武利尤单抗3 mg/kg，每2周1次，静脉输注。 (2) 纳武利尤单抗3 mg/kg+伊匹木单抗1 mg/kg，每3周1次，静脉输注，共4次，其后纳武利尤单抗3 mg/kg，每2周1次。 (3) 帕博利珠单抗200 mg，静脉输注，每3周1次+仑伐替尼200 mg，口服，每日1次。 (4) 纳武利尤单抗240 mg，静脉输注，每2周1次+卡博替尼40 mg，口服，每日1次。

续表

免疫治疗中护理	（5）阿维鲁单抗 10 mg/kg，静脉输注，每 2 周 1 次＋阿昔替尼 5 mg，口服，每日 2 次。 （6）特瑞普利单抗 240 mg，静脉输注，每 3 周 1 次＋阿昔替尼 5 mg，口服，每日 2 次。 4. 药物输注要点：药物现配现用，若不能立即使用，可在 2～8 ℃ 保存 24 小时，输注选择较长、直的表浅静脉，或选择中心静脉导管输注，输液器选择配有一个无菌、无热源、低蛋白结合的 0.2～5 μm 过滤器的输液管线进行静脉输注。帕博利珠单抗输注时间至少 30 分钟，阿替利珠单抗首次给药至少持续 60 分钟，首次输注耐受性好，后续可减少到 30 分钟。根据不同药物使用说明书，按照输注要求执行（载体、输注速度、监护等）。
免疫治疗后护理	1. 常见并发症观察：抗 PD-1 抗体单药治疗最常见的相关不良反应为乏力、瘙痒、恶心、腹泻、贫血等；抗 PD-1 抗体＋抗 CTLA-4 联合治疗常见不良反应：脂肪酶增加、淀粉酶增加、谷丙转氨酶增加；抗 PD-1 抗体＋靶向药物治疗常见不良反应：腹泻和高血压，以及免疫治疗相关性心肌炎、肺炎、垂体炎、重症肌无力、溶血性贫血等。出现并发症时及时就医、尽早处理。 2. 定期随访：实施出院及居家康复指导，定期复查。

参考文献

[1] 周硕明，甘卫东. 2022 年版欧洲泌尿外科学会肾细胞癌诊疗指南更新要点解读[J]. 中华腔镜泌尿外科杂志（电子版），2023，17（2）：100-104.

[2] 臧欣贻，郑军华，翟炜. 肾癌的最新诊疗研究进展[J]. 中国癌症防治杂志，2023，15（4）：375-382.

[3] 中国抗癌协会泌尿男生殖系肿瘤专业委员会肾癌学组. 晚期肾透明细胞癌一线靶向治疗的优化选择中国专家共识（2022）[J]. 临床泌尿外科杂志，2022，37（5）：329-337.

[4] 中华医学会外科学分会,中华医学会麻醉学分会.中国加速康复外科临床实践指南(2021)(一)[J].协和医学杂志,2021,12(5):624-631.

[5] FELDHEISER A, AZIZ O, BALDINI G, et al. Enhanced Recovery After Surgery (ERAS) for gastrointestinal surgery, part 2: consensus statement for anaesthesia practice [J]. Acta Anaesthesiol Scand, 2016, 60(3): 289-334.

[6] 朱刚,张凯,张海梁,等.中国泌尿男生殖系肿瘤手术后随访方案专家共识[J].现代泌尿外科杂志,2021,26(5):369-375.

[7] 李乐之,路潜.外科护理学[M].7版.北京:人民卫生出版社,2021.

[8] 王国蓉,皮远萍.肿瘤专科护理与循证实践[M].北京:人民卫生出版社,2016.

[9] 中国临床肿瘤学会指南工作委员会组织编写.中国临床肿瘤学(CSCO)肾癌诊疗指南2023[M].北京:人民卫生出版社,2023.

第三十四节 肾盂、输尿管肿瘤的临床护理

一、肾盂、输尿管肿瘤专科体征和护理要点

专科体征	1. 血尿：发生率80%~90%，表现为间歇性、无痛性、肉眼全程血尿，可排出条索状血块，可遵医嘱给予口服坦索罗辛。 2. 疼痛：血尿时血块致输尿管梗阻可引起肾绞痛，肿瘤引起肾积水可出现腰部胀痛不适。可遵医嘱使用止痛药物。 3. 肿块：多位于腰部或上腹部。出现肿块预示肿瘤阻塞导致肾积水或病情近晚期。 4. 其他症状：有无发热，全身不适，食欲减退，体重下降，乏力，贫血或高血压，锁骨上是否有肿大淋巴结转移症状。
护理要点	1. 监测并记录尿量及引流量。 2. 关注生化指标，尤其是肾功能、电解质及血清、白蛋白等。 3. 监测病人腹部体征及血压、血糖变化，倾听病人主诉，止痛等对症护理。

二、肾盂、输尿管肿瘤围术期的临床护理

术前护理	1. 详见第一章第一节"肿瘤外科治疗的临床护理"相关内容。 2. 胃肠道准备： （1）提倡禁饮时间延后至术前2小时，之前可口服清流质饮料（不含奶及乙醇类饮品）；禁食时间延后至术前6小时，之前可进食淀粉类固体食物。术前推荐口服含碳水化合物饮品，通常在术前10小时饮用12.5%碳水化合物饮品800 mL，术前2小时饮用≤400 mL。 （2）行尿流改道回肠膀胱造瘘术术前胃肠道准备：术前3日开始进食流质，每日口服替硝唑1 g，每日2次，术前1日服用泻药，如甘露醇、复方聚乙二醇电解质等，术前晚予灌肠。不推荐对包括结直肠手术在内的腹部手术病人常规进行机械性肠道准备。 3. 鼻胃管的留置、营养指导、呼吸道管理、术前宣教、适应性训练等内容同本章第三十三节"肾肿瘤的临床护理"相关内容。

続表

术中护理	同本章第三十三节"肾肿瘤的临床护理"相关内容。
术后护理	1. 体位与活动：术后至麻醉清醒前取平卧位，待生命体征平稳后可协助采取半卧位。术后24小时逐步恢复下地活动。 2. 病情观察： （1）监测生命体征、尿量及伤口敷料等情况，记录24小时出入量，关注肾功能及电解质变化。 （2）观察腹部症状和体征变化，注意肠蠕动、排气排便情况。 3. 管道护理：观察血浆引流液及尿液的色、量、性质，保持引流通畅，妥善固定，严防打折及脱落，避免逆行感染。 （1）留置双腔尿管护理：观察腰部胀痛情况；尿液颜色、性质、量，术后尿液会呈淡红色，2～3日后会逐渐转为淡黄色，伴有白色絮状物；观察尿液量，如尿量减少或无尿要及时通知医生。指导病人多饮水，每日1 500～2 000 mL，勿憋尿。 （2）腹腔引流管护理：若发现引流管内引流量短时间内突然增多（≥200 mL/h），应及时报告医生，必要时协助处理。 4. 口腔护理、术后饮食及营养管理、下肢深静脉血栓预防等临床护理详见本章第三十三节"肾肿瘤的临床护理"相关内容。 5. 指导病人行膀胱功能训练。 6. 并发症护理： （1）出血：增加补液量，同时遵医嘱给予止血药物。对肉眼血尿较重者需密切观察，冲洗尿管，避免堵塞，若出现尿管堵塞，及时更换，以保持导尿管引流通畅，监测血红蛋白情况，必要时遵医嘱输血。出血原因不明者需再次手术探查原因。 （2）腰痛和尿路刺激征：常见发生原因为体内支架管刺激或引流不畅，该症状通过充足补液保证尿量及减少活动可缓解，效果不明显时可应用抗胆碱能药物。一般术后4～8周拔除双腔管后可自行缓解。 （3）泌尿系统感染：遵医嘱使用抗生素，指导病人多饮水，勤排尿，不憋尿，保证每日饮水量2 000 mL以上，禁咖啡、浓茶、饮

续表

术后护理	料等。准确记录24小时出入量。保持大小便通畅，避免排尿时过于用力，出现尿液反流引起泌尿系感染。 （4）尿瘘：可适当延长导尿管和引流管留置时间，保持导管引流通畅，多数情况下2周左右可缓解。

三、肾盂、输尿管肿瘤围化疗期的临床护理

化疗前护理	1. 讲解化疗相关知识，肾盂、输尿管肿瘤化疗主要以局部灌注化疗结合新辅助化疗。 2. 局部灌注化疗：经肾造瘘管顺行灌注和直接经输尿管导管逆行灌注。在根治性肾输尿管切除术后可进行单次膀胱灌注化疗有效降低膀胱复发率。 （1）灌注药物的选择：常用的药物包括卡介苗、表柔比星、吡柔比星、丝裂霉素、羟喜树碱、吉西他滨等。 （2）向病人讲解膀胱灌注的目的与方法，介绍灌注后可能出现的并发症及相关防范措施，如化学性膀胱炎、尿道狭窄。 （3）灌注前禁水6小时，减少尿液将药物稀释。灌注应在早晨进行，膀胱灌注前应排尿。 3. 新辅助化疗：以铂类为主。 （1）化疗前临床的护理详见第一章第三节"肿瘤化学治疗的临床护理"相关内容。 （2）化疗方案：最常用吉西他滨联合顺铂（GC方案），甲氨蝶呤、长春新碱、多柔比星联合顺铂（MVAC方案），肾功能不全病人可以考虑采用紫杉醇联合吉西他滨的方案化疗。 （3）双腔中心静脉导管选择：MVAC方案时甲氨蝶呤需要持续滴注，可考虑双腔中心静脉导管。 （4）预处理：化疗前后要求水化，输注紫杉醇前12小时及6小时口服地塞米松20 mg，前30分钟再次抗过敏治疗，以预防过敏反应的发生。 （5）监测肾脏功能：肾盂、输尿管肿瘤病人肾功能损伤，化疗大剂量甲氨蝶呤更易导致肾功能障碍，故化疗前监测肾功能。 （6）检查化疗静脉通路的回血情况，确保化疗药物的安全输注。

续表

化疗中护理	1. 局部灌注化疗： （1）灌注时按照无菌原则操作，动作轻柔、减少刺激尿道。 （2）低压灌注，以减少菌血症和药物全身吸收的风险。 （3）化疗药物通过导尿管灌入膀胱，保留 0.5~2 小时，协助病人每 15 分钟变换 1 次体位，分别取俯、仰、左、右侧卧位，使药液均匀地与膀胱壁接触。 2. 新辅助化疗中的临床护理详见第一章第三节"肿瘤化学治疗的临床护理"。 （1）化疗输注顺序：GC 方案，先输注吉西他滨再输注顺铂。MVAC 方案，先输注长春新碱再输注甲氨蝶呤、多柔比星，最后输注顺铂。肾功能不全者使用先输注吉西他滨再输注紫杉醇。 （2）化疗药物输注要点：①吉西他滨用生理盐水稀释，要求静脉滴注 30~60 分钟，与甲氨蝶呤、丝裂霉素、糖皮质激素静脉注射间隔时间＞30 分钟。②顺铂输注使用避光输液器，遵医嘱给予止吐、水化和利尿。③长春新碱仅用于静脉注射，漏于皮下可导致组织坏死、蜂窝织炎。一旦漏出或可疑外漏，应立即停止输液，并予相应处理。防止药液溅入眼内，一旦发生应立即用大量生理盐水冲洗，应用地塞米松眼膏保护。④甲氨蝶呤静脉缓滴 4~6 小时，滴注时间不宜＞6 小时，注射后给予 CF 解救，每 6 小时 1 次。甲氨蝶呤易出现口腔黏膜炎，从化疗当日起，连续用 150 mg 甲酰四氢叶酸钙＋500 mL 盐水漱口 3 日。⑤紫杉醇用非聚氯乙烯材料的输液瓶和输液管输注，输注时间 3~5 小时。紫杉醇超过敏反应一般临床表现为荨麻疹、支气管痉挛和过敏性休克，一旦发生过敏的抢救措施同青霉素过敏，采用肾上腺素、氧气吸入、地塞米松、抗组胺药物等。 （3）用药过程中加强巡视，倾听病人主诉，观察有无化疗药物外渗等不良反应。严密监测病人生命体征，监测尿量。 （4）多进食高热量、高蛋白、高维生素、无刺激的食物，均衡饮食，多饮水，每日 2 000~3 000 mL，预防泌尿系感染。

续表

化疗后护理	1. 局部药物灌注2小时后多饮水，加速尿液生成，降低药物浓度，减少对尿道黏膜刺激。 2. 局部药物灌注并发症观察及护理：同本章第三十六节"膀胱肿瘤的临床护理"相关内容。 3. 辅助化疗：继续观察有无化疗毒副作用，倾听病人主诉。 （1）顺铂应用可出现肾脏毒性，予水化、利尿，一般每日液体总量3 000～4 000 mL，用药期间饮水2 000～3 000 mL，记录24小时小便量（>3 000 mL/d），监测肾功能。 （2）长春新碱高剂量应用可出现神经毒性，主要引起外周神经症状，如四肢麻木、腱反射迟钝或消失、腹痛等，用药过程中注意监测不良症状。 （3）大剂量应用甲氨蝶呤会导致高尿酸血症肾病，需要水化和碱化尿液，监测尿pH>7并记录24小时尿量，保持尿量>100 mL/h。 4. 化疗后每周监测血常规、肝肾功能，加强营养，其他护理同第一章第三节"肿瘤化学治疗的临床护理"相关内容。 5. 饮食指导：进食清淡、高热量、高蛋白、高维生素、无刺激的食物，均衡饮食，多饮水，预防泌尿系感染。

四、肾盂、输尿管肿瘤放射治疗的临床护理

放疗前护理	1. 辅助放射治疗对肾盂、膀胱肿瘤术后的作用存在争议，主要的放疗指征为术后pT3/pT4期，或存在残存病灶。放疗前，需充分评估病人病情，取得病人及家属配合，讲解放疗相关知识。 2. 肠道准备：嘱病人每次放疗前尽量排空直肠。 3. 尿道准备：嘱病人在耐受范围内适当充盈膀胱，保持膀胱容量和定位时一致。 4. 详见第一章第二节"肿瘤放射治疗的临床护理"相关内容。
放疗中护理	1. 协助病人做好放疗中全程皮肤管理和功能训练，预防并发症。 2. 严密监测病人生命体征变化及尿量情况，嘱病人多饮水。 3. 详见第一章第二节"肿瘤放射治疗的临床护理"相关内容。

续表

放疗中护理	4. 并发症预防及处理： （1）放射性肠炎：指导病人每次放疗前排空大便，观察大便次数、量、颜色、性质，有无腹痛、肛门坠胀、里急后重等症状，并及时做好记录。每日温水坐浴2~3次，保持肛门干燥，每次便后用柔软的湿纸巾擦拭，温水清洗，局部皮肤可涂氧化锌软膏防止皮肤破溃。指导病人做提肛运动，提高肛门部肌肉功能，有利于保持正常的排便功能。 （2）放射性膀胱炎：观察病人小便情况，如有尿频、尿急、尿痛、肉眼血尿等症状，立即报告医生。对于<3级的副作用予以观察或对症治疗；若出现3级早期副作用则需暂停放疗，予以积极对症支持治疗，待症状好转稳定后，可继续放疗；若出现4级或更严重副作用，则需终止放疗。每次放疗时保持膀胱容量和定位时一致，鼓励病人多饮水，每日饮水2 000 mL以上。
放疗后护理	1. 定期复查和随访，指导病人进行居家康复训练。 2. 持续监测全身症状及放疗远期毒副作用，出现异常及时就诊。

五、肾盂、输尿管肿瘤免疫治疗的临床护理

免疫治疗前护理	1. 讲解免疫治疗相关知识，做好心理支持及健康教育。 2. 详见第一章第五节"肿瘤免疫治疗的临床护理"相关内容。 3. 免疫药物输注前确认静脉通路功能正常、预处理已完成。
免疫治疗中护理	1. 详见第一章第五节"肿瘤免疫治疗的临床护理"相关内容。 2. 同"膀胱肿瘤免疫治疗"。 3. 常用药物：帕博利珠单抗2 mg/kg，静脉输注，每3周给药1次；1 200 mg固定剂量，静脉输注，每3周给药1次，共治疗4个周期。 4. 治疗过程中密切监测病人血压。
免疫治疗后护理	1. 同膀胱肿瘤免疫治疗。 2. 做好并发症观察及护理。 3. 定期随访：实施出院及居家康复指导，定期复查。

六、疾病随访

疾病随访	1. 指导病人根据身体情况选择适宜的体育锻炼，3个月内不宜行重体力劳动。带尿管出院的病人，指导其保持会阴部清洁，自行观察尿的颜色、气味，有异味提示可能有泌尿系感染。穿柔软宽松的衣裤，避免过紧压迫伤口。按医嘱要求，定期行膀胱灌注化疗。 2. 前2年每3个月行膀胱镜、B超、超声、腹部CT、血清肌酐及肾功能检查。然后每6个月1次，至术后5年后每年复查1次。

参考文献

[1] 张庆云，蒙清贵．上尿路尿路上皮癌诊治进展 [J]．现代泌尿生殖肿瘤杂志，2021，13（3）：185-188，192．

[2] 周利群，李学松，熊耕砚．中国人群上尿路尿路上皮癌新进展 [J]．北京大学学报（医学版），2014，46（4）：504-506．

[3] 许永德，吉正国，胡新一，等．上尿路尿路上皮癌：应重视的恶性肿瘤 [J]．中国医刊，2021，56（6）：581-584．

[4] 刘金秀，雷荣兰，张艳梅，等．肾盂癌合并输尿管膀胱癌患者行膀胱全切加原位T型回肠新膀胱术的护理 [J]．护士进修杂志，2017，32（7）：631-633．

[5] 方冬，李学松．上尿路尿路上皮癌诊断与治疗中国专家共识 [J]．中华泌尿外科杂志，2018，39（7）：485-488．

[6] 王天华，洪晓平，瞿海红．临床护理对尿路上皮多器官肿瘤手术患者的影响 [J]．齐鲁护理杂志，2017，23（24）：62-63．

[7] 文饶，吴义坤，杨超，等．上尿路尿路上皮癌术后辅助治疗研究进展 [J]．中国癌症防治杂志，2021，13（6）：677-682．

[8] 蔡孟会，刘峰，葛波．上尿路尿路上皮癌的临床治疗进展 [J]．世界最新医学信息文摘，2021，21（25）：67-70．

[9]《腹腔镜根治性肾输尿管切除术手术规范专家共识》专家组．腹腔镜根治性肾输尿管切除术手术规范专家共识 [J]．微创泌尿外科杂志，2020，9（3）：155-165．

[10] 徐柳汀,张春雷,王东星,等.新辅助免疫治疗联合化疗后手术治疗局部晚期上尿路尿路上皮癌一例[J].实用肿瘤杂志,2023,38(5):476-480.

[11] 中国医疗保健国际促进交流会泌尿健康促进分会,中国研究型医院学会泌尿外科学专业委员会.尿路上皮癌抗体偶联药物临床应用安全共识(第1版)[J].现代泌尿外科杂志,2022,27(8):628-634.

[12] 中国医促会泌尿健康促进分会,中国研究型医院学会泌尿外科学专业委员会.PD-1/PD-L1免疫检查点抑制剂在泌尿男生殖系肿瘤临床应用的安全共识[J].现代泌尿外科杂志,2022,27(1):7-15.

第三十五节 嗜铬细胞瘤的临床护理

一、嗜铬细胞瘤专科体征和护理要点

专科体征	1. 头痛、心悸、多汗"三联症"症状。 2. 有无高血压、高血糖、低钾血症等。 3. 头晕、头痛、面色潮红或苍白、四肢发冷、恶心呕吐、心悸、气急、视物模糊等。 4. 其他症状：心律失常、心绞痛、腹痛、肠梗阻、血尿、蛋白尿、肾衰竭、失眠、烦躁、发热、白细胞增多、糖脂代谢紊乱、血糖异常、腹部肿瘤增大。
护理要点	1. 监测病人体温、血压、心率、血糖、神志，及心、肺、脑功能，遵医嘱用药控制血压、血糖、心率，防止低血糖、低血压发生。 2. 肾上腺危象的观察及处理。

二、嗜铬细胞瘤围术期的临床护理

术前护理	1. 详见第一章第一节"肿瘤外科治疗的临床护理"相关内容。 2. 饮食指导、胃肠道准备、适应性训练等详见"肾肿瘤的临床护理"。 3. 术前药物准备：术前7~10日用药，若症状发作频繁病人，推荐术前药物准备4~6周。准备标准：病人血压控制正常或基本正常，无明显直立性低血压；血容量恢复：红细胞比容降低，体重增加，肢端皮肤温暖，微循环改善；高代谢症候群及糖代谢异常得到改善。 （1）心律失常护理：遵医嘱为病人提供阿替洛尔等心律失常纠正药物，控制术前24小时心率<90次/min，用药期间密切观察心率、脉搏等变化。禁用阿托品。 （2）血压管理：术前指导病人遵医嘱口服降压药物，切勿自行调整剂量。用药期间监测卧、立位血压和心率变化，服药后休息，嘱病人起立动作要慢，以防摔倒。注意观察病人有无口干、鼻塞、头晕、乏力、胃肠道刺激等症状，遵医嘱予对症。

续表

术前护理	(3) 容量控制：术前3日按照医嘱给予输血、平衡溶液、生理盐水，每日2 000 mL左右，以改善组织灌注量和微循环。
术中护理	详见第一章第一节"肿瘤外科治疗的临床护理"相关内容。
术后护理	1. 体位与活动、病情观察要点、切口护理、口腔护理、术后饮食及营养支持、呼吸道管理及下肢深静脉血栓预防等内容详见本章第三十三节"肾肿瘤的临床护理"相关内容。 2. 并发症护理： (1) 出血：术后出血是最主要的并发症。监测生命体征变化，若病人引流液较多、色鲜红且很快凝固，同时伴有血压下降、脉搏增快等失血性休克表现，常提示活动性出血，应及时通知医生，必要时行介入治疗栓塞出血动脉。 (2) 肾上腺危象：表现为胸闷、心悸、气促、血压下降、烦躁或嗜睡，也可有发热、乏力、腹痛、呕吐等现象。多发生于术后8~72小时，可静脉注射氢化可的松。术后避免使用吗啡、巴比妥类药物。 (3) 低血容量性休克：建立静脉通路、补充血容量、监测动脉压、准确记录24小时尿量、加强中心静脉压监测，防止病人出现酸碱失衡，水、电解质紊乱，多器官衰竭等现象。 (4) 高血压：遵医嘱使用硝普钠、酚妥拉明或尼卡地平静脉泵入，持续监测动脉压，动态调整降压药泵入剂量。 (5) 低血糖：若出现发冷、身体抽搐、心动过速、烦躁、表情淡漠、嗜睡、昏迷等低血糖症状应立即补充葡萄糖液，避免出现昏迷。

三、嗜铬细胞瘤化疗期的临床护理

化疗前护理	1. 恶性嗜铬细胞瘤对化疗不敏感，如转移病灶无法切除，推荐进行化疗。充分评估病人病情，化疗前讲解相关知识。 2. 化疗前的临床护理详见第一章第三节"肿瘤化学治疗的临床护理"相关内容。

续表

化疗前护理	3. 化疗方案：常见的化疗方案为 CVD 方案，包括环磷酰胺、长春新碱和达卡巴嗪。 4. 预处理：环磷酰胺会引起肾脏毒性，化疗前后要求水化。 5. 监测血压、血糖、心律、肝肾功能。 6. 确认化疗静脉通路的回血情况，确保化疗药物的安全输注。
化疗中护理	1. 详见第一章第三节"肿瘤化学治疗的临床护理"相关内容。 2. 具体方案为环磷酰胺 1.2 g（第 1 日），长春新碱 2 mg（第 1 日），达卡巴嗪 400 mg（第 1~4 日）。 3. 输注要点： （1）长春新碱仅用于静脉注射，漏于皮下可导致组织坏死、蜂窝织炎。一旦漏出或可疑外漏，应立即停止输液，并予相应处理。防止药液溅入眼内，一旦发生应立即用大量生理盐水冲洗，应用地塞米松眼膏保护。 （2）达卡巴嗪对光和热极不稳定，遇光或热易变红，所以需要临时配制，溶解后立即注射，并避光输注。输注速度不宜太快，时间 30~60 分钟。 4. 用药过程中加强巡视，倾听病人主诉，观察有无化疗药物外渗等不良反应。严密监测病人生命体征，监测尿量。 5. 指导病人：高蛋白、高维生素、清淡、易消化饮食，避免辛辣刺激及冷硬食物，鼓励病人多食水果蔬菜，忌烟酒。
化疗后护理	1. 继续观察病人有无化疗毒副作用，倾听病人主诉。 2. 化疗副作用观察及护理： （1）泌尿系统毒性：环磷酰胺易引起出血性膀胱炎以及肾毒性，主要表现为排尿困难，尿频，排尿烧灼感，夜尿或少尿，血尿。化疗时注意鼓励病人多饮水，维持尿量>2 000 mL/d，同时监测血常规。 （2）外周神经毒性：为长春新碱主要副作用，主要表现为四肢或躯体感觉异常、麻木、疼痛、肌肉无力等神经症状。指导病人化疗期间尽量卧床休息，下床活动要有人陪伴。注意保暖，避免

续表

化疗后护理	冷刺激，不暴露于寒冷环境中；也可以对肢体进行适当按摩。同时进食高维生素、高蛋白饮食。用药过程中应注意观察病人肢体感觉，若出现症状，遵医嘱予谷维素、维生素 B。 （3）"流感"样症状：达卡巴嗪易引起，主要观察病人是否有全身不适、发热、肌肉疼痛、面部麻木等。 3. 注意预防感染，修剪指甲，避免磕碰，保持大便通畅。化疗后每周监测血常规、肝肾功能，加强营养。 4. 定期进行复查、随访。

四、嗜铬细胞瘤 ^{131}I-MIBG 放射治疗的临床护理

放疗前护理	1. 适用于 ^{131}I-MIBG 核素显像阳性、无法手术的病人，充分评估病情，讲解放疗相关知识。 2. 详见第一章第二节"肿瘤放射治疗的临床护理"相关内容。 3. 病人准备：协助病人完成治疗前相关检查，完成诊断性 ^{131}I-MIBG 显像，持续 7 日。 4. 病情监测：治疗前测定 24 小时尿儿茶酚胺。 5. 用药准备： （1）治疗前 3 日口服复方碘溶液，3 次/d，每次 0.3 mL，以封闭甲状腺，直至用药后 7 日。 （2）在治疗前 7 日停服影响 ^{131}I-MIBG 摄取的药物，如抗高血压及心血管药物：可卡因、吩噻嗪、利舍平、伪麻黄碱、胰岛素及 α 神经元阻滞剂等。 6. 饮食护理：治疗前予低盐、低脂、低糖、高蛋白、高维生素、清淡、易消化饮食，避免辛辣刺激及冷硬食物，鼓励病人多食水果蔬菜，忌烟酒。 7. 休息和活动：保证充足的睡眠，轻翻身，避免劳累和剧烈运动。 8. 血管通路选择：选择弹性好、粗直、易固定的血管进行穿刺，优选中心静脉给药，避免放射性药物外渗，以保证放射性核素治疗顺利完成。

续表

放疗中护理	1. 放射性隔离：行 ^{131}I-MIBG 放射治疗时，病人需行放射性隔离，隔离至病人体内 ^{131}I 剂量<10 mCi（370 MBq）时，才能解除隔离，时间一般 5~7 日。护士需做好自身防护，穿一次性防护服、戴手套和穿鞋套，使用床旁备有的防辐射防护罩，出病房时脱去防护服并进行放射性计量测量。可通过心电监护仪、监视器、电话等观察、询问病人情况。指导病人勿出隔离病房，勿随地吐痰，将分泌物扔于指定医疗垃圾袋中，在指定的卫生间大小便，并用水反复冲洗厕所 2~3 次。 2. 用药护理：每次静脉滴注需 ^{131}I-MIBG 3.7~7.4 GBq（100~200 mCi），配制药物时将 ^{131}I-MIBG 溶液注入 250 mL 0.9％氯化钠注射液，缓慢静脉滴注，输注时间 90~120 分钟，用药过程中，远程心电监护，密切观察病人心率、血压的变化，如有异常，应暂停输注，立即通知医生。密切监测 24 小时儿茶酚胺及其代谢产物的变化。 3. 休息与活动：放疗期间应注意保暖，预防感冒，避免劳累和剧烈运动。 4. 饮食护理：低盐、低脂、低糖、低碘，高蛋白、高维生素、清淡、易消化饮食，避免辛辣刺激及冷硬食物，多饮水，帮助将放射性核素从体内排出。 5. 每日监测血尿常规、生化全项，24 小时尿儿茶酚胺。 6. 观察 ^{131}I-MIBG 放射治疗副作用，包括骨髓抑制、胃肠道反应等，做好相应护理。 （1）骨髓抑制：是最严重的副作用，详见第一章第二节"肿瘤放射治疗的临床护理"相关内容。 （2）胃肠道反应： ^{131}I-MIBG 治疗后病人常有不同程度的胃肠道反应，高血压发作时也常导致恶心、呕吐。指导病人遵医嘱按时服用甲氧氯普胺等药物，以减轻胃肠道反应，嘱其进食低盐、低脂、清淡、易消化食物，按时进餐，以加快 ^{131}I-MIBG 代谢产物的排泄，减少内辐射。

续表

放疗后护理	1. 指导病人均衡营养、清淡饮食。注意皮肤卫生、充分休息、适当运动，增强机体免疫力。 2. 继续每日监测血尿常规、生化全项，放射治疗副作用观察。 3. 定期复查、随访：出院后第1个月复查，以后按照医生建议门诊复查。

五、嗜铬细胞瘤靶向治疗的临床护理

靶向治疗前护理	1. 讲解靶向治疗相关知识，可对嗜铬细胞瘤的每个分子亚型优化治疗方案，以提高选择性和有效性。主要是抗血管生成疗法，常用药物为酪氨酸激酶抑制剂，如舒尼替尼（最常用）、帕唑帕尼、阿西替尼、卡博替尼和伦瓦替尼。 2. 做好病人的心理护理，帮助病人树立治疗信心，避免过度紧张及焦虑情绪。向病人讲解氨酸激酶抑制剂治疗的目的及主要不良反应：如高血压、胃肠道反应、皮肤黏膜反应、疲乏、骨髓抑制等。 3. 靶向药物使用前的临床护理详见第一章第四节"肿瘤分子靶向治疗的临床护理"相关内容。 4. 用药准备：酪氨酸激酶抑制剂均可引起血压升高，用药前需严密监测病人血压、心率变化，遵医嘱用药控制血压在正常范围。嘱病人禁用康唑类、克拉霉素、硝苯地平、地塞米松、卡马西平等可增加或降低苹果酸舒尼替尼血药浓度的药物。 5. 治疗前详细了解每位病人的体质特征、心理状况，初次服药之前进行血常规、生化、肝肾功能、呼吸循环功能、神经功能及肿瘤影像学检查。
靶向治疗中护理	1. 详见第一章第四节"肿瘤分子靶向治疗的临床护理"相关内容。 2. 靶向药物需由专人管理，每次使用发药到口。以最常用的舒尼替尼为例，采用标准剂量：每日口服 50 mg，连续服用 4 周，随后 2 周停药，1 个治疗周期后针对病人治疗耐受及疾病进展情况调整用药方案，增加或减少剂量以 12.5 mg 为梯度。与食物同服或不同服均可。病人服药前 6 周均在院治疗，便于药物不良反应的观察、评估和药物治疗剂量的调整，以达到最佳药物治疗剂量。

续表

靶向治疗中护理	3. 用药期间嘱病人多饮水，每日饮水 2 000 mL 以上，给予低盐、低脂、低糖、高蛋白、高维生素、清淡、易消化饮食，鼓励多食水果蔬菜。 4. 副作用观察及护理： （1）皮肤黏膜反应：表现为手足综合征，颜面部和躯干部皮疹。指导病人穿着柔软、舒适的棉质内衣和舒适的布鞋，手足综合征的病人改变足部受力习惯，避免长时间站立，防止足部受压，使用硫酸镁湿热敷或浸泡，尿素软膏或芦荟汁涂于患处，每日 2~3 次。皮疹发痒时使用炉甘石洗剂，遵医嘱口服抗组胺药物治疗。保持皮肤清洁湿润、注意防晒，减少外界刺激，勿抓挠。 （2）血压管理：用药前后嘱病人卧床休息，避免剧烈运动，严密监测血压、心率、呼吸、意识，每次用药后 30 分钟监测血压 1 次，连续测 6 次，血压正常后 2 小时测 1 次。尤其注意观察病人有无头痛、呕吐等高血压危象的表现，遵医嘱使用降压药物，可采用血管紧张素Ⅱ拮抗剂进行治疗。避免进食柚子、葡萄，因其可导致苹果酸舒尼替尼在体内血浆浓度增加。 （3）其他副作用：舒尼替尼能促使甲状腺滤泡凋亡，治疗期间密切注意观察病人有无畏寒、乏力、便秘等甲状腺功能减退的表现，可给予左旋甲状腺素治疗。 （4）胃肠道反应、疲乏、骨髓抑制、肝肾毒性同第一章第四节"肿瘤分子靶向治疗的临床护理"相关内容。
靶向治疗后护理	1. 观察病人有无靶向药物副作用，倾听病人主诉。 2. 细胞色素氧化酶诱导剂（如地塞米松、卡马西平、利福平等）和抑制剂（如酮康唑、伊曲康唑、伏立康唑、克拉霉素等）均可对苹果酸舒尼替尼血浆浓度造成影响，病人出院后需要严格遵医嘱服药，避免自行滥服药物。 3. 注意保暖预防感冒，定期复查，不适随诊，每 2~3 个月行促甲状腺激素检查。

六、疾病随访

疾病随访	1. 术后2个月内，避免病人过度激动，否则也会引起血压的过度波动。 2. 短期随访：术后2~6周应监测血压并进行生化指标的复查。术后生化指标仍异常、术前未进行生化指标检测的病人，在术后第3个月进行影像学检查。长期随访：推荐每年至少复查1次；有基因突变、转移性病人应3~6个月随访1次。对其直系亲属应检测基因和定期检查。

参考文献

[1] 曾正陪，陈家伦. 临床内分泌学 [M]. 上海：上海科学技术出版社，2011.

[2] 黄健，张旭. 中国泌尿外科和男科疾病诊断治疗指南 [M]. 北京：科学出版社，2022.

[3] LENDERS J W, DUH Q Y, EISENHOFER G, et al. Pheochromocytoma and paraganglioma: an endocrine society clinical practice guideline [J]. Clin Endocrinol Metab, 2014, 99 (6): 1915-1942.

[4] 王鹏，张文凤，吴文峰，等. 特拉唑嗪和酚苄明在嗜铬组织肿瘤术前准备中的作用比较 [J]. 现代泌尿外科杂志，2022, 27 (3): 246-247, 252.

[5] KINNEY M A, WARNER M A. Perioperative man-agement of pheochromocytoma [J]. J Cardiothorac VascAnesth, 2002, 16 (3): 359-369.

[6] 《腹腔镜肾上腺手术规范专家共识》专家组. 腹腔镜肾上腺手术规范专家共识 [J]. 微创泌尿外科杂志，2021, 10 (3): 145-151.

[7] 李蕊，李芳芳，董颖越. 1例嗜铬细胞瘤合并复杂先天性心脏病伴Ⅰ型呼吸衰竭患者的护理 [J]. 护理学报，2019, 26 (14): 61-62.

[8] 雅靓，罗嘉玲，卫丽娟. 131I-MIBG治疗神经母细胞瘤研究进展 [J]. 四川医学，2020, 41 (10): 1098-1101.

[9] 李贺文. 131I-MIBG治疗恶性嗜铬细胞瘤54例针对性护理 [J]. 齐鲁护理杂志，2013, 19 (11): 83-84.

[10] 郑雅文，张新伟，战忠利，等. 1例恶性嗜铬细胞瘤多发转移的多学科协

作诊疗 [J]. 中国肿瘤临床，2013，40（21）：1332-1336.

[11] 贾凯渊，曹晓明，阴克强，等. 嗜铬细胞瘤及副神经节瘤靶向治疗的研究进展 [J]. 肿瘤研究与临床，2020，32（7）：518-521.

[12] 何鹏，屈晓玲，何玮. 苹果酸舒尼替尼治疗晚期肾癌不良反应的观察及护理 [J]. 现代泌尿生殖肿瘤杂志，2011，3（1）：39-41.

[13] 杨剑霞. 37例晚期肿瘤患者苹果酸舒尼替尼靶向治疗的不良反应护理 [J]. 护理学报，2013，20（17）：29-31.

[14] 王晓云. 肾上腺嗜铬细胞瘤腹腔镜手术患者的护理服务模式及对康复影响分析 [J]. 中国药物与临床，2020，20（20）：3526-3528.

[15] 马晓媛，李霞. 后腹腔镜下肾上腺嗜铬细胞瘤切除术围手术期护理体会 [J]. 山西医药杂志，2020，49（7）：894-896.

[16] 李慧灵. 嗜铬细胞瘤围术期护理 [J]. 中国药物与临床，2019，19（5）：847-848.

[17] 中华医学会内分泌学分会. 嗜铬细胞瘤和副神经节瘤诊断治疗专家共识（2020年版）[J]. 中华内分泌代谢杂志，2020，36（9）：737-750

[18] 胡嘉禄，崔兆强，葛均波. 嗜铬细胞瘤和副神经节瘤的诊断与临床管理 [J]. 中华高血压杂志，2020，28（2）：179-186.

[19] 徐波，陆宇晗. 中华护理学会专科护士培训教材肿瘤专科护理 [M]. 北京：人民卫生出版社，2018.

[20] 金从军，邵玉军，曾正陪，等. ^{131}I-间位碘代苄胍治疗恶性嗜铬细胞瘤/副神经节瘤的临床疗效分析 [J]. 中华泌尿外科杂志，2015，36（1）：24-28.

第三十六节 膀胱肿瘤的临床护理

一、膀胱肿瘤专科体征和护理要点

专科体征	1. 血尿：膀胱癌最常见的症状，80%~90%的病人以间歇性、无痛性、全程肉眼血尿为首发症状。尿色可呈淡红色或深褐色，多为洗肉水色，可见血凝块。初始血尿，提示膀胱颈部病变；终末血尿，提示病变位于膀胱三角区、膀胱颈部或后尿道。 2. 膀胱刺激征：膀胱癌病人第二常见症状，约有10%的膀胱癌伴有膀胱刺激征，主要表现为尿急、尿频、尿痛，常见于膀胱原位癌和浸润癌，往往同时伴有血尿。 3. 其他症状：疼痛、排尿困难、肾积水、肾功能不全。晚期病人常有体重减轻、贫血、水肿、下腹部肿块等症状，盆腔淋巴结转移可引起腰骶部疼痛和下肢水肿。
护理要点	观察病人尿液，留置三腔尿管冲洗，腿围监测，膀胱全切病人造口及输尿管支架护理，膀胱灌注护理等。

二、膀胱肿瘤围术期的临床护理

术前护理	1. 详见第一章第一节"肿瘤外科治疗的临床护理"相关内容。 2. 高血压、糖尿病病人，术前监测血压、血糖，将血压、血糖控制在正常范围。 3. 完善术前准备，胃肠道准备、皮肤准备。行尿流改道回肠膀胱造瘘术术前胃肠道准备：术前1日服用泻药，如甘露醇、复方聚乙二醇电解质等，但对于严重便秘的病人，建议术前给予充分的肠道准备，并联合口服抗生素。 4. 术前宣教：指导麻醉、手术等诊疗事项，以提高病人及家属依从性。 5. 行尿流改道回肠膀胱造瘘术需行术前造口宣教：进行造口定位，准备造口用品，进行造口袋试戴，讲解造口相关知识。 6. 术前指导病人膀胱训练并完善术前检查。

续表

术中护理	详见本章第三十三节"肾肿瘤的临床护理"相关内容。
术后护理	1. 术后体位与活动、病情观察、管道管理、术后营养支持等详见"肾肿瘤的临床护理"。 2. 经尿道膀胱肿瘤电切术术后：①术后早期常用生理盐水对膀胱进行持续冲洗1~3日，预防膀胱内血凝块堵塞，冲洗速度视尿色而定，色深则快、色浅则慢。②冲洗液温度建议与体温接近，避免过冷或过热。③冲洗期间确保尿管通畅，若血凝块堵塞管道致引流不畅，可采用挤捏尿管、加快冲洗速度、调整导管位置等方法，如无效可用注射器吸取无菌生理盐水进行反复抽吸冲洗，直至引流通畅，必要时可超声评估膀胱内情况。④冲洗期间做好观察记录，准确记录冲入量、冲出量，尿量=冲出量－冲入量，记录引流液颜色及性质。⑤术后可有不同程度的肉眼血尿，随冲洗持续时间的延长，血尿颜色逐渐变浅，若冲出液颜色逐渐加深，应警惕有活动性出血，及时通知医生处理。 3. 根治性膀胱切除及尿流改道术术后： （1）输尿管支架管护理：观察尿液颜色、性质、量，术后尿液会呈淡红色，2~3日后会逐渐转为淡黄色，伴有白色絮状物，为肠管的分泌物，同时观察尿量，如尿量减少或无尿要及时通知医生。 （2）造瘘护理：详见本章第二十三章"造口常见并发症的临床护理"相关内容。 4. 并发症预防及护理： （1）膀胱穿孔：一般为腹膜外穿孔，经适当延长导尿管留置时间，大多可自行愈合。 （2）尿瘘：由膀胱与尿道吻合口瘘、膀胱与输尿管吻合口瘘或/和膀胱自身裂开导致。指导病人养成定时排尿、及时排尿习惯，避免长时间憋尿，以预防膀胱自发破裂。若发生尿瘘，应持续引流，保持引流通畅。 （3）尿失禁：①尿失禁夜间症状较重，注意尿失禁发生时机、加重及缓解的因素、昼夜分布、夜尿次数等；需指导病人通过排尿

续表

术后护理	日记、尿垫监测尿失禁程度。②预防失禁性皮炎，避免局部皮肤长时间接触刺激物，保持皮肤清洁干燥，清洁力度应适宜，避免因擦拭力度过大导致皮肤破损，局部可涂凡士林等皮肤保护剂。③盆底肌训练，主要针对病人耻骨、尾骨肌肉群，以肛提肌为主，能帮助改善盆底肌薄弱所致尿失禁症状。病人可采取坐位、仰卧位或站立位等舒适体位，做收缩肛门、同时收缩尿道（收缩骨盆底肌肉）的动作 10 秒，放松 10 秒，休息 10 秒，连续进行 15～30 分钟，每日重复 3 组或每日做 150～200 次。④膀胱训练，根据病人尿失禁类型不同，可选择延时排尿和定时排尿 2 种训练模式。方法一：延时排尿。适用于膀胱容量小，膀胱压力增加所致的尿失禁。通过训练逐渐延长排尿间隔时间，力争达到 2～3 h/次的排尿间隔，以逐渐增加膀胱容量，减少尿失禁。方法二：定时排尿。适用于膀胱感觉功能差、容量过大、充溢性尿失禁及夜间多尿者。每 2～3 小时定时排尿 1 次，并控制每次排尿量在合理范围，在夜间可用闹钟唤醒排尿，以防止新膀胱被尿液过度充溢所导致的器官功能受损和尿失禁。 （4）膀胱痉挛：病人术后可能会出现不同程度的尿意、便意、尿频、尿急、膀胱区和会阴部难以忍受的胀痛或痉挛性疼痛。应做好病人心理护理及调节好膀胱冲洗的温度与速度。膀胱痉挛多为一过性，在疼痛时嘱病人深呼吸以缓解疼痛，必要时予以解痉镇痛药物治疗，可用吲哚美辛栓剂塞肛，每日 1 次，最多不超过 2 次，可有效预防和缓解膀胱痉挛的症状。

三、膀胱肿瘤放疗期的临床护理

放疗前护理	1. 详见第一章第二节"肿瘤放射治疗的临床护理"相关内容。 2. 肠道准备：嘱病人每次放疗前尽量排空直肠。 3. 膀胱准备：嘱病人在耐受范围内适当充盈膀胱 200～400 mL。有条件可使用膀胱容量测量仪，保证病人每次膀胱充盈程度的有效性及一致性。每次放疗前，监测膀胱容积达到设定容量 ±50 mL 范围，才可接受放疗。

续表

放疗中护理	1. 饮食指导，每周测量体重，控制体重。详见第一章第二节"肿瘤放射治疗的临床护理"相关内容。 2. 观察放疗副作用，包括全身反应、皮肤反应、放射性直肠炎、放射性膀胱炎、尿道炎、性功能影响等，做好相应护理。 （1）放射性膀胱炎护理：观察病人尿液性状，有无出血，根据病人出血量，遵医嘱对症处理。观察尿频、尿急、尿痛等尿路刺激征，给予对症支持。嘱病人多饮水，每日饮水2 000~3 000 mL，同时保持会阴部清洁干燥。 （2）放射性直肠炎护理：合理饮食，禁食刺激性、产气、粗纤维等食物。做好肛门护理，便后用湿纸巾轻轻擦拭肛门，保持肛门清洁干燥。 3. 每周监测血常规、肝肾功能、电解质情况。
放疗后护理	1. 指导病人均衡营养、清淡饮食。注意皮肤卫生、充分休息、适当运动，增强机体免疫力。 2. 注意照射野皮肤的护理等。 3. 嘱病人定期复查、随访，及时了解肿瘤控制情况及有无放疗副作用。

四、膀胱肿瘤化疗的临床护理

化疗前护理	1. 膀胱灌注化疗： （1）灌注治疗时机：①低危非肌层浸润性膀胱癌病人，经尿道膀胱肿瘤电切术后即刻灌注化疗。②中危非肌层浸润性膀胱癌病人，术后即刻膀胱灌注后，继续膀胱灌注化疗，每周1次，共8周，随后每月1次，共10个月。③高危非肌层浸润性膀胱癌病人，术后膀胱灌注卡介苗，若复发耐受卡介苗，可选择术后持续膀胱灌注化疗。 （2）灌注化疗药物的选择：常用的化疗药物包括丝裂霉素、吉西他滨、吡柔比星、表柔比星、多柔比星、羟基喜树碱等。 （3）灌注前禁水6小时，减少尿液将药物稀释。 （4）灌注应在早晨进行，灌注前应排尿。

续表

化疗前护理	2. 新辅助化疗：肌层浸润性膀胱癌术前术后辅助化疗。 （1）化疗方案：吉西他滨联合顺铂（GC方案），甲氨蝶呤、长春新碱、多柔比星和顺铂联合生长因子（ddMVAC方案），顺铂、甲氨蝶呤和长春新碱（CMV方案）。 （2）化疗前监测病人肝肾功能。 （3）水化：化疗前后要求水化。 3. 详见第一章第三节"肿瘤化学治疗的临床护理"相关内容。
化疗中护理	1. 膀胱灌注化疗： （1）灌注前评估病人尿道情况，选择合适的尿管，充分润滑导尿管，防止尿道黏膜损伤，怀疑及发现尿道黏膜有损伤应停止灌注，通知医生处理。 （2）确认尿管头端位于膀胱内，避免药物进入尿道损伤黏膜。 （3）化疗药物通过导尿管灌入膀胱，保留0.5～2小时，协助病人每15～30分钟变换1次体位，分别取俯、仰、左、右侧卧位，使药液均匀地与膀胱壁接触。 2. 辅助化疗： （1）化疗输注顺序：GC方案，先输注吉西他滨，再输注顺铂。CMV方案，先输注长春新碱，再输注甲氨蝶呤，最后输注顺铂。 （2）化疗药物输注要点：吉西他滨要求静脉滴注30～60分钟，顺铂输注使用避光输液器。 （3）甲氨蝶呤易出现口腔黏膜炎副作用，从化疗当天起，连续用150 mg甲酰四氢叶酸钙+500 mL盐水漱口3日。 （4）顺铂易导致肾脏毒性，化疗过程中每日饮水2 000 mL，观察记录病人每日小便情况。
化疗后护理	1. 膀胱灌注后，嘱病人大量饮水，稀释尿液以降低药物浓度，减少对尿道黏膜刺激。 2. 膀胱灌注并发症观察及护理：如膀胱痉挛、尿急、尿频、排尿困难、盆腔疼痛和血尿等，全身不良反应较少见，如乏力、肌

续表

化疗后护理	肉酸痛、皮疹、关节痛、白细胞减少症、血小板减少症、恶心、呕吐等。症状严重程度与灌注剂量和频率有关,轻者在灌注间歇期可自行缓解,嘱病人多饮水。若出现严重的膀胱刺激征,如血尿等应使用止血药及对症治疗,并延迟或停止灌注治疗。 3. 观察化疗药物的不良反应:吉西他滨主要不良反应包括皮肤反应、骨髓抑制、胃肠道反应;甲氨蝶呤不良反应包括肝肾毒性、胃肠道反应、口腔黏膜炎;顺铂不良反应包括肾毒性、胃肠道反应、耳毒性、神经毒性;长春新碱不良反应包括神经系统毒性(四肢麻木、腱反射消失)、胃肠道反应;多柔比星不良反应包括心脏毒性。 4. 化疗后每周监测血常规、肝肾功能,加强营养,其他护理同第一章第三节"肿瘤化学治疗的临床护理"相关内容。 5. 定期进行复查、随访。

五、膀胱肿瘤免疫治疗的临床护理

免疫治疗前护理	1. 膀胱灌注免疫治疗:主要是卡介苗膀胱灌注,其他还包括铜绿假单胞菌、化脓性链球菌、红色诺卡菌制剂等生物制剂。 (1) 卡介苗膀胱灌注适应证:中危、高危非肌层浸润性膀胱癌和膀胱原位癌。 (2) 卡介苗膀胱灌注禁忌证:经尿道膀胱肿瘤电切术术后2周内;活动性结核病人、有严重血尿;外伤性导尿后;有症状的尿路感染病人;免疫缺陷或损坏者(如艾滋病病人、正在用免疫抑制剂或放疗的病人);卡介苗过敏者等。 2. 其他免疫治疗:PD-1/PD-L1用于不能切除和转移的肌层浸润性膀胱癌病人二线治疗及无法耐受铂类且PD-L1阳性病人的一线治疗,药物包括帕博利珠单抗、阿替利珠单抗。 3. 详见第一章第五节"肿瘤免疫治疗的临床护理"相关内容。
免疫治疗中护理	1. 卡介苗膀胱灌注:同膀胱灌注化疗。 2. 帕博利珠单抗、阿替利珠单抗药物输注要点:药物现配现用,若不能立即使用,可在2~8℃保存24小时,输注选择较长、直

续表

免疫治疗中护理	的表浅静脉，或选择中心静脉导管输注，输液器选择配有一个无菌、无热源、低蛋白结合的 0.2~5 μm 过滤器的输液管线进行静脉输注。帕博利珠单抗输注时间至少 30 分钟，阿替利珠单抗首次给药至少持续 60 分钟，首次输注耐受性好，后续可减少到 30 分钟。
免疫治疗后护理	1. 卡介苗膀胱灌注不良反应：主要不良反应包括膀胱刺激征、血尿和流感样综合征、发热，少见的严重不良反应包括结核败血症、肉芽肿性前列腺炎、附睾睾丸炎、膀胱挛缩、结核性肺炎、关节痛、过敏反应等。通过停药、对症治疗可缓解。 2. 帕博利珠单抗、阿替利珠单抗常见不良反应观察：帕博利珠单抗可引起免疫相关不良反应，包括贫血、疲劳、恶心、腹泻、便秘、食欲减退、呕吐等。阿替利珠单抗常见不良反应有疲乏、食欲减退、恶心、咳嗽、呼吸困难、发热、腹泻、皮疹、骨骼肌肉疼痛、呕吐等。

六、疾病随访

（一）非肌层浸润性膀胱癌（NMIBC）术后随访方案

级别	膀胱镜检查	尿脱离细胞学检查	影像学检查
低危	第 1 年：第 3 个月、第 12 个月各 1 次。		
中危	第 1 年：每 3 个月 1 次。 第 2 年：每 6 个月 1 次。 第 3~5 年：每年 1 次。 第 6 年起：根据临床情况决定，仍坚持每年 1 次。	第 1 年：每 3 个月 1 次。 第 2 年：每 6 个月 1 次。 第 3~5 年：每年 1 次。	每年 1 次 CTU。

续表

级别	膀胱镜检查	尿脱离细胞学检查	影像学检查
高危	第1~2年：每3个月1次。 第3~5年：每6个月1次。 第6~10年：每年1次。 第11年起：根据具体情况决定，仍坚持每年1次。	第1~2年：每3个月1次。 第3~5年：每年1次。 第6年起：根据具体情况决定。	每年1次CTU。

(二) 晚期和变异亚型膀胱癌术后随访方案

手术方式	影像学检查（胸部CT、CTU或MRU）。	血液检查（血常规、血生化、电解质、维生素B_{12}）。	膀胱镜检查。	尿脱落细胞学检查。
根治性膀胱切除术后	第1~2年，每3~6个月1次。 第3~5年，每年1次。 第6~10年，每年1次肾脏超声。	第1年，每3~6个月1次。 第2~5年，每年1次。 第6年起，每年1次检查维生素B_{12}。		第1~2年：每6个月1次。 第3年起：根据临床情况决定。
保留膀胱手术后	第1~2年：每3~6个月1次。 第3~5年：每年1次。 第6年起：根据具体情况决定。	第1年：每3~6个月1次。 第2年起：根据具体情况决定。	第1~2年：每3个月1次。 第3~4年：每6个月1次。 第5~10年：每年1次。	第1~2年：每6个月1次。 第3年起：根据临床情况决定。

病人治疗后观察小便情况，若出现疼痛、血尿、排尿困难等情况，须立即就医。

参考文献

[1] 李乐之,路潜. 外科护理学 [M]. 7版. 北京:人民卫生出版社,2021.

[2] 李恩孝. 恶性肿瘤分子靶向治疗 [M]. 2版. 北京:人民卫生出版社,2011.

[3] 王国蓉,皮远萍. 肿瘤专科护理与循证实践 [M]. 北京:人民卫生出版社,2016.

[4] 杨成才,詹辉,王剑松,等. 尿流动力学检查在原位新膀胱功能评价中应用的研究进展 [J]. 老年医学研究,2021,2(4):40-44.

[5] 罗珍,彭丽仁,王惠芬,等. 根治性膀胱切除肠代原位新膀胱术后患者排尿行为干预的研究进展 [J]. 护士进修杂志,2022,37(14):1292-1295.

[6] 侯睿,岳延涛,王彬,等. 癌症患者放射性直肠炎预防和管理的最佳证据总结 [J]. 上海护理,2022,22(4):11-16.

[7] 中华医学会外科学分会,中华医学会麻醉学分会. 中国加速康复外科临床实践指南(2021)(一)[J]. 协和医学杂志,2021,12(5):624-631.

[8] FELDHEISER A, AZIZ O, BALDINI G, et al. Enhanced Recovery After Surgery (ERAS) for gastrointestinal surgery, part 2: consensus statement for anaesthesia practice [J]. Acta Anaesthesiol Scand, 2016, 60 (3): 289-334.

[9] YANG R, TAO W, CHEN Y Y, et al. Enhanced recovery after surgery programs versus traditional perioperative care in laparoscopic hepatectomy: A meta-analysis [J]. Int J Surg, 2016, 36 (Pt A): 274-282.

[10] 朱刚,张凯,张海梁,等. 中国泌尿男生殖系肿瘤手术后随访方案专家共识 [J]. 现代泌尿外科杂志,2021,26(5):369-375.

[11] 中国肿瘤医院泌尿肿瘤协作组. 非肌层浸润性膀胱癌膀胱灌注治疗专家共识(2021年版)[J]. 中华肿瘤杂志,2021,43(10):1027-1033.

第三十七节 前列腺癌的临床护理

一、前列腺癌专科体征和护理要点

专科体征	1. 肿瘤阻塞或侵犯膀胱颈时会引起下尿路梗阻症状，如尿频、尿急、排尿困难、排尿不尽感、夜尿增多、尿线变细、尿线中断等，呈渐进性或短时间迅速加重，甚至出现血尿、尿潴留等。 2. 局部浸润症状：腰痛、患侧睾丸疼痛、部分射精痛。 3. 其他转移症状：骨转移可引起骨痛、病理性骨折；神经压迫可出现脊髓压迫或者截瘫等症状。 4. 贫血、下肢水肿、淋巴结肿大多是晚期病人的常见表现。 5. 体格检查：直肠指检（digital rectal examination，DRE）：大多数前列腺癌起源于外周带，肿瘤体积$\geqslant 0.2\ cm^3$时可通过直肠指检发现，需要注意前列腺的大小、外形、质地，有无变硬、结节等。
护理要点	1. 并发症的观察和处理及心理干预。 2. 居家康复及定期随访管理。

二、前列腺癌围术期的临床护理

术前护理	1. 外科治疗是前列腺癌重要的治疗方式，包括双侧睾丸切除术、根治性前列腺切除术（radical prostatectomy，RP）和盆腔淋巴结清扫术，详见第一章第一节"肿瘤外科治疗的临床护理"相关内容。 2. 术前风险筛查：前列腺癌病人大多为老年人，常合并慢性疾病，做好心、脑、肺、肾等重要器官功能检查，特别关注增加手术风险的因素，评估其耐受力，做好基础疾病的控制。
术中护理	详见第一章第一节"肿瘤外科治疗的临床护理"相关内容。
术后护理	1. 根据不同手术方式针对性实施病情观察和术后护理、管道护理，详见第一章第一节"肿瘤外科治疗的临床护理"相关内容。 2. 术后早期运动康复：指导病人循序渐进的方式进行下床活动，少量多次；对暂无法离床病人，指导床上主动运动及被动运动，建议提醒病人术后24小时内尽早下床。

续表

术后护理	3. 膀胱冲洗：术后早期引流液呈血性，第1个24小时内因创面渗血多，冲洗速度可快至80~100滴/min，以保证冲洗通畅；继之可根据引流液的颜色调节冲洗速度，术后48~72小时肉眼血尿消失，可停止膀胱冲洗。注意冲洗压力适度，冲洗液温度保持在35~37 ℃。 4. 膀胱痉挛护理及功能锻炼指导：详见本章第三十六节"膀胱肿瘤的临床护理"相关内容。 5. 并发症护理： （1）阴茎勃起功能障碍：加强病人及家属，尤其是配偶的心理干预，向病人介绍辅助阴茎勃起装置，增加病人对手术的期望值；遵医嘱使用西地那非，并观察有无心血管并发症。 （2）尿失禁：通常术后1年内得到改善。鼓励病人通过盆底肌肉训练来锻炼外括约肌，配合电刺激和生物反馈治疗等措施进行改善。 （3）尿道狭窄：详见本章第三十六节"膀胱肿瘤的临床护理"相关内容。 6. 术后随访：只需要规律检测前列腺特异性抗原（prostate specific antigen, PSA）水平和做直肠指检。根治性前列腺切除术后6周检测PSA水平。术后第3、第6、第12个月检测PSA。然后每6个月检测PSA到3年，之后每年随访1次，检测PSA。只有在临床怀疑局部复发，才进行影像学检查（盆腔MRI）。没有生化复发迹象，不常规为无症状病人进行骨扫描和其他影像学检查。有骨痛或其他可能进展的症状，无论PSA水平如何，应该考虑进行骨扫描和其他影像学检查。

三、前列腺癌围放疗期的临床护理

放疗前护理	1. 详见第一章第二节"肿瘤放射治疗的临床护理"相关内容。 2. 肠道准备：嘱病人每次放疗前尽量排空直肠，通过饮食调整，必要时进行药物缓泻剂、开塞露等促进直肠排空或直肠内置水囊以保证治疗过程中直肠形态的良好重复性。 3. 膀胱准备：嘱病人在耐受范围内适当充盈膀胱200~400 mL。

续表

放疗前护理	有条件可使用膀胱容量测量仪,保证病人每次膀胱充盈程度的有效性及一致性。每次放疗前,监测膀胱容积达到设定容量±50 mL范围,才可接受放疗。
放疗中护理	1. 详见第一章第二节"肿瘤放射治疗的临床护理"相关内容。 2. 观察放疗副作用:全身反应、皮肤反应、骨髓抑制、放射性直肠炎、放射性膀胱炎、尿道炎、性功能影响等,做好相应护理。详见第一章第二节"肿瘤放射治疗的临床护理"及本章第三十六节"膀胱肿瘤的临床护理"相关内容。 3. 其他早期副作用:可能会引起疲劳、腹泻、尿频、控尿能力下降等早期副作用,也需要指导病人进行必要的对症处理。 4. 生活习惯:建立良好的生活和作息习惯,可减轻放疗反应。其中包括保证充足睡眠、避免过度劳累;保持良好的心态,避免情绪激动;忌烟酒等。 5. 补充微量元素硒:可进食鱼、虾、蘑菇、芝麻等富含硒的食物,也可口服药物补充微量元素硒。
放疗后护理	1. 定期复查和随访,指导病人进行居家康复训练。 2. 持续监测全身症状及放疗远期毒副作用,如泌尿生殖系统副作用(尿频、夜尿增多、血尿和尿路狭窄等)、晚期胃肠道副作用、骨髓抑制和勃起功能障碍等,出现异常及时就诊。 3. 放疗后随访:放疗后常规随访内容包括前列腺癌相关的临床表现、血清 PSA 水平和直肠指检。放疗后 5 年之内每 3~6 个月随访 1 次,5 年后每年随访 1 次;根据临床需要,可适当增加随访频率。对于无症状、直肠指检阴性、PSA 控制良好的病人,可考虑在放疗结束后 6~12 个月复查盆腔 MRI 了解肿瘤消退情况。如直肠指检阳性,血清 PSA 水平持续升高,应行盆腔 MRI 及骨扫描检查;如出现骨痛和血清碱性磷酸酶升高,推荐行骨扫描检查。至于放疗后前列腺癌病人的活检,仅在怀疑局部复发并考虑行局部挽救治疗时进行。

四、前列腺癌化疗期的临床护理

化疗前护理	1. 详见第一章第三节"肿瘤化学治疗的临床护理"相关内容。 2. 化疗前预处理：多西他赛输注前12小时、3小时、1小时，口服地塞米松7.5～9.0 mg，也可在使用糖皮质激素的同时预防性使用抗组胺类药物（如右氯苯那敏、氯马斯汀、苯海拉明及异丙嗪等）。在化疗前可使用止吐类药物［如甲氧氯普胺或5-羟色胺（5-hydroxytryptamine，5-HT）抑制剂］及抑酸剂（如H_2受体拮抗剂或质子泵抑制剂）。
化疗中护理	1. 常见化疗药物为多西他赛和顺铂，详见第一章第三节"肿瘤化学治疗的临床护理"相关内容。 2. 化疗过程中的监测：输注多西他赛过程中需专人床旁守护，安置心电监护，告知病人及家属可能发生的不良反应，医务人员加强巡视。在输注最初至少10分钟内加强病人一般情况、心率和血压监测，给药最初3～5分钟减慢输注速度，并准备复苏设施设备及药物，其他预处理包括止吐药物等。 3. 毒副作用的观察： （1）多西他赛的副作用包括中性粒细胞减少症和发热性中性粒细胞减少症、过敏反应、体液潴留、神经毒性、皮肤毒性及疲劳等，其中以过敏反应和体液潴留最为常见，病人颜面部和胸背部可能出现潮红、荨麻疹、血管性水肿和四肢水肿。监测体重，体液潴留时及时合理使用利尿剂。若病人在减量治疗时仍然出现严重毒副作用，应停止治疗。 （2）顺铂常见不良反应及处理详见第一章第三节"肿瘤化学治疗的临床护理"相关内容。
化疗后护理	1. 详见第一章第三节"肿瘤化学治疗的临床护理"相关内容。 2. 化疗后随访和疗效评估：血PSA建议每3～4周检测1次，影像学评估建议每8～9周进行1次，之后每12周进行1次评估，其他血液指标评估建议每隔3～4周进行1次。

五、前列腺癌靶向治疗的临床护理

靶向治疗前护理	详见第一章第四节"肿瘤分子靶向治疗的临床护理"相关内容。

续表

靶向治疗中护理	1. 详见第一章第四节"肿瘤分子靶向治疗的临床护理"相关内容。 2. 常用药物：奥拉帕利、鲁卡帕尼等。 3. 常用药物使用方案：每日2次（间隔约12小时），可以伴或不伴食物一起服用，吞咽整片药品，不要压碎或溶解药片。遵医嘱用药，勿擅自更改剂量或停止用药。如果错过了某个剂量，请在通常的预定时间服用下一剂量，不要服用额外的剂量来弥补错过的剂量。 4. 不良反应：恶心、疲乏、贫血、呕吐、腹泻、食欲下降、头痛、味觉障碍、咳嗽、中性粒细胞减少症、呼吸困难、头晕、消化不良、白细胞减少症和血小板减少症等，予加强观察和对症处理。
靶向治疗后护理	1. 指导病人加强对药物不良反应的自我检测和管理，出现并发症时及时就医、尽早处理。 2. 定期随访：实施出院及居家康复指导，提高病人用药依从性，嘱定期复查。

六、前列腺癌免疫治疗的临床护理

免疫治疗前护理	1. 详见第一章第五节"肿瘤免疫治疗的临床护理"相关内容。 2. 免疫药物输注多选择中心静脉导管或静脉留置针输入。 3. 免疫药物输注前确认静脉通路功能正常、预处理已完成。
免疫治疗中护理	1. 详见第一章第五节"肿瘤免疫治疗的临床护理"相关内容。 2. 常用免疫治疗药物： （1）治疗性肿瘤疫苗：单核细胞疫苗 Sipuleucel-T 用于无症状或轻微症状的转移性去势抵抗型前列腺癌治疗。 （2）免疫检查点抑制剂：CTLA-4、PD-1/PD-L1 免疫检查点。CTLA-4 免疫检查点抑制剂为伊匹单抗和替西利姆单抗；PD-1 免疫检查点抑制剂有派姆单抗和纳武单抗；PD-L1 抑制剂阿特珠单抗、阿维鲁单抗和度伐单抗。 3. 常用药物使用方案：免疫治疗单药使用作用有限，常常联合使用，CTLA-4 抑制剂联合 PD-1/PD-L1 抑制剂或联合 ADT。

续表

免疫治疗中护理	4. 输注要求：伊匹单抗需要单通道输注，输注要求历时90分钟，从配制开始至输液结束，药品在室温下储存的时间不应超过4小时，2~8℃冷藏不超过24小时。纳武单抗静脉输注采用的输液管必须配有一个无菌、无热原、低蛋白结合的输液管过滤器（孔径0.2~1.2 μm）。
免疫治疗后护理	1. 常见并发症观察：抗PD-1抗体单药治疗最常见的相关不良反应，如乏力、瘙痒、恶心、腹泻、贫血等；抗PD-1抗体＋抗CTLA-4联合治疗常见不良反应，如脂肪酶增加、淀粉酶增加、谷丙转氨酶增加；抗PD-1抗体＋靶向药物治疗常见不良反应，如腹泻和高血压；以及免疫治疗相关性心肌炎、肺炎、垂体炎、重症肌无力、溶血性贫血等。出现并发症时及时就医、尽早处理。 2. 定期随访：实施出院及居家康复指导，定期复查。

七、前列腺癌内分泌治疗的临床护理

内分泌治疗前护理	1. 内分泌治疗的方法包括：药物或手术去势及抗雄激素药物，治疗前需做好健康教育、心理干预及评估，详见肿瘤化疗、靶向、免疫治疗的临床护理相关内容。 2. 手术去势：通过手术切除能分泌雄性激素的器官（睾丸和肾上腺）从而达到降低体内雄激素浓度的目的。见本节术前的临床护理。 3. 药物去势：常见药物有促黄体激素释放激素（GnRH）激动剂（曲普瑞林、亮丙瑞林、戈舍瑞林和布舍瑞林）和促黄体激素释放激素（GnRH）拮抗剂（地加瑞克、瑞卢戈利），用药前需要告知病人相关药物不良反应及注意事项，做好生命体征监测和抢救准备，预防代谢及心脑血管不良事件的发生。 4. 抗雄激素治疗：主要包括类固醇类的醋酸环丙孕酮、醋酸甲地孕酮，非类固醇类的氟他胺、尼鲁他胺、比卡鲁胺以及新一代药物恩杂鲁胺和阿帕鲁胺等，治疗前做好评估、注意事项及相关不良反应告知工作。

续表

内分泌治疗中护理	1. 用药指导：指导按照要求长期规则服用，定期看专科门诊，定期查血清PSA、血常规、肝肾功能等，严格按医嘱用药，不能自行随意停药或减量等。 2. 饮食指导：多食绿色水果蔬菜，合理搭配肉、蛋、豆谷类，多食含钙高的食物，前列腺癌的生长依赖于雄激素，避免进食含雄激素的食物，忌食高脂肪类食物及辛辣刺激食物等，同时纠正不良习惯，如吸烟、饮酒。 3. 积极的心理疏导：内分泌治疗的病人由于体内雄激素水平的改变可能出现第二性征，如乳房变大、毛发稀疏、声音变细等女性特征，通过与病人及家属沟通，指导如何正确地应对。鼓励病人说出心中的顾虑和担忧，帮助消除负性情绪，积极配合治疗。 4. 家庭社会支持：家庭成员的关心极为重要，鼓励家属多关心和陪伴病人，使病人能够感受到家庭的温暖，减轻孤独感，还可以鼓励亲朋好友多看望病人，给予情感支持。 5. 活动与休息指导：嘱病人保证充分的休息，避免疲劳。嘱病人坚持适当活动锻炼，避免剧烈运动，以防骨折，适度锻炼可促进正常代谢，增进食欲，提高抗病能力。 6. 注射内分泌治疗药物时，指导病人选择合适的注射体位，醋酸亮丙瑞林专用注射器针头较粗，易造成皮下毛细血管破裂出血，要掌握正确的注射方法，操作时动作轻柔，注射后不可对注射部位进行按摩或热敷等处理，拔针后嘱病人加长按压时间，避免局部出血。严格按照不同类型和剂型药物说明书上操作流程完成药物的配制和注射过程。
内分泌治疗后护理	1. 内分泌治疗后，应继续在饮食、用药依从性、休息与活动方面做好指导。 2. 不良反应的护理： （1）胃肠道反应：告知病人该情况属于内分泌治疗常见不良反应，随着治疗时间延长和药物减量，胃肠道反应也会逐渐减退，避免病人过度担心。反应较为严重的病人，可遵医嘱暂时停止使用药物，在病人症状减轻后酌情减少用药量。

续表

内分泌治疗后护理	（2）血管舒缩症状：该症状会增加病人不适，护理人员可指导其放松身心，通过聊天转移病人注意力，尽量选择病人感兴趣的话题，以减轻病人不适症状。 （3）骨质疏松症：前列腺癌病人多为老年男性，本身骨密度有下降趋势，加上接受雄激素剥夺（androgea deprivation therapy，ADT）治疗，导致骨质减少和骨质疏松症的发生率增加。病人接受ADT治疗越久，骨折危险性越高。指导病人戒烟、多晒日光浴，饮食中增加维生素D和钙的摄入。负重锻炼，但注意适度，从而提高骨密度。做好病人安全教育，告知行动需缓慢，预防跌倒。 （4）潮热：在接受ADT治疗的病人中会出现面部潮红、全身燥热、出汗、心悸、眩晕等类似女性围绝经期的症状。告知病人这种现象是治疗过程中出现的暂时性症状，无须紧张。鼓励病人通过从事感兴趣的活动来分散注意力。对易出汗者，应及时擦干汗液，更换衣物，防止着凉感冒。 （5）男性乳房发育、体质改变、性功能障碍：应针对病人存在的心理问题及思想顾虑进行心理疏导，并有计划、有组织、有目的的开展健康教育。指导家人利用其特殊身份，在感情上安慰、关心病人；在生活上照顾病人，使其处于最佳心理状态，从而缓解病人抑郁、自卑、焦虑等负性情绪。 （6）贫血：ADT引起的贫血较常见，是正色素、正细胞性贫血；90%病人出现血红蛋白下降，并至少下降10%。在接受治疗期间，应密切监测血常规变化，予以对症治疗。指导病人注意安全，预防跌倒。不偏食，进食高营养、易消化、含铁及叶酸丰富的食物。告知病人不要紧张，停止ADT治疗后，贫血得以恢复，但时间需1年左右。 3. 疗效评估与随访： （1）PSA：对接受内分泌治疗转移性前列腺癌病人，治疗初期的PSA监测尤为重要，建议每月检测PSA。当PSA降至4 ng/mL以下，可改为每3~6个月复查PSA。 （2）睾酮监测：去势治疗后半年内每月；接受间歇内分泌治疗病人间歇期每月或每3~6个月；发现PSA升高时；症状或影像学提示出现临床进展时。

参考文献

[1] 董阳，刘丹丹，段秀娟，等．前列腺癌患者术后早期运动康复的最佳证据总结［J］．护士进修杂志，2022，37（7）：634-638，671．

[2] 胡丽娜，苟欣．泌尿生殖系统疾病［M］．北京：人民卫生出版社，2017．

[3] 吴蓓雯．肿瘤专科护理［M］．北京：人民卫生出版社，2012．

[4] 李乐之，路潜．外科护理学［M］．7版．北京：人民卫生出版社，2021．

[5] 中华医学会外科学分会，中华医学会麻醉学分会．中国加速康复外科临床实践指南（2021版）［J］．中国实用外科杂志，2021，41（9）：961-992．

[6] 中国抗癌协会泌尿男生殖系肿瘤专业委员会微创学组．中国泌尿男生殖系肿瘤手术后随访方案专家共识［J］．现代泌尿外科杂志，2021，26（5）：369-375．

[7] 中华医学会泌尿外科学分会，中国前列腺癌联盟．转移性前列腺癌化疗中国专家共识（2019版）．中华泌尿外科杂志，2019，40（10）：721-725．

[8] 张凯．中国前列腺癌外科治疗专家共识［J］．浙江医学，2018，40（3）：217-220．

[9] 马琪，李永红，杨斌，等．前列腺癌化疗安全共识［J］．现代泌尿外科杂志，2018，23（2）：85-92．

[10] 陈立新，房辉，何立儒，等．前列腺癌放射治疗安全共识［J］．现代泌尿外科杂志，2019，24（5）：336-346．

[11] 董柏君，贺大林，李名钊，等．前列腺癌经典内分泌治疗安全共识［J］．现代泌尿外科杂志，2018，23（4）：248-258．

第三十八节 睾丸癌的临床护理

一、睾丸癌专科体征和护理要点

专科体征	1. 睾丸无痛性、进行性增大。睾丸肿瘤通常表现为单侧阴囊内的无痛性肿块。 2. 约7%的病人表现为男子乳房发育，该类多为非精原细胞瘤。 3. 疼痛：约20%的病人表现为阴囊疼痛，约10%的病人容易被误诊为睾丸附睾炎而延误诊断；还可出现睾丸坠胀痛。 4. 触诊时可触及睾丸肿块。
护理要点	1. 伤口的观察和护理，尤其是淋巴漏处理。 2. 放化疗并发症的处理。 3. 疾病随访管理。

二、睾丸癌围术期的临床护理

术前护理	1. 详见第一章第一节"肿瘤外科治疗的临床护理"相关内容。 2. 术前体位训练：因睾丸肿瘤根治术通常需要切除会阴部、腹股沟处的大量淋巴组织，术中缝合皮肤会产生术后不适，因此术前对病人进行卧床体位训练，用枕头垫衬减少过分活动来减少牵拉和缝线张力，使病人熟悉术后卧位及方法，减少术后不适。 3. 鼓励病人向护士倾吐具体感受和想法，进行及时的疏导，尽可能满足病人的合理要求。 4. 做好病人家属的思想工作，建立良好的家庭支持系统。
术后护理	1. 详见第一章第一节"肿瘤外科治疗的临床护理"相关内容。 2. 病情观察：严密观察病人生命体征和伤口敷料有无渗血、渗液。由于阴囊组织结构疏松，术后容易出血，形成血肿，特别是淋巴切除术病人出血危险性更大，应当充分观察出血情况；观察皮肤颜色变化、阴囊有无肿胀；伤口敷料渗血，渗血多时，及时更换，防止感染。

续表

术后护理	3. 伤口护理：保证清洁，加强观察和换药，同时托起阴囊，避免伤口牵拉和水肿。 4. 并发症护理：睾丸癌手术治疗包括根治性睾丸切除术、睾丸部分切除术和腹膜后淋巴结清扫术。 （1）淋巴漏：术中淋巴束的钝性游离是引起术后淋巴漏的常见原因，表现为术后腹膜后引流管内引流出乳糜性引流液。①出现淋巴漏液病人引流管口容易出现漏液，如发现敷料渗湿要及时通知医生更换敷料，预防感染。②淋巴漏的病人应给予高蛋白、低钠、低脂饮食，可以有效减少淋巴液生成，使胃肠道充分休息，明显减少淋巴液产生及丢失，必要时禁食、禁水。③淋巴漏后使用多头腹带加压包扎，确保加压部位没有发生移位或者松脱，压迫有效，观察病人耐受性，观察渗出液和引流液的性状、颜色和量；询问病人的伤口是否出现疼痛，观察周围皮肤的紧张度，皮肤是否存在瘀斑、硬结或张力性水疱等，如发现异常，要及时报告医生并进行相应的处理，以免发生感染等。 （2）出血：由于淋巴结清扫紧靠大血管操作，手术创面大，术中易发生血管意外损伤，最常见的是肾蒂血管、腹部大血管等损伤。术后严密监测生命体征，密切观察腹膜后引流情况，防止腹膜后引流管受压、脱落，定时挤压引流管，以免引流液堵塞引流管，如引流液为鲜红色且量较多，血压降低须及时处理，加快输液、应用止血药、输血等。 （3）交感神经链损伤：其高发人群是生育期青壮年男性，在综合治疗后保证肿瘤控制的前提下腹膜后淋巴结清扫能尽可能地顾及育龄男性以性功能为代表的术后生活质量。但术中剥除游离淋巴和脂肪组织时对交感神经链的误伤可能发生，其症状为腰、腹部及下肢皮肤干燥，汗腺分泌减少，性功能障碍等。术后需密切观察，如出现上述症状，立即报告医生，并及时进行心理疏导，帮助其恢复生存信心；指导皮肤护理，清洗皮肤后在皮肤干燥部位涂乳液、润肤霜等。

三、睾丸癌放疗期的临床护理

放疗护理	精原细胞瘤标准治疗方案为放射治疗，放疗前从健康宣教、饮食、肠道准备、膀胱准备等方面做好配合，并积极做好不良反应及并发症的观察和处理，同本章第三十七节"前列腺癌的临床护理"相关内容。

四、睾丸癌化疗期的临床护理

化疗前护理	1. 详见第一章第三节"肿瘤化学治疗的临床护理"相关内容。 2. 睾丸癌常用化疗方案： (1) ①BEP方案：依托泊苷+顺铂+博来霉素。 (2) EP方案：依托泊苷+顺铂。 (3) CHOP方案：环磷酰胺+多柔比星+长春新碱+泼尼松。医护人员必须熟练掌握睾丸癌化疗适应证、化疗方案选择和剂量制订原则、化疗药物配制及配伍禁忌、化疗毒副作用的防治及化疗药物配制防护等，最终保证化疗过程中病人和医护人员双方的安全。
化疗中护理	1. 详见第一章第一节"肿瘤外科治疗的临床护理"相关内容。 2. 化疗过程中用药注意事项： (1) 依托泊苷：静滴时间大于30分钟，避免过快导致低血压、喉痉挛等。 (2) 顺铂：水化利尿预防肾毒性，尿量>150 mL/h（尿量1 500～3 000 mL/24 h）；监测血常规、肝肾功能、末梢神经毒性和听力等；避光输注及保存。 (3) 博来霉素：首次使用须做过敏实验，备齐抢救药品及器材；深部肌内注射，严密监测体温、血压，在出现高热、寒战、过敏性休克时，及时使用退热剂和激素，可预防使用地塞米松和吲哚美辛。 (4) 环磷酰胺：鼓励病人多饮水，尿量>2 000 mL/24 h，大剂量应用时予水化、利尿，同时给予尿路保护剂美司钠；监测血常规；使用CHOP方案严格按照用药顺序：环磷酰胺—多柔比星—长春新碱。

续表

化疗后护理	1. 详见第一章第一节"肿瘤外科治疗的临床护理"相关内容。 2. 化疗后针对病人使用化疗药物的不同，观察相关药物不良反应，针对常见的胃肠道反应、过敏反应、骨髓抑制、肾脏毒性、过敏反应、出血性膀胱炎、耳毒性、末梢神经毒性、脱发等，采取对应措施，必要时停用化疗药物。

五、睾丸癌随访建议

（一）临床Ⅰ期精原细胞瘤的随访建议

检查项目	第1年	第2年	第3年	第4~5年
体格检查	3次	3次	每年1次	每年1次
肿瘤标志物	3次	3次	每年1次	每年1次
胸片	2次	2次	—	—
腹部盆腔CT	2次	2次	每年1次	每年1次

（二）临床Ⅰ期非精原细胞瘤的随访建议

检查项目	采取临床监测治疗时的随访建议				采取腹膜后淋巴清扫术或化疗后随访建议			
	第1年	第2年	第3~5年	第6~10年	第1年	第2年	第3~5年	第6~10年
体格检查	4次	4次	每年1次	每年1次	4次	4次	每年1次	每年1次
肿瘤标志物	4次	4次	每年1次	每年1次	4次	4次	每年1次	每年1次
胸片	2次	2次	—	—	2次	2次	—	—
腹部盆腔CT	2次（第3和第12个月）	—	—	—	1次	1次	—	—

（三）转移性睾丸肿瘤的随访建议

检查项目	第1年	第2年	第3~5年	以后
体格检查	4次	4次	每年2次	每年1次
肿瘤标志物	4次	4次	每年2次	每年1次
胸片	4次	4次	每年2次	每年1次
腹部盆腔CT①	2次	2次	必要时	必要时
胸部CT②	必要时	必要时	必要时	必要时
脑部CT③	必要时	必要时	必要时	必要时

注：①如果腹膜后发现畸胎瘤，至少每年腹部CT扫描1次；②如果胸片发现异常，建议胸部CT扫描；③若病人有头痛或任何神经系统症状，建议头部CT扫描。

参考文献

[1] 胡丽娜，苟欣. 泌尿生殖系统疾病［M］. 北京：人民卫生出版社，2017.

[2] 吴蓓雯. 肿瘤专科护理［M］. 北京：人民卫生出版社，2012.

[3] 李乐之，路潜. 外科护理学［M］. 7版. 北京：人民卫生出版社，2021.

[4] 中华医学会外科学分会，中华医学会麻醉学分会. 中国加速康复外科临床实践指南（2021年版）［J］. 中国实用外科杂志，2021，41（9）：961-992.

[5] 中国抗癌协会泌尿男生殖系肿瘤专业委员会微创学组. 中国泌尿男生殖系肿瘤手术后随访方案专家共识［J］. 现代泌尿外科杂志，2021，26（5），369-375.

[6] 胡礼炳，雷永虹，Makus Hohenfellner. 2012年欧洲泌尿外科学会睾丸肿瘤诊疗指南解读［J］. 昆明医科大学学报，2012，33（7）：79-83.

[7] 韦苈，易贤林. 睾丸恶性肿瘤早期诊疗进展［J］. 现代泌尿生殖肿瘤杂志，2023，15（2）：121-124.

[8] 单祖卷，王锦锐，余闫宏. 睾丸混合性生殖细胞肿瘤11例诊治报告［J］. 现代泌尿外科杂志，2023，28（8）：674-678.

第三十九节 阴茎癌的临床护理

一、阴茎癌专科体征和护理要点

专科体征	1. 不伴包茎： （1）早期阴茎头和冠状沟处丘疹、乳头状新生物或菜花状斑块。 （2）进展时表面溃疡、溃烂、有分泌物渗出。 2. 有包茎或包皮不能上翻： （1）早期阴茎头瘙痒感，包皮口出现脓性、血性分泌物，触及包皮内肿块或结节。 （2）进展时包皮出现破溃穿孔。 （3）晚期出现阴茎肿大、压痛，呈烂肉样。 3. 淋巴结转移：可触及腹股沟淋巴结、髂外淋巴结。
护理要点	1. 伤口管理，加强负压引流管的护理，避免感染，促进伤口愈合。 2. 并发症预防和护理（淋巴水肿、淋巴漏、皮瓣坏死、血栓）。 3. 心理建设。

二、阴茎癌围术期的临床护理

术前护理	1. 详见第一章第一节"肿瘤外科治疗的临床护理"相关内容。 2. 术区备皮与清洁：常规会阴部备皮，术前1日仔细清洗手术部位至少3遍，洗头，剪指甲。穿全棉、宽松的内裤并及时更换，保持局部皮肤清洁、干燥；每次排尿后用柔软的温毛巾擦拭，减少尿液对肿瘤的刺激；每晚彻底清洗外阴，对病人阴茎和阴囊进行冲洗并避开溃破位置，清洗腹股沟、大腿内侧和脐部等位置；每日用1∶5 000高锰酸钾溶液浸泡阴茎3次；活性银离子于术前3日，每日3次浸泡阴茎，每次3～5分钟，以减少细菌的滋生，降低术后感染率。 3. 术前适应性训练：指导病人在床上大小便及手术体位摆放，每次30～50分钟，每日2次，逐日递增20～30分钟。 4. 术前药物干预：术前对腹股沟淋巴结肿大、较长烟龄史及入院前阴茎出现严重溃烂、伴有恶臭味的病人，予抗生素1周，治疗局部感染、控制炎症，以减少术后感染概率。

续表

术中护理	详见第一章第一节"肿瘤外科治疗的临床护理"相关内容。
术后护理	1. 详见第一章第一节"肿瘤外科治疗的临床护理"相关内容。 2. 病情观察：术后6小时内严密观察病人生命体征，伤口渗血、渗液情况，敷料是否清洁、干燥。 3. 管道护理：均予妥善固定，避免受压、扭曲或折叠，翻身时勿牵拉管道。 （1）引流管护理：确保引流管处于负压状态，保持引流通畅，保证引流效果，同时又可通过负压吸引确保皮肤与深部组织贴合，利于创面恢复。准确记录引流液的颜色、性质、量，若有异常，及时告知医生。 （2）尿管护理：保持中立挺举半弧形状态，维持阴茎处于功能位，避免因导管牵拉刺激残留阴茎，引起病人不适。保持尿管引流通畅，避免因尿液浸湿伤口。严格执行无菌技术，定期更换尿袋，指导病人每日饮水2 000～2 500 mL。鼓励病人锻炼膀胱功能，自行排尿，尽早拔除尿管以防止尿路感染。 4. 体位与活动：为减少皮瓣张力、预防皮瓣坏死及切口愈合不良，术后病人卧床3～5日，取半卧位，腘窝处放置软枕使髋关节微曲，下肢抬高20°～30°，促进血液及淋巴回流，减少下肢水肿。 5. 常见并发症护理： （1）淋巴漏：①术后给予0.5 kg沙袋分别于双侧股沟伤口处压迫，指导病人有效压迫沙袋，其间加强巡视，了解病人主诉，密切关注压迫部位及上下肢的皮肤颜色、温湿度、血液循环及足背动脉搏动情况。②确保引流管处于有效负压状态，指导病人保持创面的有效密闭，防止管道脱出。③给予高蛋白、低钠、低脂饮食，减少淋巴液生成及丢失。④发生淋巴漏时充分引流、换药，切忌负压引流，局部予加压、填塞，若处理后淋巴漏仍未停止，尽快予手术结扎淋巴管。 （2）皮瓣坏死：①腹股沟淋巴结清扫术后，观察切口愈合情况，有无渗血、渗液，腹股沟切口处皮瓣的颜色、皮肤温度、切口有无红肿，以及下肢皮肤温度、血供，足背动脉搏动情况。②减

续表

术后护理	少下肢外展活动，减少腹股沟处张力，避免动作过大造成伤口裂开。③保持会阴部及伤口敷料清洁干燥，若有渗血、渗液，及时予以换药，可于两边腹股沟与睾丸缝隙处放置纱布。 (3) 淋巴水肿：腹股沟淋巴结清扫破坏了正常的淋巴回流，病人容易出现下肢及阴囊淋巴水肿。①术后注意观察病人是否有排尿困难、性功能障碍以及行走困难等。②注意垫高阴囊，抬高下肢20°～30°，穿着弹力袜，有利于血液及淋巴回流，减少水肿的发生。 (4) 尿路感染：①尿管会引起残留阴茎的刺激和不适，宜选择留置材质柔软、刺激性小的尿管，固定妥善，避免牵拉导致病人疼痛。②保持尿道口清洁，每日使用聚维酮碘溶液消毒2次，预防因感染引起尿道外口狭窄。③观察病人尿液的颜色、量及性状，保持尿管引流通畅，保证每日尿量2 000～3 000 mL，达到自然冲洗的目的。④阴茎部分切除病人术后3～5日口服雌激素，防止夜间阴茎勃起，避免术后出血及切口裂开。阴茎全切病人，观察尿道乳头的形态、大小、色泽等，如有异常及时通知医生处理。⑤术后7～14日拔除尿管，指导病人在坐便器上座位排尿，帮助病人解除因排尿方式改变带来的顾虑。

三、阴茎癌放疗期的临床护理

放疗护理	放疗一般不作为阴茎癌的首选治疗方案，可用于阴茎局部或全部切除的术前术后辅助治疗，也可用于晚期肿瘤的保守治疗。详见第一章第二节"肿瘤放射治疗的临床护理"相关内容。
放疗中护理	详见第一章第二节"肿瘤放射治疗的临床护理"相关内容。
放疗后护理	并发症护理： 1. 尿道口狭窄：尿道外口黏膜及其周围皮肤瘢痕形成，容易发生尿道外口狭窄，出现排尿困难，可使尿道扩张得以缓解。扩张前需向病人解释尿道扩张的方法、必要性以及可能出现的并发症和对身体造成的痛苦，保证尿道口清洁，避免并发症发生。

续表

放疗后护理	2. 阴茎纤维化和坏死：阴茎纤维化一般不影响生活不必处理，如个别病人出现阴茎勃起时疼痛，应给予心理支持消除紧张恐惧情绪。阴茎坏死需要行手术治疗。 3. 下肢水肿：见于腹股沟及髂淋巴结照射后，与照射野内软组织纤维化及淋巴管闭塞引起淋巴水肿有关。应观察病人的皮肤情况，运用改良 Rodnan 皮肤评分评估皮肤纤维化程度，若为局部淋巴水肿，可通过手法淋巴引流进行综合消肿，重度纤维化者可进行体外冲击波软化皮肤，促进淋巴管新生，改善淋巴水肿程度。

四、阴茎癌化疗期的临床护理

化疗前护理	阴茎癌大多数属于高分化鳞状细胞癌，对化疗药物不敏感，仅用于晚期姑息治疗或身体不能接受手术的病人，化疗方案主要以铂类为主，目前常用的化疗方案为顺铂＋紫杉醇＋异环磷酰胺（TIP）或顺铂＋紫杉醇＋5-FU（TPF）。详见第一章第三节"肿瘤化学治疗的临床护理"相关内容。
化疗中护理	化疗期间加强化疗不良反应的观察和处理，以及输注过程中的注意事项，详见第一章第三节"肿瘤化学治疗的临床护理"。
化疗后护理	1. 详见第一章第三节"肿瘤化学治疗的临床护理"相关内容。 2. 定期随访：阴茎癌病人的随访时间和方法取决于原发灶和区域淋巴结的初次治疗情况。教会病人要熟悉肿瘤复发和转移的危险信号，能够进行自我检查。病人教育是随访的重要组成部分，建议病人到医院进行规律复查。

五、阴茎癌靶向治疗的临床护理

靶向治疗前护理	阴茎癌靶向药物价格较贵且疗效相对化疗无明显优势，故不推荐靶向药物作为阴茎癌病人的一线用药，更建议作为常规化疗失败后的替代治疗，详见第一章第四节"肿瘤分子靶向治疗的临床护理"相关内容。

续表

靶向治疗中护理	阴茎癌靶向治疗常见药物为西妥昔单抗:不良反应包括超敏反应,主要表现为发热、寒战、恶心、皮疹和呼吸困难。其中半数病人的不良反应较为严重,多发生于初次滴注时或初次滴注结束1小时内,主要症状为支气管痉挛、喘鸣、声音嘶哑、说话困难等,首次滴注时需缓慢滴注120分钟,若发生超敏反应可给予抗组胺类药物。此外,使用西妥昔单抗时可能发生皮肤反应,表现为粉刺样皮疹、指甲病等,用药期间需注意防晒及保护皮肤。
靶向治疗后护理	详见第一章第四节"肿瘤分子靶向治疗的临床护理"相关内容。

六、阴茎癌免疫治疗的临床护理

免疫治疗护理	目前尚无抗 PD-1、PD-L1 治疗转移性阴茎癌的大规模病例报道,但已有多项阴茎癌免疫治疗的临床试验正在进行,详见第一章第五节"肿瘤免疫治疗的临床护理"相关内容。

七、阴茎癌随访

随访及出院指导	1. 定期复查、随访: (1) 原发阴茎肿瘤治疗的随访方案:最短随访期限5年。①阴茎保留治疗后:医生或自我检查,第1~2年,每3个月1次;第3~5年,每6个月1次;阴茎上皮内瘤变病人局部或激光治疗后随访时根据临床具体状况接受重复活检。②阴茎切除术后:医生或自我检查,第1~2年,每3个月1次;第3~5年,每12个月1次。 (2) 腹股沟区域淋巴结随访方案:最短随访期限5年。①监测病人:医生或自我检查,第1~2年,每3个月1次;第3~5年,每6个月1次。②淋巴结转移阴性病人:医生或自我检查,第1~2年,每3个月1次;第3~5年,每12个月1次。随访时根据临床具体状况接受超声下细针穿刺活检。③淋巴结转移阳性病人随访方案:第1~2年,每3个月接受医生或自我检查和CT或磁共振检查;第3~5年,每6个月接受医生或自我检查。随访时根据临床具体状况接受超声下细针穿刺活检,CT或磁共振检查。

续表

随访及出院指导	2. 相关症状的监测：阴茎全切病人，观察尿道乳头的形态、大小、色泽等，如有不适及时就诊。 3. 出院指导：嘱病人避免久坐，平躺时适当抬高下肢，预防出现下肢淋巴水肿，必要时穿弹力袜。术后 3 个月内避免重体力劳动；指导病人性生活的方法。如有带药出院，应指导其正确服药，告知用药的注意事项及药物不良反应。

参考文献

[1] 王绿化，朱广迎．肿瘤放射治疗学 [M]．2 版．北京：人民卫生出版社，2021．

[2] 郑霞，胡雅，周洁，等．封闭负压引流术治疗阴茎癌腹股沟淋巴结清扫术后伤口二期愈合患者的护理 [J]．护理学报，2021，28（13）：62-64．

[3] 吴莺燕，耿娇霞，叶和松．阴茎癌围术期的护理 [J]．护士进修杂志，2011，26（10）：906-907．

[4] 何宇文，王培伟，曾庆兵．阴茎癌行髂腹股沟淋巴清扫术后淋巴漏护理的预防效果研究 [J]．心理医生，2018，24（12）：197-198．

[5] 陈慕贞．阴茎癌术后腹股沟淋巴漏的治疗及护理进展 [J]．中西医结合心血管病电子杂志，2020，8（26）：31-32．

[6] 柴春燕，陆亚青，杨雪芳，等．5 例阴茎癌术后下肢合并阴囊重度淋巴水肿患者的护理体会 [J]．护理学报，2023，30（4）：72-74．

[7] 张兴保，邱学德．阴茎癌治疗的研究进展 [J]．医学综述，2019，25（18）：3617-3621．

[8] 胡丽娜，苟欣．泌尿生殖系统疾病 [M]．北京：人民卫生出版社，2017．

[9] 吴蓓雯．肿瘤专科护理 [M]．北京：人民卫生出版社，2012．

[10] 李乐之，路潜．外科护理学 [M]．7 版．北京：人民卫生出版社，2021．

[11] 中华医学会外科学分会，中华医学会麻醉学分会．中国加速康复外科临床实践指南（2021 年版）[J]．中国实用外科杂志，2021，41（9）：961-992．

[12] 中国抗癌协会泌尿男生殖系肿瘤专业委员会微创学组．中国泌尿男生殖系肿瘤手术后随访方案专家共识 [J]．现代泌尿外科杂志，2021，26（5)，369-375．

第四十节 骨肉瘤的临床护理

一、骨肉瘤专科体征和护理要点

专科体征	骨肉瘤好发于青少年。80%～90%经典型骨肉瘤发生在长管状骨，最常见的发病部位是股骨远端和胫骨近端，其次是肱骨近端。局部疼痛为早期症状，可发生在肿块出现以前，起初为间断性疼痛，渐转为持续性剧烈疼痛，尤以夜间为甚。骨端近关节处肿大，有压痛，局部温度高，静脉曲张，可有病理性骨折。
护理要点	1. 疼痛的处理与护理。 2. 关节活动度评估。 3. 助行设备使用的护理。 4. 幻肢痛护理。

二、骨肉瘤围术期的临床护理

术前护理	1. 一般护理：参照外科术前一般护理常规。 2. 预康复锻炼： （1）充分镇痛：评估疼痛程度，根据情况采取有效止痛药物，注意止痛药副作用观察。 （2）保肢术前预康复锻炼：在有效止痛的情况下提前教会助行器及拐杖的使用。 （3）截肢术前预康复锻炼：床上三点支撑训练、平衡功能训练。
术中护理	详见第一章第一节"肿瘤外科治疗的临床护理"相关内容。
术后护理	1. 保肢术后护理： （1）卧位与活动： 1）术后抬高患肢高于心脏水平，预防肢体肿胀，促进静脉回流。根据切口部位及创面状况进行床上活动。 2）术肢体功能位，预防关节畸形：膝部手术后，膝关节屈曲5°～10°；髋关节置换术后，髋关节保持外展中立位，防止发生髋关节内收、内旋。

续表

术后护理	3) 教会正确下床方式，防止关节脱出，指导病人正确使用助行器、拐杖、轮椅等协助活动。 （2）预防病理性骨折：搬运病人时应轻柔，避免暴力。对术后骨缺损大、人工假体置换术或异体骨植骨术后的病人，要注意保护患肢。 （3）管道护理：妥善固定引流管，引流瓶位置不得高于切口。更换引流瓶时，需要严格遵循无菌操作原则，防止逆行性感染。保持导管引流通畅，有无折叠、扭曲，准确观察和记录引流液的颜色、性质、量。若短时间内从引流管引流出大量血性引流液（200 mL/h），需要及时通知医生予以处理。连续3日引流量小于50 mL/d，可拔除引流管。 2. 截肢术后护理： （1）体位：术后残肢应固定在功能位置，以防发生关节挛缩；下肢截肢病人髋关节和膝关节于伸直位，术后抬高残肢不超过48小时，避免关节屈曲，预防肢体肿胀；48小时后，每日行俯卧训练，每3～4小时俯卧20～30分钟。 （2）切口及引流管护理：观察切口有无渗血、渗液情况，保持引流管通畅，妥善固定，并观察引流液的颜色、性质、量。 （3）残肢功能锻炼：一般术后2周伤口愈合后开始功能锻炼。下肢截肢病人应俯卧位练习大腿内收、后伸；上肢截肢病人进行肩关节外展、内收及旋转运动；每日用弹力绷带反复包扎残端，均匀压迫，促进软组织收缩，并将残端塑形为圆锥形，以适应后期假肢的安装；伤口愈合牢固后，对残端进行按摩、拍打及蹬踩，以增加残端的负重能力。鼓励病人拆线后尽早使用义肢，以消除水肿，促进残端成熟。 3. 并发症护理： （1）出血：注意观察切口渗血和引流液情况，床旁备止血带，以备急用。对于渗血较多者，可用棉垫加弹性绷带加压包扎。 （2）伤口感染：术后按时换药，观察切口渗出情况，若伤口剧痛

续表

术后护理	或跳痛，并伴体温升高、局部有波动感，可能有术区深部感染，应告知医生及时处理。 （3）幻肢痛：可以通过脱敏疗法、镜像疗法、经皮神经电刺激疗法、针灸、蜡疗、虚拟现实技术（VR技术）等，达到缓解的目的。 （4）深静脉血栓形成：髋关节置换是深静脉血栓形成的高危人群。针对骨肉瘤髋、膝关节置换的病人，术后应联合基础预防、物理预防、药物预防相结合的方式，预防深静脉血栓的发生。药物预防期间动态评估出血风险。

三、骨肉瘤放疗期的临床护理

放疗前护理	骨肉瘤对放疗不敏感，单纯放疗效果差，可以作为综合治疗的一种手段，或不可切除部位的骨肉瘤放疗。放疗范围应尽可能结合更多的影像学资料准确地判断病变累及的范围和边界。
放疗中护理	1. 照射野皮肤：以放射性皮炎为特征。应穿全棉柔软内衣，保持照射部位的清洁，局部可用温水和柔软毛巾轻轻擦拭；避免冷热刺激如热敷、冰敷等；禁用肥皂擦洗或热水浸浴；禁用碘酊、乙醇等刺激性消毒剂；禁止剃毛发，防止损伤皮肤造成感染。 2. 放疗剂量调整：须根据放疗部位以及周围正常器官限量进行调整。 3. 骨髓抑制：以白细胞及血小板计数减少为常见。应每周进行白细胞及血小板计数检查1~2次，如白细胞$<4\times10^9$/L，血小板计数$<10\times10^9$/L，应暂停放疗，并服用维生素 B_4、利生血、沙肝醇、肌苷、维生素 E 等药物以升高白细胞；并采取保护性隔离，反复输血增强抵抗力，应用抗生素预防感染。 4. 营养评估及护理：只要肠道功能允许，建议优先选择 ONS，加强营养对促进组织的修复，提高治疗效果，减轻毒副作用有重要作用。放疗期间多饮水，维持尿量在 3 000 mL/d 以上，使毒素迅速排出体外，减轻全身放疗反应。
放疗后护理	1. 指导病人遵医嘱定期复查和随访，鼓励坚持功能锻炼。 2. 观察放疗远期毒副作用并及时就诊。

四、骨肉瘤化疗期的临床护理

化疗前护理	目前骨肉瘤治疗通常采用术前化疗-外科手术-术后化疗的综合治疗模式。化疗前需要详细评估病人的一般情况，综合制订治疗方案。骨肉瘤新辅助化疗推荐药物为大剂量甲氨蝶呤、多柔比星、顺铂、异环磷酰胺。化疗前评估病人的心脏、肾脏功能情况，了解化疗方案并给予相应的处理和健康指导，减少化疗相关不良反应的发生。
化疗中护理	1. 根据化疗周期及病人具体情况选择适宜的静脉通路；密切关注血常规情况；加强营养，保障化疗的安全输注。 2. 关注病人的心理状况，给予支持护理，稳定情绪，帮助克服焦虑、恐惧、悲观等不良心理反应。
化疗后护理	1. 骨髓抑制护理：保持阳光充足，空气流通；告知病人定期检测血常规；告知病人预防交叉感染的相关措施，如尽量避免到人群密集的地方、外出时戴口罩、勤洗手等。血白细胞计数$<1\times 10^9$/L 的化疗病人应保护性隔离，必要时遵医嘱使用升白细胞药物。病人一旦发生不明原因发热，应及时就诊。 2. 化疗效果评价： （1）症状与体征：肢体疼痛有无改善、皮肤温度（与健侧对比）、肢体肿胀及表浅静脉怒张（与化疗前比较）、关节活动度（与化疗前比较）、患肢周径变化。 （2）实验室检查：碱性磷酸酶、乳酸脱氢酶的变化趋势。 （3）影像学检查：X 线、CT、MRI、ECT 变化。需要根据以上结果，进行综合评估，判断新辅助化疗效果。

五、骨肉瘤靶向治疗的临床护理

临床护理	骨肉瘤的靶向治疗循证医学证据尚不充分，寻求或采用新的细胞毒性药或靶向药物治疗方有可能为骨肉瘤的二线治疗带来新的契机。目前国内也有部分抗血管生成靶向药物用于晚期骨肉瘤病人的二线治疗，但缺乏循证医学证据，鼓励开展相关药物的 RCT 研究。

第四十一节 软组织肉瘤的临床护理

一、软组织肉瘤专科体征和护理要点

专科体征	软组织肉瘤的症状不具有特异性,隐匿性强,主要表现为逐渐生长的无痛性包块,病程从数月至数年。当肿瘤增大压迫神经或血管时,可出现疼痛、麻木和肢体水肿等。有些肿块短期内迅速增大,伴局部皮肤温度升高、区域淋巴结肿大等表现。高级别肉瘤可表现为病程短、较早出现血行转移及治疗后易复发等特点。
护理要点	1. 关节活动度评估及护理。 2. 助行设备使用的护理。

二、软组织肉瘤围术期的临床护理

术前护理	1. 一般护理:参照外科术前一般护理常规。 2. 预康复锻炼:床上三点支撑训练、平衡功能训练、助行设备使用训练。
术中护理	详见第一章第一节"肿瘤外科治疗的临床护理"相关内容。
术后护理	1. 术后体位:术后麻醉清醒,即可指导病人半坐卧位,术侧肢体抬高超过心脏平面,减轻肿胀。协助床上翻身活动和进行踝泵运动,有效预防深静脉血栓的形成。 2. 病情观察:术后6小时内严密观察病人生命体征和伤口敷料有无渗血、渗液,针对加压包扎的手术切口,需严密观察术侧肢体肿胀程度、末端血液循环、感觉,包扎绷带松紧适宜。 3. 管道护理:注意观察血浆引流管的引流液颜色、性质和量,保持引流通畅,妥善固定。部分需要夹管观察的病人,做好交接班。 4. 皮瓣观察与护理:对进行了皮瓣移植的病人,术后供皮区保持清洁干燥,避免感染,严密注意观察皮瓣存活情况。 5. 活动与安全:当病情允许可以下床活动的病人首次使用拐杖、助行器下床活动时,需由护士指导,防止跌倒。

三、软组织肉瘤围放疗期的临床护理

放疗前护理	1. 放疗目的在于提高肿瘤的局控率、延长总生存，并更好地保留肢体功能。局部放疗对非计划切除的局部控制具有显著效果，且与外科手术彻底性呈现负相关（也就是外科切缘越差的病人，放疗获益空间越大）。 2. 详见第一章第二节"肿瘤放射治疗的临床护理"相关内容。 3. 手术区保护：针对手术伤口，须待其愈合后方可进行放疗；若全身或局部有感染时，也需控制感染后再行放疗。 4. 针对躯干软组织肉瘤病人，放疗前评估建议进行生育功能的知情同意。
放疗中护理	1. 跌倒护理：针对四肢软组织肉瘤病人，术后放疗期建议坐轮椅前往放疗室，有利于缓解疼痛，避免跌倒。 2. 术肢护理：指导病人卧床期间行患肢的功能锻炼，促进患肢功能的早日恢复，同时抬高患肢利于消除患肢肿胀，防止肌肉萎缩和关节僵硬及下肢深静脉血栓形成。
放疗后护理	1. 术肢功能锻炼：软组织肉瘤由于放疗的靶区范围大、剂量高，晚期并发症发生率较高，包括纤维化、关节僵硬、水肿和骨折。 2. 骨髓抑制观察及护理：放疗期间及时复查血常规，如白细胞降至 3.0×10^9/L，病人出现乏力、头晕、头痛、恶心、呕吐时，遵医嘱立即给予对症及升白细胞治疗，出现Ⅲ度及以上骨髓抑制时安排至层流洁净病房，无条件时给予安排单间并每日紫外线有效消毒病房 30 分钟，严格限制探视，同时尽量将护理操作一次性完成，避免多次操作而增加病人感染风险，避免接触感染发热的人员，指导病人规律作息，注意保暖，预防感冒。

四、软组织肉瘤围化疗期的临床护理

化疗前护理	软组织肉瘤化疗主要用于肿瘤巨大、累及重要脏器、与周围重要血管神经关系密切、预计手术切除无法达到安全外科边界或切除后会造成重大机体功能残障，甚至危及生命的高级别软组织肉瘤病人。化疗前需结合影像资料重点评估包块大小，根据化疗周期及病人自身情况选择静脉通路。

续表

化疗中护理	软组织肉瘤常用化疗方案为：VDC 方案（长春新碱＋多柔比星＋环磷酰胺）或 IE 方案（异环磷酰胺＋依托泊苷）。化疗过程中严密观察药物相关副作用，保护肾功能。
化疗后护理	1. 化疗效果评估：包块大小、转移灶的控制等。 2. 肝肾功能评估，如果出现药物导致的肝肾损伤，应及时对症处理。 3. 营养评估与支持。

五、软组织肉瘤靶向治疗的临床护理

靶向前护理	安罗替尼、培唑帕尼和瑞戈非尼可以作为不可切除或晚期软组织肉瘤的二线靶向治疗。靶向治疗前： 1. 了解病人基因检测结果；指导完善血常规、生化、胸片、心电图、血压等基线检查，以便动态评估口服靶向药期间的药物副作用。 2. 向病人交代靶向治疗的目的、药物主要毒副作用及应对方法，减轻病人心理负担。
靶向中护理	1. 指导病人加强对药物不良反应的自我监测与管理，定期监测血压，如出现皮肤反应、腹泻、口腔黏膜炎等不良反应及时与医务人员联系，及早处理。 2. 指导病人保持心情愉快，情绪稳定；注意饮食卫生，加强营养，增强身体抵抗能力。 3. 定期随访：行口服靶向药居家康复指导，定期复查血常规、生化、胸片，如有异常及时告知医务人员。 4. 用药安全指导：安罗替尼除了常规监测血压外，还需要注意定期监测甲状腺功能；培唑帕尼在软组织肉瘤病人中的最常见不良事件为疲乏、腹泻、恶心、皮肤毛发色素脱失、体重减轻和高血压。临床应用中要注意监测病人的肝功能，一旦出现肝功能异常应及时处理。对于基线存在中度肝损伤病人，可减量至 200 mg/d；严重肝损伤病人不建议使用。
靶向后护理	动态评估生化指标、影像学指标，以便持续用药。

六、软组织肉瘤免疫治疗的临床护理

免疫治疗前护理	基于免疫检查点抑制剂 PD-1/PD-L1 抗体的免疫治疗在多种肿瘤中表现出的有效性。在软组织肉瘤治疗中的效果也受到关注。在临床试验中帕博利珠单抗可用于治疗晚期软组织肉瘤病人。
免疫治疗中护理	详见第一章第五节"肿瘤免疫治疗的临床护理"相关内容。
免疫治疗后护理	详见第一章第五节"肿瘤免疫治疗的临床护理"相关内容。

第四十二节 恶性黑色素瘤的临床护理

一、恶性黑色素瘤专科体征和护理要点

专科体征	恶性黑色素瘤发病呈显著的国家和地区差异，可分为皮肤型、黏膜型、肢端型。不同的分型，在治疗决策及预后上，有着完全不同的结果。亚洲地区，如中国以肢端型黑色素瘤为主，经常由"痣"转化而来。本章中的治疗以肢端型黑色素瘤治疗为主。
护理要点	1. 皮肤破溃的护理。 2. 外科手术后淋巴漏的护理。 3. 助行设备使用的护理。 4. 大剂量干扰素辅助治疗后的发热护理。

二、恶性黑色素瘤围术期的临床护理

术前护理	1. 一般护理：详见第一章第一节"肿瘤外科治疗的临床护理"相关内容。 2. 皮肤准备：如需皮瓣移植病人，术前除常规皮肤准备外，禁止术前在供、受区行静脉穿刺输液，指导病人每日用手提抓皮管成形部位的皮肤，使局部组织松弛，有助皮管形成。 3. 预康复锻炼： (1) 上肢手术术前1周培养病人固定转移姿势的训练和习惯1~2 h/d，并逐日增加时间。术前1~2日训练病人在床上行大小便。戒烟酒，进行深呼吸咳嗽训练，提前教会拐杖的使用。 (2) 如需截肢，术前床上练习三点支撑训练、平衡功能训练。
术后护理	1. 详见第一章第一节"肿瘤外科治疗的临床护理"相关内容。 2. 皮瓣的护理：皮瓣移植可修复恶性黑色素瘤术后大面积缺损组织，可很好地覆盖深大创面，保护深部组织。主要包括以下护理措施： (1) 制动：保持患侧肢体抬高制动，防止大幅度活动，引起吻合血管断裂出血，造成皮瓣坏死。取瓣患肢抬高15°左右并制动，利于静脉血液回流。

续表

术后护理	（2）观察：伤口敷料包扎不宜过紧，松紧度以能放一指为宜，避免压迫皮瓣，导致供血不足。一般来说皮瓣处颜色与取瓣处皮肤颜色一致。若皮瓣颜色由红润变浅或苍白，提示动脉供血不足；若皮瓣出现瘀斑、瘀点，提示静脉栓塞，皮肤颜色变化为暗红→红紫→紫红→紫黑。可用标记笔对皮瓣的范围进行标记，以利于观察皮瓣情况。皮瓣表面坍塌及皮纹增多、表面肿胀及张力增大，均提示供血障碍，须及时报告医生进行处理。术后病人给予保暖，以保证有效血流供应。 （3）预防感染：保证游离皮瓣无感染是皮瓣移植成功的关键，需保持伤口敷料清洁、干燥，术后 24 小时给予 1 次换药，发现伤口敷料渗血、渗液以及卷边脱落等，立即行床旁换药，严格消毒、无菌操作。关注病人局部及全身有无感染征象，一旦发生感染，积极寻找原因，根据创面分泌物培养结果选择敏感抗生素，遵医嘱行抗感染治疗。 （4）加强营养：营养不良会增加皮瓣危象发生率。异常需要及时对病人进行营养支持，预防皮瓣危象的发生。指导病人进食优质牛奶、鸡蛋、肠类营养物等高蛋白、高维生素、膳食纤维饮食，促进康复。

三、恶性黑色素瘤围放疗期的临床护理

临床护理	恶性黑色素瘤常规不推荐放疗，仅有少许的脑转移病人，支持姑息性放疗。因此，本章节不涉及放疗相关的临床护理。

四、恶性黑色素瘤围化疗期的临床护理

化疗前护理	常用化疗药物有达卡巴嗪、顺铂、长春新碱、替莫唑胺等。达卡巴嗪对光和热极不稳定，遇光或热易变红。需尽量避光，现配现用，溶解后立即注射。用药后的不良反应多为消化道反应和骨髓抑制，少数病人可出现流感样症状，如全身不适、发热、肌肉疼痛，一般发生于用药后 7 日，持续 1~3 周，同时也还能出现面部麻木、脱发等症状。注射部位也可能出现血管刺激反应。

续表

化疗中护理	替莫唑胺为口服制剂,主要常见不良反应为胃肠功能紊乱以及骨髓抑制,口服后可迅速完全吸收,大约1小时达到血浆峰浓度,食物可以降低替莫唑胺吸收的速率和程度,一般空腹服药。
化疗后护理	详见第一章第三节"肿瘤化学治疗的临床护理"相关内容。

五、恶性黑色素瘤靶向治疗的临床护理

靶向治疗前护理	详见第一章第四节"肿瘤分子靶向治疗的临床护理"相关内容。
靶向治疗中护理	使用分子靶向药物如纳武利尤单抗、伊匹木单抗、PD-1特异性抗体等时,病人可能会出现畏寒、发热、疲乏、皮肤瘙痒、口腔溃疡、腹泻等不良反应,需做好相关病人症状管理,遵医嘱给予对症处理,积极疏导病人消极情绪。
靶向治疗后护理	详见第一章第四节"肿瘤分子靶向治疗的临床护理"相关内容。

六、恶性黑色素瘤免疫治疗的临床护理

免疫治疗前护理	详见第一章第五节"肿瘤免疫治疗的临床护理"相关内容。
免疫治疗中护理	1. 大剂量干扰素治疗中,病人常会出现注射部位局部硬结、疲乏、发热、恶心呕吐等不良反应,用药前遵医嘱予以预防性处理,用药期间注意监测体温,注意观察病人有无全身反应,如头晕、乏力、肌痛等,出现以上症状遵医嘱用药,加强安全指导,注意预防跌倒的发生。 2. 对于ⅡB~Ⅲ期的高危黑色素瘤病人,推荐大剂量干扰素辅助治疗,这被俗称为"传统免疫治疗"。
免疫治疗后护理	1. 帕博利珠单抗2 mg/kg或200 mg静脉输注30分钟以上,每3周重复,直至进展或不能耐受或用满2年。 2. 一般护理详见第一章第五节"肿瘤免疫治疗的临床护理"相关内容。

第四十三节 淋巴瘤的临床护理

一、恶性淋巴瘤（ML）专科体征和护理要点

全身症状	1. 专科体征：①霍奇金淋巴瘤（HL）。发热、盗汗和体重减轻（6个月内体重减轻10%以上）较多见，其次是皮肤瘙痒和乏力。②非霍奇金淋巴瘤（NHL）。发热、消瘦、盗汗等症状多见于晚期，全身瘙痒则少见。 2. 护理要点：①监测体温变化，按照发热护理常规对症处理。②出汗较多时指导备用干毛巾，保持皮肤清洁，及时更换衣物和床单，以防感冒。③体重减轻明显者须监测体重变化，加强营养的摄入。
淋巴结肿大	1. 专科体征：①90%HL以浅表淋巴结肿大为首发症状，常为无痛性颈部或锁骨上淋巴结肿大（60%~70%），其次为腋窝和腹股沟淋巴结肿大（30%~40%）。NHL浅表淋巴结肿大作为首发症状较HL少（50%~70%），主要原发于结外淋巴组织或器官（40%~50%）。②肿大的淋巴结表面光滑、质韧饱满、早期大小不等、孤立或散在，后期则互相粘连，融合成块。 2. 护理要点：观察淋巴结肿大的部位和程度，有无进行性增大，如有破溃、渗液、出血时，预防感染的发生。
淋巴结外受累	1. 专科体征：①淋巴结可侵犯各器官，引起如肺实质浸润、胸腔积液、骨痛、腰椎或胸椎破坏、脊髓压迫症、肝大或肝痛、黄疸、脾大。②NHL多累及结外器官，如软腭、扁桃体、鼻腔、鼻窦、肺门、纵隔和小肠等。 2. 护理要点：①咽部淋巴结肿大影响进食时指导病人进食流质饮食，防止误吸的发生，严重者给予鼻饲饮食。②累及鼻腔病变时注意观察鼻出血风险。③纵隔淋巴结肿大应注意观察有无上腔静脉综合征表现，一旦出现呼吸困难，指导病人半卧位休息并吸氧，控制输液量和速度。④腹腔淋巴结肿大或肠道受累时应观察病人腹痛、腹泻、腹部肿大的程度，定期测量腹围，预防肠梗阻的发生。

二、ML 围化疗期的临床护理

化疗前护理	1. 讲解化疗相关知识，ML 主要以化疗为主的化放疗结合的综合治疗。 2. 化疗前的临床护理详见第一章第三节"肿瘤化学治疗的临床护理"相关内容。 3. 双腔中心静脉导管选择：①EPOCH 方案中长春新碱、表柔比星、依托泊苷需要连续输注，故临床上多采用注药泵泵入，注意速度调节。②Hyper CVAD 使用 B 方案时甲氨蝶呤、阿糖胞苷需要持续滴注，可考虑双腔中心静脉导管。 4. 监测心脏功能：使用蒽环类药物前须监测心电图的变化。 5. 监测肝功能：如甲氨蝶呤、达卡巴嗪、培门冬酶和环磷酰胺均可引起不同程度的肝脏损害，化疗前定期监测肝功能。 6. 监测肾功能：如大剂量甲氨蝶呤、环磷酰胺易导致肾功能障碍，故化疗前监测肾功能。 7. 核查预处理用药完成情况：如培门冬酶可能发生过敏反应，用药前采用地塞米松、氯雷他定、异丙嗪抗过敏治疗，以预防过敏反应的发生。 8. 检查化疗静脉通路的回血情况，确保化疗药物的安全输注。
化疗中护理	1. 化疗中的临床护理详见第一章第三节"肿瘤化学治疗的临床护理"相关内容。 2. 常用化疗方案：①HL 常见化疗方案有 ABVD、A+AVD 等。②NHL 常见化疗方案有 CHOP、ECHOP、DICE、EPOCH、P-GemOx、Hyper CVAD 等。 3. 蒽环类药物使用时须心电监护，注意观察病人有无心率、心律及血压的变化。 4. 依托泊苷不宜静脉注射，静脉滴注速度不得过快，静脉滴注半小时以上，否则容易引起直立性低血压、喉痉挛等过敏反应。 5. 培门冬酶发生超过敏反应一般临床表现为荨麻疹、支气管痉挛和过敏性休克，一旦发生过敏的抢救措施同青霉素过敏，采用肾上腺素、氧气、地塞米松、抗组胺药物等。

续表

化疗中护理	6. 甲氨蝶呤易出现口腔黏膜炎副作用，从化疗当天起，连续用150 mg 甲酰四氢叶酸钙+500 mL 盐水漱口 3 日。 7. 泼尼松注意晨起饭后顿服，空腹服用对胃肠道黏膜有刺激，消化性溃疡病人可引起消化道出血、穿孔，可引起血压增高、水肿、乏力、腹胀。 8. 加强巡视，倾听病人主诉，观察有无化疗药物外渗等不良反应。 9. 指导病人多进食清淡并富含维生素、矿物质及高蛋白饮食，避免高糖、高脂肪饮食增加肝脏负担。
化疗后护理	1. 长春新碱高剂量应用可出现神经毒性，主要引起外周神经症状，如四肢麻木、腱反射迟钝或消失、腹痛等，用药过程中注意监测不良症状。 2. 培门冬酶注意用药后特殊副作用：肝功能损害、止血凝血纤溶障碍、血栓形成、急性胰腺炎、电解质紊乱、糖代谢紊乱。 3. 大剂量应用甲氨蝶呤会导致高尿酸血症肾病，故必须水化和碱化尿液，化疗中测尿 pH>7，记录 24 小时尿量，保持尿量>100 mL/h。甲氨蝶呤输注结束后 12 小时起至甲氨蝶呤血药浓度低于 0.1 μmol/L，用甲酰四氢叶酸钙解救，首次 50 mg 静脉注射，后 15 mg 静脉注射，每 6 小时 1 次，共 7~8 次。 4. 异环磷酰胺的代谢产物丙烯醛对尿路有刺激性，会导致出血性膀胱炎，鼓励病人多饮水，大剂量应用时应水化、利尿，同时给予尿路保护剂美司钠（0 小时、4 小时、8 小时）。 5. 博来霉素累积量不超过 300 mg，一旦发生肺毒性应立即停药，使用大剂量类固醇皮质激素，并遵医嘱使用抗生素预防感染，给予低流量吸氧。 6. 鞘内注射化疗药物后绝对去枕平卧 4~6 小时，以避免因脑脊液外漏造成颅内低压而引起的头痛，保持穿刺部位清洁干燥，防止感染。

三、ML 靶向治疗的临床护理

靶向治疗前护理	1. 讲解靶向治疗相关知识，做好病人的心理护理。 2. 靶向药物使用前的临床护理详见第一章第四节"肿瘤分子靶向治疗的临床护理"相关内容。 3. 由于靶向药物价格昂贵，静脉输注的药物多选择中心静脉导管或静脉留置针输注。 4. 确认靶向治疗前预处理完成情况，确认静脉通道回血良好，局部无肿胀、疼痛等不适。
靶向治疗中护理	1. 靶向药物使用中的临床护理详见第一章第四节"肿瘤分子靶向治疗的临床护理"相关内容。 2. 常用靶向药物有：维布妥昔单抗、利妥昔单抗、奥妥珠单抗等。 3. 联合化疗方案：A+AVD、R-CHOP、R-CVP、R-DA-EP-OCH、R-Hyper CVAD、苯达莫司汀+R、CVP+奥妥珠单抗等。 4. 维布妥昔单抗：①由于肺毒性，维布妥昔单抗不可与博来霉素合并使用。②在维布妥昔单抗治疗时发生的输液相关反应包括速发过敏反应。输液期间应监测病人。如果发生速发过敏反应，则应立即并永久性终止使用，对于既往发生过输液相关反应的病人，应在后续输液前采取预防用药。预防用药包括对乙酰氨基酚、抗组胺药物和糖皮质激素。③不良反应有周围神经病变、发热性中性粒细胞减少症、急性胰腺炎和胃肠道并发症、肝毒性等。 5. 利妥昔单抗：①稀释后进行静脉滴注，输注时可引起致命性输注相关反应，如发热、低血压、畏寒、荨麻疹、支气管痉挛、喉头水肿等，常发生于首次输注 0.5～2 小时内，因此首次应用时宜缓慢输注，用药前应预先使用解热镇痛药、抗组胺药及糖皮质激素，从而降低输液反应的发生频率和严重程度。②若发生输注相关反应，应停止输注，同时给予苯海拉明和对乙酰氨基酚对症处理，当病人输注相关反应的症状完全缓解以后，仍可以减缓 50% 的速度重新开始输注。

续表

靶向治疗中护理	6. 奥妥珠单抗：①输注时可引起输注相关反应，最常见的表现为呼吸困难、低血压、心动过缓、寒战、发热、恶心、乏力、头痛、皮疹和瘙痒等。使用时应使用预处理药物如糖皮质激素、抗组胺药、解热镇痛药等。②输注时严格控制输液速度，并根据病人情况进行调节，以减轻输注相关反应的发生率和严重程度。③在每次奥妥珠单抗输注前12小时以及输注期间和输注后1小时内，应考虑暂停使用降压药，避免发生低血压。
靶向治疗后护理	1. 指导病人加强对药物不良反应的自我监测与管理，如出现输注相关反应及时告知医务人员，对症处理。 2. 定期随访：行出院及居家康复指导，定期复查血常规、生化、胸片、心电图等，如有异常及时告知医务人员。

四、CAR-T 细胞治疗的临床护理

细胞回输前护理	1. 讲解 CAR-T 细胞治疗相关知识。 2. 细胞治疗前应按要求完成标本采集和细胞培养。 3. T 细胞采集阶段：①采血前饮食清淡、适当饮水，监测生命体征，如有异常延缓采血。②采集后进食高营养、高钙饮食，多饮水，以补充循环血量，同时尽早排出进入体内的枸橼酸钠，以减轻不适症状。 4. CAR-T 细胞治疗前清淋阶段：①严密观察血常规变化，遵医嘱用药予升血常规治疗。②高热病人积极对症处理。③凝血功能严重异常者，嘱其绝对卧床休息，床上大小便，保持大便通畅，避免情绪波动。④有肺出血危险者做好呼吸道管理，防止窒息的风险。 5. CAR-T 细胞回输前： (1) 病房准备：有条件可选择层流洁净病房；普通病房回输尽量选择单人间；病房应彻底清洁和消毒，紫外线照射房间 60 分钟，病房物体表面使用有效氯 500 mg/L 擦拭，床上用品使用床单位臭氧机消毒 30 分钟，通风 30 分钟后病人进入病房；限制陪护，禁止探视。 (2) 病人准备：评估病人全身系统有无异常表现，以便与输注后不良反应进行辨别；对病人说明回输过程耗时、可能出现的不良

续表

细胞回输前护理	反应。嘱病人大量饮水，每日至少3 000 mL。饮食清淡易消化软食为主，多食富含维生素、蛋白质丰富的食物。 (3) 抢救器材和药品准备：准备监护仪、常规急救药物及器材、托珠单抗注射液、糖皮质激素以及抗过敏药物等。
细胞回输中护理	1. 密切监测病情变化：严密监测体温、血压等，给予低流量吸氧及心电监护。 2. 细胞回输注意事项：以 0.5 mL/min 的速度缓慢匀速注射细胞，注射过程中严密观察病人有无不良反应，注射完毕充分冲管，减少静脉管腔残留。
细胞回输后护理	1. 一般护理： (1) 留院观察2周，住单间层流床。 (2) 严密监测生命体征和细胞输注后的不良反应，如有异常及时处理、记录。 (3) 严密观察相关检验指标及尿量的变化。 (4) 饮食护理：饮食应营养均衡、煮熟、忌坚硬、辛辣生冷等刺激性食物。清淡、易消化、富含蛋白质及维生素的软食为主。 (5) 口腔护理：三餐前后及睡前用温开水及5%碳酸氢钠溶液等交替漱口，预防口腔感染，每日观察口腔黏膜情况。 (6) 皮肤护理：病人宜取半卧位，协助病人勤翻身，避免压力性损伤的发生。同时保持肛周卫生。 2. 并发症观察护理： (1) CRS 又称细胞因子风暴：主要表现有发热、寒战、恶心、呕吐、皮疹、头晕头痛、胸闷气促、心率加快、血压下降等。一旦发生 CRS，遵医嘱用托珠单抗注射液、糖皮质激素控制临床症状。 (2) 肿瘤溶解综合征：主要表现为高钾血症、高尿酸血症等代谢异常；少数严重者可发生急性肾衰竭、心律失常等。要密切观察生命体征、尿量、感觉有无异常。记录24小时出入量、监测肾功能。碱化尿液，纠正电解质紊乱等。嘱病人多饮水、饮食清淡。

续表

细胞回输后护理	(3) 神经毒性：主要表现为头痛、失语、谵妄、认知缺陷、运动障碍和癫痫发作等，一般情况下可逆转，但严重时可引起脑水肿，导致病人死亡。如出现神经毒性的症状，护士应将床头抬高至少 30°，减少误吸风险；正确评估病人的吞咽功能；遵医嘱用药以防癫痫发作。 (4) 脱靶效应：主要表现为 CAR-T 细胞对机体其他正常组织也产生损伤而出现相应器官受损的表现。需要在治疗过程中密切观察病人全身各系统有无异常表现。同时加强相关检验指标的监测。 (5) 过敏反应：主要表现为皮疹、皮肤瘙痒，严重者出现过敏性休克。可在回输前遵医嘱应用盐酸异丙嗪或葡萄糖酸钙给予预防处理。

五、ML 围放射治疗的临床护理

放疗前护理	1. 讲解放疗相关知识，ML 治疗以化疗为主，化疗后可采用受累部位或受累淋巴结照射，不做扩大野或大面积照射。 2. 放射治疗对局限期病人是重要手段之一，对于进展期病人，局部残存病变的放射治疗尤其重要。 3. 儿童病人的放射治疗必须谨慎，以免影响生长发育，产生远期并发症。 4. 放疗前的临床护理详见第一章第二节"肿瘤放射治疗的临床护理"相关内容。
放疗中护理	1. ML 病人的放射剂量不及其他实体瘤，放疗副作用也较轻，观察放疗急性副作用并做好相应护理。 2. 指导病人做好皮肤护理和功能锻炼。 3. 放疗中的临床护理详见第一章第二节"肿瘤放射治疗的临床护理"相关内容。
放疗后护理	1. 定期复查和随访，根据专科特点指导病人进行康复功能锻炼。 2. 持续监测放疗远期毒副作用并及时就诊。

六、ML 造血干细胞移植的临床护理

详见本章第四十六节"造血干细胞移植的临床护理"相关内容。

七、ML 围手术治疗的临床护理

术前护理	1. 手术治疗主要用于活检和并发症的处理，如胃肠道淋巴瘤合并胃肠穿孔出血或梗阻等并发症，内科治疗不缓解，则需要外科手术切除。 2. 合并脾功能亢进而无禁忌证，有切脾指征者，可以进行脾脏切除手术，提高血常规，为化疗创造有利条件。 3. 术前的临床护理详见第一章第一节"肿瘤外科治疗的临床护理"相关内容。
术中护理	术中的临床护理详见第一章第一节"肿瘤外科治疗的临床护理"相关内容。
术后护理	1. 行活检病人：①观察伤口愈合情况并按时换药。②病人出现疼痛时，遵医嘱对症治疗，保证舒适。 2. 术后的临床护理详见第一章第一节"肿瘤外科治疗的临床护理"相关内容。

八、疾病随访

疾病随访	1. 提高抵抗力，避免 EB 病毒、幽门螺杆菌等感染，教会病人自查淋巴结的方法，如出现不明原因的发热、盗汗、体重减轻或浅表淋巴结肿大，应及时就医。 2. 可治愈的疾病类型（如弥漫大 B 细胞淋巴瘤、霍奇金淋巴瘤）治疗结束后的前 2 年，每 3 个月复查 1 次，以后每 6 个月复查 1 次，至 5 年。此后每年复查 1 次维持终身。不可治愈的类型（如滤泡性淋巴瘤、套细胞淋巴瘤）建议每 3~6 个月复查 1 次，维持终身。

参考文献

[1] 尤黎明，吴瑛. 内科护理学 [M]. 6 版. 北京：人民卫生出版社，2017.

[2] 叶嘉俊，黎泽钰，吴汉彪，等. 大剂量甲氨蝶呤治疗淋巴瘤的血药浓度和不良反应影响因素分析 [J]. 中国药房，2023，34（5）：587-590.

［3］诸慧，周丰，金剑.56例利妥昔单抗不良反应文献分析［J］.中国药物警戒，2018，15（1）：52-56.

［4］尹桂森，刘中秋，薛淑一，等.基于openFDA数据库对奥妥珠单抗不良事件信号的挖掘与分析［J］.药物流行病学杂志，2022，31（11）：744-749.

［5］张红梅.探讨心理护理干预对恶性淋巴瘤患者遵医行为和负性情绪的影响［J］.中国医药指南，2021，19（10）：179-180，183.

［6］中国抗癌协会血液肿瘤专业委员会，中华医学会血液学分会白血病淋巴瘤学组.中国成人急性淋巴细胞白血病诊断与治疗指南（2021年版）［J］.中华血液学杂志，2021，42（9）：705-716.

第四十四节 白血病的临床护理

一、白血病专科体征和护理要点

贫血	1. 专科体征：常为首发症状，呈进行性加重，表现为面色苍白、乏力、头晕、心悸、胸闷、气短、耳鸣、水肿等。 2. 护理要点：①观察面色、睑结膜、口唇和甲床的苍白程度，注意有无中枢性缺氧、贫血性心脏病等症状。②指导病人卧床休息，预防跌倒，必要时吸氧及红细胞悬液输注。③根据病人贫血程度制订活动计划，重度及极重度者应绝对卧床休息，加强基础护理。④遵医嘱使用促红细胞生成素，观察有无血压升高。
发热与感染	1. 专科体征：①持续发热是急性白血病最常见的症状（50%～84%），可发生在疾病不同阶段并有不同程度的发热和热型。②感染是引起病人死亡的主要原因，以咽峡炎、口腔炎、肛周炎最为常见，感染严重者可发生败血症、脓毒血症等。胃肠道感染是脓毒血症的主要来源。 2. 护理要点：①一旦病人发生感染，出现发热，应早期、足量使用抗生素，采集血、尿、痰、脑脊液标本送检做病原菌培养，对于过敏发热要进行抗过敏处理。②发热病人按照发热护理常规对症处理。③做好口腔、皮肤、肛周、眼、鼻、外阴或会阴部护理。④做好真菌感染的预防和护理：对于长期使用抗生素的病人，应注意观察口腔黏膜、咳嗽、咳痰情况，遵医嘱预防性使用抗真菌药物。⑤中性粒细胞计数$\leq 0.5 \times 10^9/L$ 应进行保护性隔离措施。
出血	1. 专科体征：白血病的常见症状（40%～70%），发热可加重或诱发出血，可遍及全身，以皮肤、牙龈、口腔及鼻黏膜出血最为常见，胃肠道、泌尿道、子宫和呼吸道出血次之。 2. 护理要点：①观察皮肤黏膜有无出血、有无内脏或颅内出血征兆，一旦发现及时通知医生。②观察出血时间、性质和出血量。

续表

出血	③饮食护理：进食易消化的软食或半流质，禁食辛辣、油炸、坚硬及刺多的食物。④休息：血小板<20×10^9/L病人指导其绝对卧床休息，床上排便。⑤做好皮肤出血、鼻出血、口腔和牙龈出血、消化道出血、眼底和颅内出血的预防和护理工作。⑥遵医嘱输血，按照输血护理常规输注。
高白细胞白血病	1. 专科体征：外周血白细胞>100×10^9/L，易发生颅内出血、脑卒中、栓塞、呼吸窘迫综合征、肿瘤溶解综合征等危及生命的严重并发症。 2. 护理要点：①白细胞清除术是治疗的首选。②化疗药物的使用护理。③头颅照射治疗护理同第一章第二节"肿瘤放射治疗的临床护理"相关内容。
白血病细胞浸润体征	1. 专科体征：肝脾肿大、中枢神经系统白血病、骨与关节疼痛、皮肤损坏、牙龈肿胀、出血等。 2. 护理要点：对症支持治疗护理；中枢神经系统给予鞘内化疗药物护理。

二、白血病围化疗期的临床护理

化疗前护理	1. 讲解化疗相关知识，白血病主要以化疗为主的治疗手段。 2. 化疗前的临床护理详见第一章第三节"肿瘤化学治疗的临床护理"相关内容。 3. 化疗前24小时开始使用别嘌呤醇口服，以阻断尿酸的生成；静脉输注或口服碳酸氢钠，以碱化尿液。 4. 化疗前密切监测外周血常规和血清电解质水平。
化疗中护理	1. 化疗中的临床护理详见第一章第三节"肿瘤化学治疗的临床护理"相关内容。 2. 常用化疗方案：不同类型的白血病化疗方案不同。①急性白血病常见化疗方案有急性髓细胞白血病（AML）诱导缓解方案有DA，急性粒细胞白血病（ALL）儿童病人诱导缓解方案首选VP方案，成人病人首选VLDP方案。②慢性白血病常见化疗方案有慢性粒细胞白血病（CML）TKI单药或联合化疗；慢性淋巴细胞白血病（CLL）常用化疗方案首选FC或FCR方案。③常用的鞘内化疗药物有甲氨蝶呤和阿糖胞苷。

续表

化疗中护理	3. 柔红霉素：注意观察有无突发性心动过速、呼吸困难、心脏扩大、急性心力衰竭、肺水肿等心脏毒性。 4. 环磷酰胺：环磷酰胺水溶液仅能稳定 2~3 小时，最好现配现用；注意观察尿液颜色、性质及量，鼓励病人多饮水，大剂量时准确使用尿路保护剂美司钠，预防出血性膀胱炎的发生。 5. 阿糖胞苷：①可静脉、肌内、皮下注射或鞘内注射，能被血液透析除去，透析的病人在透析前或透析后不能使用。②最主要的不良反应为骨髓抑制，骨髓抑制期间可使用重组人粒细胞刺激因子，从而有效控制感染。 6. 苯达莫司汀：①输注相关反应较常发生，症状包括发热、寒战、瘙痒和皮疹，重度过敏反应罕见，给药时需进行临床监测，出现重度反应时应停止用药，使用抗组胺药物、解热药以及皮质激素。②缓慢滴注，滴注时间控制在 60 分钟时需避光。 7. 羟基脲：①口服化疗药物，能迅速降低外周血中的白细胞，2 g/d，每 12 小时 1 次，连续口服 3 日，当白细胞<50×10^9/L 时，即开始常规诱导化疗。②用药期间观察血常规变化，一旦发生血管溃疡和坏死，需要立即停药。
化疗后护理	1. 局部毒性反应：确保血管通路通畅，有回血，保证化疗药物的安全输注。 2. 骨髓抑制护理详见第一章第三节"肿瘤化学治疗的临床护理"相关内容。 3. 肿瘤溶解综合征：出现高尿酸血症、高钾血症、高磷酸盐血症等，应指导病人多饮水，准确记录尿量，保证尿液每日 3 000 mL 以上，同时碱化尿液。 4. 鞘内注射化疗药物护理同本章第四十三节"淋巴瘤的临床护理"相关内容，甲氨蝶呤鞘内注射后观察消化道黏膜反应，用甲酰四氢叶酸钙稀释液含漱漱口。

三、白血病靶向治疗的临床护理

靶向治疗前护理	1. 讲解靶向治疗相关知识，做好病人的心理护理。 2. 靶向药物使用前的临床护理详见第一章第四节"肿瘤分子靶向治疗的临床护理"相关内容。

续表

靶向治疗前护理	3. 由于靶向药物价格昂贵，静脉输注的药物多选择中心静脉导管或静脉留置针输注。 4. 确认靶向治疗前预处理已完成，检查确认静脉通道回血良好，局部无肿胀、疼痛等不适。
靶向治疗中护理	1. 靶向药物使用中的临床护理详见第一章第四节"肿瘤分子靶向治疗的临床护理"相关内容。 2. 常用靶向药物有：①慢性髓系白血病，可以用 TKI，临床上称为酪氨酸激酶抑制剂控制病症，药物包括伊马替尼、安罗替尼和达沙替尼。②慢性淋巴细胞白血病，用伊布替尼。③急性早幼粒细胞白血病，会出现 15、17 号染色体的异常，PML-RARα 融合基因，可应用维 A 酸和砷剂进行治疗，也可以在专业医生的指导下应用砷剂治疗。④急性髓系白血病，有 FLT3-ITD 突变，可以给予索拉非尼、吉非替尼等药物缓解症状。 3. 伊马替尼：①口服用药，应在进餐时服用，并饮一大杯水，以使胃肠道紊乱的风险降到最小。②不能吞咽胶囊的病人（包括儿童），可以将胶囊内药物分散于水或苹果汁中。建议受孕期和哺乳期妇女在打开胶囊时，避免药物与皮肤或眼睛接触，接触打开的胶囊后应立即洗手。③可能导致常见的不良反应，如恶心、呕吐、水肿等，更严重的副作用包括骨髓抑制和肝损伤。 4. 伊布替尼：①口服给药，需用水送服整粒胶囊，勿打开、弄碎或咀嚼胶囊，不得与葡萄柚汁同服。②治疗期间及终止治疗后 1 个月内有生育能力的女性采取避孕措施，避免受孕。③在怀孕期间服用本品或服用本品期间受孕，应明确告知病人本品可能对胎儿造成危害。④建议男性在服用本品期间以及结束治疗后 3 个月内避免生育。⑤伊布替尼的副作用包括出血、心律失常和感染等。 5. 奥妥珠单抗和利妥昔单抗同本章第四十三节"淋巴瘤靶向治疗的临床护理"相关内容。
靶向治疗后护理	1. 指导病人加强对药物不良反应的自我监测与管理，如有异常及时告知医务人员，及早处理。 2. 定期随访：行出院及居家康复指导，定期复查。

四、CAR-T 细胞治疗的临床护理

临床护理	1. CAR-T 细胞治疗可用于急性 B 淋巴细胞白血病、慢性 B 淋巴细胞白血病。 2. 详见本章第四十三节"淋巴瘤的临床护理"相关内容。

五、白血病围放射治疗的临床护理

临床护理	1. 放射治疗用于白血病主要体现为两方面：①造血干细胞移植前给予全身放疗，有利于移植的顺利进行。②中枢神经系统及其他部位局部放疗，以预防和治疗髓外白血病，如中枢神经系统白血病和睾丸白血病等。 2. 详见本章第四十三节"淋巴瘤的临床护理"相关内容。

六、白血病造血干细胞移植的临床护理

详见本章第四十六节"造血干细胞移植的临床护理"相关内容。

七、疾病随访

疾病随访	1. 观察有无感染、电解质紊乱、出血等并发症，及时对症处理。 2. 定期进行血常规以及骨髓检查。一般第 1 年应每月检查 1 次，第 2 年每 2 个月检查 1 次，第 3 年每 3 个月检查 1 次。3 年以后可半年或 1 年左右复查。一旦出现骨痛、出血、发热等症状，应立即到医院复查。

参考文献

[1] 尤黎明，吴瑛. 内科护理学 [M]. 6 版. 北京：人民卫生出版社，2017.

[2] 贵艳玲，姬利云，孙银平，等. NT-proBNP、cTnI 及 IMA 对柔红霉素致儿童急性白血病心肌损伤的诊断价值 [J]. 齐齐哈尔医学院学报，2016，37（17）：2137-2139.

[3] 段绍琴，李娜，孙梦远，等. 36 例儿童急性淋巴细胞白血病大剂量阿糖胞苷临床不良反应分析 [J]. 临床医药文献电子杂志，2018，5（10）：144-145，147.

[4] 石思梅,唐雪梅,黄薇.盐酸苯达莫司汀用于治疗惰性非霍奇金淋巴瘤的临床护理[J].实用临床护理学电子杂志,2018,3(43):17.

[5] 许汇娟.观察心理护理对白血病患者化疗治疗的重要性[J].实用临床护理学电子杂志,2020,5(5):70.

[6] 中国抗癌协会血液肿瘤专业委员会,中华医学会血液学分会白血病淋巴瘤学组.中国成人急性淋巴细胞白血病诊断与治疗指南(2021年版)[J].中华血液学杂志,2021,42(9):705-716.

第四十五节 多发性骨髓瘤的临床护理

一、多发性骨髓瘤（MM）专科体征和护理要点

骨痛和病理性骨折	1. 专科体征：①常为 MM 的首发症状，约有 2/3 的病人因此就诊，骨痛部位以腰骶部多见，胸骨、肋骨、四肢长骨次之。②若活动或扭伤后出现剧烈疼痛，可能发生病理性骨折，多发生在肋骨、锁骨、下椎和上腰椎，易引起神经根或脊髓压迫。③骨髓瘤细胞浸润骨骼明显时可引起局部肿块，常为多发性，好发于肋骨、颅骨、锁骨连接处出现串珠结节者为本病特征。 2. 护理要点：①评估疼痛部位、强度、性质、持续时间，进行规范化疼痛管理措施。②注意观察是否发生病理性骨折，多采用腰托进行保护，卧硬板床，并协助病人采取舒适卧位和采取轴线翻身。③神经性疼痛的病人可给予相应局部封闭或理疗。④遵医嘱服用钙剂、维生素 D、蛋白同化激素预防和减轻骨质破坏，使用双膦酸盐类药物抑制骨质破坏和肿瘤生长以减轻疼痛。
贫血、出血、感染	1. 专科体征：①贫血为首发症状仅占 10%～30%，但初诊病人高达 70%。②以出血为首发症状就诊的病人占 9.2%，多为黏膜和皮下出血，晚期可有内脏和颅内出血。③继发感染是 MM 的严重并发症和首位致死原因。感染部位为呼吸道最常见，泌尿道和消化道次之，严重感染可导致败血症。 2. 护理要点：详见本章第四十四节"白血病的临床护理"相关内容。
肾脏损害	1. 专科体征：蛋白尿（60%～80%）、管型尿，及急、慢性肾衰竭（40%～50%），病人常以尿量减少、尿中泡沫增多、尿色改变、颜面部和下肢水肿就诊，其中肾衰竭是 MM 仅次于感染的致死原因。 2. 护理要点：①应卧床休息以减轻肾脏负担，抬高下肢。②监测肾功能和维持水、电解质平衡，观察尿量变化，防止高钾血症和代谢性酸中毒。③避免用经肾排泄的药物、肾盂造影，以免加重

续表

肾脏损害	肾损害而诱发急性肾衰竭。④伴急性肾衰竭者进行血液透析治疗。⑤肾功能异常者给予优质低蛋白低盐饮食,限制高磷食物摄入。
高钙血症、高尿酸血症	1. 专科体征：①高钙血症出现较快,表现为头痛、嗜睡、厌食、恶心、呕吐、烦渴、多尿、烦躁、心律失常甚至昏迷。钙盐沉积易引起肾脏损害或肾脏功能不全,严重者可导致急性肾衰竭。②大剂量放化疗后及骨髓瘤细胞被破坏,可造成血尿酸急剧升高。 2. 护理要点：①遵医嘱给予水化和碱化尿液,保证每日尿量在2 000 mL以上。②遵医嘱使用双膦酸盐类治疗。③指导病人忌食富含磷、钙的药物及食物,如奶类、蛋类和虾皮等。
高黏滞综合征	1. 专科体征：①发病率占2%～5%,血液中M蛋白过多引起增高,导致血流缓慢、组织缺血缺氧,在视网膜、中枢神经和心血管系统尤为显著。②表现为头晕、头痛、眼花、耳鸣、耳聋,可突发昏厥、意识障碍、手指麻木、冠状动脉供血不足、慢性心力衰竭等。 2. 护理要点：①注意观察和评估有无视力障碍或心脑功能障碍等情况。②做好跌倒风险因素的评估,及时给予预防跌倒的健康教育,防止跌倒的发生。③指导病人戒烟、多饮水,饮食以清淡素食为主,粗细搭配,少食动物内脏、油炸食物,调节血脂,防止胆固醇摄入过多。④遵医嘱给予肠溶阿司匹林等抗凝、降低血液黏稠度的药物,做好用药宣教和药物不良反应观察。
淀粉样变性	1. 专科体征：沉积于体内各器官和组织的血管壁内,受累器官较为广泛。①心肌淀粉样变性常出现于确诊数月或数年后,一般表现为乏力、体重下降、水肿、皮肤黏膜出血等,心脏受累可致心肌肥厚、心脏扩大、心律失常,可呈缩窄性心肌病表现,疾病晚期常导致心力衰竭而死亡。②胃肠道淀粉样变性可表现为反复消化道出血、腹痛、腹胀、顽固性腹泻等。

续表

淀粉样变性	2. 护理要点：①注意观察病人心律和心率变化。②胃肠道的改变给予对症支持护理。

二、MM 围化疗期的临床护理

化疗前护理	1. 讲解化疗相关知识，MM 通常对很多细胞毒性药物敏感，初始治疗或复发时治疗均是如此，目前尚无治愈 MM 的方法。 2. 化疗前的临床护理详见第一章第三节"肿瘤化学治疗的临床护理"相关内容。 3. 化疗前监测血常规、骨髓象以及血液生化检查。
化疗中护理	1. 化疗中的临床护理详见第一章第三节"肿瘤化学治疗的临床护理"相关内容。 2. 常用化疗方案：BRD、Dara＋BRD、RCD、VBMVP、VAD、MP 方案等。 3. 硼替佐米：①用生理盐水完全溶解后在 3~5 秒内静脉注射或者皮下注射。②皮下注射给药浓度为 2.5 mg/mL（3.5 mg 加入 1.4 mL 生理盐水中）。注射部位：双侧大腿和双侧腹部，每个部位轮流注射；新注射点与上次注射点距离应超过 2.54 cm，避开有红肿、发绀、硬结、触痛的部位，每次在注射前应仔细查看预注射部位的局部情况。③观察病人恶心、呕吐、腹痛、腹胀、便秘等胃肠道反应，以及周围神经毒性、直立性低血压等副作用。 4. 地塞米松：①长期应用可因刺激胃酸胃蛋白酶的分泌出现消化系统并发症，应避免空腹时服用，此外还可能发生心血管系统并发症、诱发或加重感染，出现肾上腺皮质功能亢进、骨质疏松、肌肉萎缩、创口愈合不良和精神症状等。②停药后出现停药反应，表现为头晕、腹痛或背痛、低热、恶心、呕吐、肌肉或关节疼痛、乏力等不适症状，应遵医嘱用药及停药，如有不适及时告知医护人员。 5. 马法兰：①最常见不良反应是骨髓抑制，导致白细胞和血小板计数减少。②可出现胃肠道反应，包括恶心、呕吐，嘱病人饭后 30 分钟口服用药，并大量饮水，以减轻胃肠道刺激。

续表

化疗后护理	1. 局部毒性反应：确保血管通路有回血，保证化疗药物的安全输注。 2. 骨髓抑制护理详见第一章第三节"肿瘤化学治疗的临床护理"相关内容。 3. 神经毒性护理：硼替佐米使用几周期后可出现外周神经感觉异常，指导病人双手保暖，必要时戴手套，做好安全防护，防止意外的发生。

三、MM 靶向治疗的临床护理

靶向治疗前护理	1. 讲解靶向治疗相关知识，做好病人的心理护理。 2. 靶向药物使用前的临床护理详见第一章第四节"肿瘤分子靶向治疗的临床护理"相关内容。 3. 由于靶向药物价格昂贵，静脉输注的药物多选择中心静脉导管或静脉留置针输注。 4. 达雷妥尤输注前按照医嘱给予预处理，以预防输注相关反应（IRR）。预处理用药对乙酰氨基酚 1 g 口服，苯海拉明 50 mg 肌内注射，地塞米松 20 mg 静脉输注。
靶向治疗中护理	1. 靶向药物使用中的临床护理详见第一章第四节"肿瘤分子靶向治疗的临床护理"。 2. 常用靶向药物有：达雷妥尤单抗和地舒单抗。 3. 达雷妥尤单抗：①输注达雷妥尤的输液器应为过滤孔径为 0.2 μm 或 0.22 μm 的精密输液器。②使用过程中可能发生即刻 IRR，主要表现为鼻塞、咳嗽、咽喉部刺激感、寒战、恶心和呕吐，严重的表现为支气管痉挛、呼吸困难、喉头水肿、肺水肿和高血压，每次输注前 1~3 小时应使用抗组胺药、退热药及糖皮质激素。③输注速度按照要求进行递增。如果出现 IRR 应及时处理，待 IRR 的症状消退后，可以重新输注，但是输注速度不得大于发生 IRR 时输注速度的一半。如果病人未再次发生 IRR 症状，则可以继续递增输注速度。 4. 地舒单抗：①仅可通过皮下途径给药，于上臂、大腿上部或腹部皮下给药，给药前需从冰箱取出置于原包装中 15~30 分钟，恢

续表

靶向治疗中护理	复至室温后使用。②常见的不良反应为疲劳、乏力、低磷血症、恶心、呼吸困难等，如病人出现呼吸困难，及时告知医生并处理。
靶向治疗后护理	1. 指导病人加强对药物不良反应的自我监测与管理，如有异常及时告知医务人员，及早处理。 2. 达雷妥尤单抗可发生迟发性 IRR，表现为延迟发热，每次输注后 2 日给予口服糖皮质激素，以降低迟发性 IRR 的风险。

四、免疫治疗的临床护理

免疫治疗前护理	1. 讲解免疫治疗相关知识，做好病人的心理护理。 2. 免疫药物使用前的临床护理详见第一章第五节"肿瘤免疫治疗的临床护理"相关内容。
免疫治疗中护理	1. 免疫药物使用中的临床护理详见第一章第五节"肿瘤免疫治疗的临床护理"相关内容。 2. 常用免疫治疗药物有：沙利度胺和来那度胺。 3. 沙利度胺：与地塞米松联合用药用于初治 MM，缓解率可达 70%。①口服用药，对胎儿有严重的致畸性，女性治疗前 4 周、治疗期间、停药后 4 周应避免受孕，男性需使用避孕措施，具有生育能力的女性应避免和沙利度胺接触，接触后立即用肥皂水冲洗。②服药期间会引起外周神经病变，如手足麻木、针刺感或烧灼样痛感，如有异常及时告知医生并给予干预措施。 4. 来那度胺：①口服用药，对胎儿有致畸作用，女性治疗前 4 周、治疗期间、停药后 4 周应避免受孕。②用药期间观察有无骨髓抑制、动脉和静脉血栓栓塞症、皮疹瘙痒、恶心呕吐、腹痛腹泻、便秘等胃肠道反应以及高血压、高血糖等。
免疫治疗后护理	指导加强对药物不良反应的自我监测与管理，如有异常及时告知医务人员，及早处理。

五、MM 围放射治疗的临床护理

临床护理	1. 放射治疗用于 MM 主要体现在两方面：①造血干细胞移植前给予全身放疗，有利于移植的顺利进行。②对于骨的孤立性浆细胞瘤和髓外浆细胞瘤，放疗是首选的治疗方法，也是 MM 局部剧烈疼痛的缓解方法。 2. 详见本章第四十三节"淋巴瘤的临床护理"相关内容。

六、MM 造血干细胞移植的临床护理

详见本章第四十六节"造血干细胞移植的临床护理"相关内容。

七、MM 疾病随访

疾病随访	1. 预防骨折和预防感染的发生，实施有效健康教育。 2. 严格按医嘱服药，不可随意停药、减药，如有不适应立即停药并及时就医。唑来膦酸给药最常见的不良反应为发热、肌痛、关节痛、头痛等，大多出现于给药后 3 日内，可给药后短时间给予对乙酰氨基酚或布洛芬对症治疗。 3. 无症状骨髓瘤：每 3 个月复查相关指标，骨骼检查每年进行 1 次或在有临床症状时进行。有症状骨髓瘤：骨骼检查每 6 个月进行 1 次，或根据临床症状进行。

参考文献

[1] 尤黎明，吴瑛. 内科护理学 [M]. 6 版. 北京：人民卫生出版社，2017.

[2] 中国抗癌协会骨肿瘤和骨转移瘤专业委员会. 多发性骨髓瘤骨病外科治疗专家共识（2022 年版）[J]. 中国肿瘤临床，2022，49（13）：649-659.

[3] 陶怡，糜坚青. 2023 年美国国立综合癌症网络（NCCN）《多发性骨髓瘤指南》（第 2 版）更新解读 [J]. 诊断学理论与实践，2023，22（2）：121-126.

[4] 周鹏飞，张瑾慧. 心理护理干预对多发性骨髓瘤患者疼痛及生活质量的影响 [J]. 中国肿瘤临床与康复，2021，28（10）：1259-1261.

第四十六节 造血干细胞移植的临床护理

一、造血干细胞按照供体和受体的关系分类

自体外周血造血干细胞移植	1. 定义：指用大剂量放疗和/或化疗杀灭病人体内的肿瘤细胞，然后将保存于体外经过净化处理的病人自身的外周血干细胞经过血管回输，重建其造血功能的过程。 2. 适应证：恶性淋巴瘤、多发性骨髓瘤及部分实体瘤（如乳腺癌、卵巢癌、神经母细胞瘤等）。
异体外周血造血干细胞移植	1. 同基因：指供、受者组织相容性抗原完全相同，见于同卵双生间的移植，是重症再生障碍性贫血的首选治疗方案；异基因：指供、受者为同一种族，供、受者基因虽不完全相同，但是人类白细胞抗原（HLA）要求一致或基本一致。 2. 适应证：适用于各种类型的白血病、造血系统疾病、重症遗传性免疫缺陷病及各种原因导致的骨髓功能衰竭。

二、造血干细胞移植专科的临床护理

评估	1. 全身情况： （1）症状与体征：评估病人是否具有贫血、发热、出血、感染、骨痛等临床症状，有无淋巴结肿大或转移症状。 （2）明确病人疾病组织学、病理学诊断、分期及骨髓检查结果。 （3）评估病人是否具有造血干细胞移植的适应证、禁忌证及移植时机。 （4）协助医生对病人及供者进行体格检查，评估其体能状况。 （5）实验室及其他辅助检查：a. 评估病人胸部 CT、腹部超声、心电图、心脏超声、头颅 CT 或核磁共振等检查结果，评估 ABO 及 Rh 血型、血常规、凝血功能、生化全项、C 反应蛋白、大小便常规等检验结果，淋巴瘤病人需评估 PET/CT 检查结果。b. 异基因造血干细胞移植需评估病人 HLA 分型结果，评估供者胸部 X 线或 CT、腹部超声及心电图检查结果，评估供者 HLA 分型、血常规、大小便常规、凝血功能、生化全项、输血前九项等检验结果。

续表

评估	（6）评估病人及供者心理社会情况。 （7）评估病人及供者的体温、血压、呼吸、脉搏、疼痛情况。 2. 现病史：询问病人主诉、病史、既往治疗方案、疗效及疾病状态。 3. 既往史、家族史：①了解有无传染病史，如乙肝、肺结核等；既往有无其他伴随疾病，如糖尿病、高血压、冠状动脉粥样硬化性心脏病等。②了解有无身体其他部位的肿瘤病史。③有无血液系统肿瘤相关家族史。④了解用药史、过敏史、输血史等。
移植前护理	1. 心理护理： （1）供者：①增强其治疗信心，减轻其不良情绪。②在治疗前充分考虑供者的年龄、性格以及文化程度等，针对每个步骤的操作方法、目的意义、注意事项与配合要求、可能出现的并发症及其预防和处理的方法等给予必要的解释和指导。③介绍医院现有的医疗设备和安全措施、医务人员的素质水平等，以提高异体供者的安全感和信任感，减轻顾虑。 （2）病人：①了解病人、家属对造血干细胞移植的目的、过程、可能发生不良反应的了解程度、是否有充分的思想准备、病人的经济状况等。②帮助病人提前熟悉环境及医护人员，了解无菌层流病房的基本环境、规章制度，情况允许可在消毒灭菌前带病人进室观看，或对入室后的生活情景进行模拟训练，以解除其恐惧和陌生感。③对自体造血干细胞移植病人，应详细介绍骨髓或外周血干细胞采集的方法、过程、对身体的影响等方面的知识，以消除病人的疑虑。 2. 供体的选择与准备： （1）自体造血干细胞移植：供体为病人自己，能承受大剂量放化疗。 （2）异体造血干细胞移植：供体为与病人的 HLA 配型相合的健康人，首选有血缘关系的兄弟姐妹。根据造血干细胞采集方法及需要量，留观或住院观察，无血缘关系供者需住院 7 日。 3. 病人准备： （1）术前检查：排除感染灶，完善术前心、肝、肾功能及人类巨细胞病毒检查；异体移植病人还需做组织配型、ABO 血型配型。 （2）呼吸道准备：指导病人进行深呼吸、有效咳嗽及排痰。保持口腔清洁，进食前后用 0.05％氯己定及 3％碳酸氢钠交替漱口。

续表

移植前护理	（3）胃肠道准备：入室前3日开始服用肠道不易吸收的抗生素。 （4）皮肤准备：入室前1日修剪指甲、剃毛发、清洁肚脐；入室当日沐浴后用0.05％氯己定药浴30~40分钟，清洁眼、外耳道、口腔和脐部。 （5）饮食护理：饮食以安全、卫生为原则，各种食物需经微波炉消毒后方可食用。饮食宜清淡、易消化，营养均衡，忌食辛辣、油腻、刺激及易致敏食物，少吃牛奶、豆浆等食物，避免出现腹胀或加重胀气等情况。 （6）预处理护理：根据病人情况应用放疗、化疗及免疫抑制剂治疗，最大限度地清除基础疾病及抑制受体的免疫功能，以避免排斥移植物。观察用药疗效及副作用，如有异常及时告知医生，以进行相应对症处理。 （7）成分输血的护理：必要时遵医嘱输注浓缩红细胞或血小板等成分血。为预防输血相关的移植物抗宿主病（Graft-versus-host disease，GVHD），全血及血制品在输入前必须先经 ^{60}Co 照射，以灭活具有免疫活性的T淋巴细胞。
移植中护理	1. 心理护理：病人及家属对治疗过程可能出现的并发症仍有恐惧心理，常造成失眠、多虑等，而无菌层流病房与外界基本隔绝，病人多有较强的孤独感。可利用通信设备让家属与病人适当对话，减轻其孤独感，提高其对治疗的依从性。 2. 骨髓输注的护理： （1）异体骨髓的输注：异体骨髓在病人进行预处理后再采集供者的骨髓，采集后如ABO血型不合，待处理后方可输注。输注前悬挂15~30分钟，应用抗过敏及利尿药物。刚开始缓慢输注，观察15~20分钟后无异常可调整滴速至100滴/min，30分钟内将300 mL骨髓输完，最后的少量（约5 mL）骨髓弃去，以防发生脂肪栓塞。同时经另一静脉通道同步输入适量鱼精蛋白，以中和骨髓液内的肝素，输注速度不宜过快，以免出现低血压、心动过速和呼吸困难等。输注过程中应密切观察病人的生命体征、有无肺水肿征兆等，若出现皮疹、酱油色尿、腰部不适等溶血现象应立即停止输入，更换输液通道并配合抢救。 （2）自体骨髓的回输：进行预处理前采集，采集后加入保护液放入4℃冰箱内液态保存，72小时内待预处理结束后，提前取出于室温下放置0.5~1小时，复温后再进行回输。

续表

移植中护理	3. 外周造血干细胞的输注： （1）自体外周血造血干细胞的回输：在床旁以 38.5~40 ℃恒温水迅速复温融化冷冻保存的造血干细胞。回输前 15~20 分钟应用抗过敏药，解冻融化后的干细胞应立即用无滤网输液器从静脉导管输入，同时另一路静脉输等量鱼精蛋白以中和肝素。为防止外周血干细胞中混有红细胞而引起血红蛋白尿，需同时静脉滴注 5%碳酸氢钠和生理盐水，应用呋塞米和甘露醇以维持足够的尿量，直至血红蛋白尿消失。根据病人耐受情况，于 15 分钟内回输 1 袋外周血干细胞，回输 2 袋外周血干细胞之间需用生理盐水冲洗管道。 （2）异体外周血造血干细胞输注：病人预处理后，将采集的供者外周血造血干细胞输注给受者，输注前需将造血干细胞 50~100 mL 加生理盐水稀释到 200 mL。 4. 脐带血造血干细胞输注：脐带血回输量较少，一般为 100 mL 左右，注意观察回输过程中有无出现漏液现象，可采用微量泵推注。推注同时密切关注病人心率变化，根据病人情况随时调整速度。
移植后护理	1. 心理护理：①转移情境，依据病人个人爱好与感兴趣的事物增加和病人互动的频度，播放舒缓动听的音乐等，减轻病人的心理压力。②强化病人战胜疾病的信心，向病人及时告知手术治疗的细节，积极开展知识讲座、病友交流会等一系列活动，使病人更有自信战胜疾病。③创设环境，打造良好的住院环境，提高病人治疗时对治疗的配合度，改善病人的心态。④寻求亲友支持，提醒病人家属要多关心、多支持病人，指导家属如何有效调节病人情绪，减轻其心理压力。 2. 病情观察：严密观察病人的自觉症状及生命体征，大小便的颜色及性质，观察全身有无出血倾向，根据医嘱准确记录 24 小时出入量。 3. 管道管理：如肿瘤损害胃肠道引起肠梗阻，根据病情遵医嘱安置胃肠减压，予妥善固定，避免受压、折叠、扭曲等，观察引流液的颜色、性质以及量，如有异常及时告知医生。 4. 呼吸道护理：协助病人翻身拍背及有效咳嗽排痰，及时清理呼吸道分泌物，保持呼吸道通畅。

续表

移植后护理	5. 口腔护理：指导病人晨起、餐前、餐后和睡前含漱漱口水 3~5 分钟。口腔溃疡病人每日检查口腔黏膜情况，可含漱 2% 利多卡因缓解疼痛。 6. 术后饮食和营养：关注病人的膳食平衡、食品安全及消化道症状，饮食及餐具均需进行微波炉消毒。指导病人进食易消化、清淡、新鲜食物，多吃绿叶蔬菜、南瓜、胡萝卜、豆腐脑、鱼肉、虾仁、瘦肉和削皮水果，忌刺激、坚硬、粗糙、油腻的食物，增加饮水量。若出现恶心、呕吐的情况，及时清理呕吐物，提供合理饮食建议。禁饮禁食期间给予静脉营养支持，保持输液通畅，观察药物反应。 7. 并发症护理： (1) 感染：常见感染相关并发症有肺部感染、真菌败血症及巨细胞病毒感染等，移植期间给予保护性隔离，监测病人体温、血压等生命体征，关注检验结果，如出现咳嗽、流涕、头痛等症状，应及时告知医生并予以处理。 (2) 出血：预处理后血小板极度减少，且造血干细胞移植后血小板的恢复较慢，因此需每日监测血小板计数，观察全身有无出血倾向、出血的部位、主要表现形式、发展或消退情况，及时告知医生，遵医嘱予止血对症治疗，必要时遵医嘱输注血小板。 (3) 移植物抗宿主病（GVHD）：是异基因造血干细胞移植术后最严重的并发症，包括急性和慢性 2 种类型。急性 GVHD 发生在移植后 100 日内，尤其是移植后的第 1~2 周，主要表现为皮肤损伤（突发广泛性斑丘疹）、腹泻（严重者大便呈血水样）、肝功能异常。慢性 GVHD 发生在移植 100 日，主要表现为自身免疫性表现，如局限性或全身性硬皮病、皮肌炎、面部皮疹、干燥综合征、关节炎、闭塞性支气管炎、胆管变性和胆汁淤积等。其护理要点： 1) 皮肤损伤的护理：从移植前到移植后 100 日内，需动态监测皮肤的早期病变，如皮肤颜色改变、瘙痒、皮疹、红肿及损伤等；从移植后 100 日到病人停止免疫抑制剂治疗 6 个月内，每 1~3 个月进行 1 次皮肤评估，需检查病人皮肤的柔韧度、与底层组织的黏附性和关节的活动度，判断皮肤的硬化程度。指导病人做好皮肤防护，若出现瘙痒、水肿、破溃及感染等情况，及时告知医生并进行对症处理。 2) 腹泻的护理：密切观察病人生命体征。

续表

移植后护理	（4）肝静脉闭塞病：一般在移植后1个月内发病，高峰发病时间为移植后2周，多以高胆红素血症为首发表现，伴有肝脏增大、右上腹压痛、腹水、体重增加等。移植后应注意观察病人有无黄疸、腹痛等症状，并协助医生进行有关检查。 （5）神经系统并发症：中枢神经系统并发症包括中枢神经系统感染、脑血管病、癫痫发作、代谢性脑病及药物介导的中枢神经系统不良反应等。周围神经系统并发症最常见的是吉兰-巴雷综合征，临床上应密切观察病人的神志情况，有无意识障碍、头痛、抽搐等表现，及时告知医生并处理。

三、疾病随访

疾病随访	1. 监测移植相关症状，如出现发热、腹泻、皮疹、出血等症状及时就诊。 2. 异基因移植病人出院后100日内每周门诊随访1次；移植后4~6个月，每2~4周门诊随访1次；移植后7~12个月，非高危、无并发症者每3个月随访1次；移植后第2~3年，每半年复诊1次；移植后第4~5年，每年复诊1次；5年后根据情况复查，任何时候病情变化随时复诊。

参考文献

[1] 中国临床肿瘤学会指南工作委员会. 中国临床肿瘤学会（CSCO）造血干细胞移植治疗血液系统疾病指南2023 [M]. 北京：人民卫生出版社，2023.

[2] 尤黎明，吴瑛. 内科护理学 [M]. 6版. 北京：人民卫生出版社，2017.

[3] 谢辰，方云，刘敏杰，等. 成人造血干细胞移植患者饮食与营养教育效果评价指标的构建 [J]. 护理学杂志，2022，37（15）：92-94，98.

[4] 胡会平，颜磊. 造血干细胞移植护理研究进展 [J]. 齐鲁护理杂志，2016，22（17）：48-50.

[5] 王利秀，李建芳，程红霞，等. 造血干细胞移植并发移植物抗宿主病患者皮肤护理的最佳证据总结 [J]. 中华护理杂志，2023，58（9）：1120-1126.

第四十七节 小儿肿瘤专科疾病特点

常见疾病种类	疾病症状及体征	常用治疗方式	治疗相关并发症
神经母细胞瘤	肿瘤所导致的症状取决于肿瘤原发部位及转移性疾病影响。 1. 腹腔肿瘤：腹部胀满或疼痛，高血压，便秘，偶尔出现肠梗阻。 2. 胸腔肿瘤：呼吸困难等。 3. 椎旁肿瘤：疼痛，躯干与肢体力量减退，失禁，骨髓破坏引起贫血可见皮肤苍白等。 4. 腿部以及髋部等骨头：骨痛以及跛行。	根据疾病风险采取不同的治疗方式。 1. 低危：观察或手术治疗。 2. 中危：化疗和（或）手术。 3. 高危：诱导化疗、局部手术切除和（或）放疗、2次自体造血干细胞移植巩固治疗以及生物/免疫疗法维持治疗。	1. 术后低血糖、肠梗阻。 2. 化疗相关肿瘤溶解综合征。 3. 放射治疗相关肠炎。 4. 造血干细胞移植术后感染、出血、口腔黏膜溃疡。 5. 生物/免疫治疗相关皮肤、骨骼肌不良反应。
肾母细胞瘤	1. 腹部可触及肿块，腹部膨隆或两侧不对称。 2. 少数有腹痛、恶心、呕吐等消化道症状。 3. 晚期病人可能出现与肿瘤消耗、肿瘤转移相关的症状与体征。	采用手术、放疗和化疗相结合的综合治疗方式。	1. 放化疗相关不良反应：取决于治疗的类型和强度，远期并发症包括肾功能受损、心脏毒性、肝毒性、生长问题、肺部问题、不孕/不育等。 2. 手术并发症如肠梗阻、出血和伤口感染等。

续表

常见疾病种类	疾病症状及体征	常用治疗方式	治疗相关并发症
视网膜母细胞瘤	1. 症状与肿瘤大小、部位有关。 2. 主要表现为白瞳、斜视、眼球震颤、眼部发炎发红、视力下降、眼压升高及玻璃体浑浊等。 3. 眼内肿瘤在不同生长期有不同表现，随着肿瘤体积的增大，对眼球结构及功能破坏性增加进而出现严重症状及眼外、全身转移症状。	1. 根据肿瘤大小、位置和范围采取化疗、局部治疗，尽量保存患儿视力。 2. 肿瘤风险大、内科治疗不能控制时，采用手术治疗。	1. 全身静脉化疗用药相关不良反应。 2. 局部动脉内化疗相关眼睑水肿、上睑下垂、睫毛脱落、眼外肌功能障碍等眼部不良反应，以及碘过敏、缺血性和出血性脑卒中的风险以及骨髓抑制等全身副作用。 3. 局部冷冻疗法与激光光凝：一过性浆液性视网膜脱离、孔源性视网膜脱离、视网膜血管闭塞、玻璃体积血、视网膜牵拉和视网膜前纤维化等。

第四十八节 神经母细胞瘤的临床护理

一、神经母细胞瘤围术期的临床护理

术前护理	1. 协助病人完成相应检查。 2. 定时监测生命体征，严密监测患儿血压及儿茶酚胺，发现问题及时通知医生。 3. 遵医嘱落实术前补液、输血，纠正贫血及代谢紊乱，控制患儿血压。 4. 心理护理： （1）患儿心理护理：了解不同年龄患儿的个性特点、生活习惯、爱好，增加与患儿的接触机会，消除陌生心理，提高遵医行为。患儿对周围环境敏感，对手术易产生恐惧和烦躁不安，治疗、护理操作时用通俗易懂的语言，多与患儿沟通，鼓励并取得患儿的配合和信任，稳定患儿的情绪。 （2）家属心理护理：评估家长的文化程度和参与照护患儿的能力与程度，了解家长心理状态。告知家属手术治疗的相关信息，向家长分享具有代表性的真实案例。给予家属心理支持，鼓励表达、耐心倾听、接受咨询及提供自我心理支持、患儿心理支持的方法，帮助树立肿瘤治疗及争取获得良好预后的信心，减轻其不良情绪。 5. 饮食护理：因肿瘤生长消耗大量的营养，部分患儿术前已化疗 3~5 个疗程，多有营养不良的情况。应做好营养筛查与动态评估，依据年龄特点及营养状况制订合理的膳食方案，鼓励进食高热量、高蛋白、高维生素、易消化吸收、少渣饮食。必要时遵医嘱给予营养支持治疗。 6. 皮肤准备：护理人员术前按要求备皮。 7. 呼吸道准备：指导患儿训练有效排痰方法。保持患儿口腔卫生，积极预防口腔疾患。注意保暖，积极预防感冒或呼吸道感染的发生。 8. 胃肠道准备：术前 3 日给予少渣饮食；术前晚、术晨灌肠以清

续表

术前护理	洁肠道；术前6小时禁食、4小时禁饮，以防因麻醉或手术过程中呕吐而窒息或发生吸入性肺炎。 9. 适应性训练：指导患儿尽量卧床休息，避免剧烈活动及撞击，防止瘤体破裂大出血，指导家属协助患儿床上大小便。
术中护理	1. 落实《手术安全核查表》。 2. 术中生命体征，尤其是血压及尿量监测并记录。 3. 术中并发症预防：低体温、深静脉血栓及压力性损伤发生等，必要时输血治疗。 4. 强化术中配合，遵医嘱术中使用抗生素，积极控制污染。
术后护理	1. 体位与活动：术后至麻醉清醒前予以患儿去枕平卧位，肩部下方垫软枕，头偏向一侧。麻醉清醒即可半坐卧位。根据病情和体力情况安排活动与休息时间，协助患儿床上运动，尽早下床活动。 2. 病情观察： （1）严密监测患儿意识及生命体征，观察病情变化，注意观察面色、四肢末梢循环情况。对于表达能力差的患儿要及时查找啼哭原因，如恐惧、饥饿、疼痛、不舒适等。 （2）观察伤口疼痛情况，切口处渗血、渗液的性质及量。观察患儿腹部症状和体征变化，注意肠蠕动、排气排便情况。 （3）胃肠减压护理：妥善固定胃管，保持胃管通畅，观察引流液的颜色、性质及量。 （4）腹腔血浆引流管护理：保持管道通畅，妥善固定。定时挤压引流管，观察引流液的颜色、性质、量、速度，若发现引流管内引流量短时间内突然增多（≥100 mL/h），准确记录并及时报告医生，必要时协助处理。 3. 呼吸道护理：遵医嘱予氧气吸入及雾化治疗。指导协助患儿有效咳嗽排痰。 4. 术后饮食和营养：术后早期禁食、补液，待肠蠕动恢复后逐步恢复饮食。患儿有肠鸣音、肛门排气或排大便后，可由禁食改为全流质。进全流质2~3日后无腹胀，排便正常后由半流饮食、软食、普食逐渐过渡。指导进食易消化、软烂食物，少量多餐，

续表

术前护理	忌生冷、油炸食物。进食过程中观察患儿反应,有无呛咳、吞咽困难等现象。 5. 口腔护理:禁食期间应早晚刷牙、勤漱口,必要时用生理盐水对口腔进行擦洗,每日3次,保证口腔湿润度和清洁。 6. 休息与睡眠:保证充足的休息与睡眠,避免劳累;注意保暖,预防感冒。 7. 预防下肢深静脉血栓:首选机械预防,如血栓操、气压治疗仪、弹力袜。 8. 通过NIPS、FLACC(婴幼儿或不会讲话的儿童)、Faces评估法(3~12岁)对患儿疼痛进行动态评估,遵医嘱使用止痛药物,家属不应自行调整药量,切勿让患儿自行服药。 9. 并发症护理: (1) 肠梗阻、肠套叠:严密观察患儿肛门排气及大便情况,如持续出现腹胀、腹痛应警惕肠梗阻、肠套叠的发生。①术后应鼓励患儿早期进行下床活动,术后24小时后可在家属帮助下下床进行小便。指导患儿上下床的方法与技巧。下床:屈膝→身体移向床右侧→屈膝取右侧卧位→双下肢放床沿下→左手按床边,右肘支撑于床面→起身坐于床沿下床;上床:患儿坐上床沿(臀部往后)→左手按床边,右肘支撑床面→上身躯体右侧卧位躺下→下肢呈屈曲状态提上床→转为平卧位。②术后尽早进行腹部按摩促进肠蠕动,必要时遵医嘱行药物灌肠。 (2) 低血糖:约50%的神经母细胞瘤起源于一侧肾上腺,术后低血糖是其典型表现。若出现发冷、身体抽搐、心动过速、烦躁、表情淡漠、嗜睡、昏迷等低血糖症状应立即补充葡萄糖液。遵医嘱予糖皮质激素进行替代治疗。 (3) 腹泻:手术清扫肿瘤时可能引起腹腔交感神经的损伤,造成肠道功能失调,出现腹泻。遵医嘱补液,维持水、电解质平衡,遵医嘱使用止泻药物。做好肛周皮肤护理,可给予"屁屁乐"、紫草油涂抹,保护肛周皮肤,预防浸渍性皮炎的发生。指导家属注意饮食干净卫生,选择温和容易消化的食物,尽量避免食用生冷食物。

二、神经母细胞瘤化疗期的临床护理

化疗前护理	1. 向患儿家属讲解化疗相关知识，化疗方案的选择取决于患儿的危险度分层。 2. 化疗前的临床护理详见第一章第三节"肿瘤化学治疗的临床护理"相关内容。 3. 化疗方案： （1）低、中危组治疗：卡铂联合依托泊苷（CBVP 方案）和长春新碱、多柔比星联合环磷酰胺（CAV 方案）。中低危组的小婴儿（年龄≤6 个月）化疗剂量酌情减为总剂量的 50%～75%。 （2）高危组化疗方案：长春新碱、多柔比星联合环磷酰胺（CAV 方案）和顺铂、依托泊苷联合拓扑替康（CVP 方案）。高危组体重<12 kg 患儿，化疗剂量减为总剂量的 66%～75%。 4. 预处理：卡铂、顺铂、环磷酰胺会引起肾脏毒性，化疗前后遵医嘱落实水化方案。 5. 监测血压、血糖、心率、肝肾功能。 6. 监测心脏功能：使用蒽环类药物前须检查心电图的变化。 7. 根据患儿的血管条件及治疗方案选择并建立适合患儿的血管通路途径，用药前检查化疗静脉通路的回血情况，确保化疗药物的安全输注。
化疗中护理	1. 化疗中的临床护理详见第一章第三节"肿瘤化学治疗的临床护理"相关内容。 2. 化疗药物给药注意事项： （1）不同疾病风险组的患儿用药方案有差异，需了解患儿用药方案、精准给药。并根据药物性质有效落实用药监测，不良反应观察、健康指导。 （2）用药过程中加强巡视，倾听患儿主诉，若患儿啼哭，积极寻找原因。严密监测患儿生命体征，监测尿量。 3. 关注患儿进食喜好及进食情况，及时给予饮食指导及营养支持指导。注意饮食卫生，勿给患儿进食坚硬、带刺及过冷或过热的食物。给予高热量、高蛋白和高维生素的清淡、易消化的食物。宜少量多餐，多进食新鲜水果、蔬菜，采取逐步调整的方法。

续表

化疗后护理	1. 继续观察患儿有无化疗毒副作用，鼓励患儿表达，倾听患儿主诉，细心观察症状；指导家属参与观察并主动报告。 （1）长春新碱大剂量应用可出现神经毒性，主要引起外周神经症状，如四肢麻木、腱反射迟钝或消失、腹痛等，用药过程中注意监测不良症状。 （2）多柔比星可致手足部位麻刺感、烧灼感、疼痛及持物行走时触痛等手足综合征。指导家属给患儿穿戴宽松的鞋袜和手套减小摩擦，避免过热、压力高的环境，避免太阳直晒，可局部涂抹润肤液。 （3）环磷酰胺、卡铂、顺铂均具有肾毒性，遵医嘱水化、碱化，鼓励患儿多饮水，多排尿。 （4）依托泊苷易引起直立性低血压，用药过程中监测患儿血压，预防直立性低血压。 2. 并发症护理：肿瘤溶解综合征：对化疗敏感的患儿，大量肿瘤细胞溶解坏死，引起高尿酸血症、高磷血症、低钙血症、低镁血症及尿酸结晶堵塞肾小管，严重时导致急性肾衰竭。需积极预防和处理。 （1）遵医嘱予别嘌呤醇口服，直到确认肿瘤负荷明显下降。 （2）水化：根据患儿年龄、体重遵医嘱给予持续静脉均匀滴注水化补液，体重 10 kg 患儿的水化量约 200 mL/(kg·d)。慎用含钾液，告知患儿及家属多饮水，多排尿，体重<10 kg 患儿目标尿量>4 mL/(kg·h)。 （3）同时做好肝肾功能、电解质、乳酸脱氢酶监测，以及尿 pH 监测。 3. 化疗后每周监测血常规、肝肾功能，加强营养，其他护理同第一章第三节"肿瘤化学治疗的临床护理"相关内容。 4. 饮食指导：进食清淡、高热量、高蛋白、高维生素、无刺激的食物，均衡饮食，多饮水。

三、神经母细胞瘤放射治疗的临床护理

放疗前护理	1. 应向患儿家属讲解放疗相关知识。放射治疗适用于不能手术切除的局限型肿瘤，但患儿的放射治疗必须谨慎，以免影响生长发育，产生远期并发症。 2. 放疗前充分评估患儿病情及配合情况，充分解释，取得患儿及家属配合。做好患儿心理护理、加强营养、适当活动、皮肤护理及健康教育等。 3. 体位固定训练：患儿好动、好奇心强，加强体位配合指导和训练，可在专用治疗床上，用负压真空袋进行模拟，指导患儿保持正确体位。 4. 其他放疗前临床护理详见第一章第二节"肿瘤放射治疗的临床护理"相关内容。
放疗中护理	1. 一般护理：详见第一章第二节"肿瘤放射治疗的临床护理"相关内容。 2. 体位固定：指导患儿配合体位，放疗时对不配合患儿给予水合氯醛口服镇静催眠，严密监测患儿意识和生命体征。注意保护性约束，预防跌倒。 3. 饮食指导：每周测量、控制体重。观察有无乏力、头痛、眩晕、恶心等表现。 4. 休息与活动：放疗期间应注意保暖，预防感冒，避免劳累和剧烈运动，保证患儿休息和睡眠。 5. 密切监测血常规、生化、肝肾功能等检验指标。 6. 观察放疗副作用，包括全身反应、皮肤反应、放射性直肠炎等，做好相应护理。放射性直肠炎：指导患儿每次放疗前排空大便，观察大便次数、量、颜色、性质，有无腹痛、肛门坠胀、里急后重等症状，并及时做好记录。每日温水坐浴2~3次，保持肛门干燥，每次便后用柔软的湿纸巾擦拭，温水清洗，局部皮肤可涂氧化锌软膏防止皮肤破溃。对年龄稍大的患儿，指导做提肛运动，提高肛门部肌肉功能，有利于保持正常的排便功能。
放疗后护理	1. 指导家属给予患儿营养均衡、清淡饮食。注意患儿皮肤卫生、充分休息、适当运动，增强机体免疫力。 2. 继续观察放射治疗相关副作用及疾病症状，定期复查、随访。

四、神经母细胞瘤 13-顺维甲酸生物治疗的临床护理

生物治疗前护理	1. 向患儿家属讲解 13-顺维甲酸生物治疗相关知识，13-顺维甲酸是一种强分化诱导剂，可诱导神经母细胞瘤分化，以治疗肿瘤。 2. 告知可能出现的并发症，如皮肤不良反应、骨骼肌不良反应等，指导共同监测，配合预防和处理。 3. 遵医嘱监测肝肾功能及血常规是否符合治疗条件：血 ALT<200 U/L，血甘油三酯<300 mg/dL；血肌酐<15 mg/dL；白细胞>3×10^9/L，血小板>50×10^9/L，血红蛋白>90 g/L。 4. 了解患儿药物、食品、防腐剂或着色剂过敏史，近期传染性疾病接触史（如水痘）。
生物治疗中护理	1. 药物随餐，或餐后用一大杯水送服。 2. 服药时应尽量整胶囊吞服。若患儿难以吞咽，可让患儿咀嚼服下，或用剪刀刺破胶囊，混合于少量有颜色的固体食物中，如酸奶、冰激凌等，尽快食用。剪开胶囊时，应戴手套，操作时注意不要沾染到皮肤或黏膜上，如不慎污染，应立即用大量清水冲洗。 3. 若患儿服药后立即呕吐，可待恶心不适缓解，且距离吐药 2 小时以内，补服 1 次；如患儿服药一段时间后，超过 4 小时发生呕吐，则不再补服，继续在下次服药时服用当次剂量。 4. 若漏服药物，如距离下次服药时间 6 小时以上，可补服 1 次，如距离下次服药不足 6 小时，则不再补服，在下次服药时服用当次剂量。
生物治疗后护理	1. 继续监测血尿常规、生化全项等实验室指标。 2. 副作用及护理： （1）皮肤不良反应：患儿均出现皮肤黏膜干燥、发红、脱皮、皲裂等皮肤不良反应，可通过减量、使用滋润的护肤霜、唇膏等护肤保湿方法缓解，避免给患儿使用碱性肥皂或洗手液。 （2）骨骼肌不良反应：若患儿出现腿疼或膝、踝关节等骨骼肌疼痛，协助并指导家属予患儿按摩、热敷等方式缓解。 3. 饮食护理：减少摄入富含维生素 A 的食物，如动物肝脏、胡萝卜、菠菜等，并多饮水。

五、神经母细胞瘤造血干细胞移植的临床护理

详见第二章第四十六节"造血干细胞移植的临床护理"相关内容。

六、疾病随访

疾病随访	1. 告知患儿家属化疗期间及化疗后6个月内暂停预防接种。 2. 指导家属正确口服13-顺维甲酸，严格遵医嘱服药，确保用药安全，切忌擅自增减量或擅自停药，以免影响药效。 3. 告知家属按时接受化疗，定期门诊复查。第1年每3个月复查1次，第2~3年每4~6个月复查1次，第4~5年每6~12个月复查1次。其间有任何不适，及时就诊。

参考文献

[1] 靳燕，袁晓军，赵强，等. 神经母细胞瘤 CCCG-NB-2015 共识多中心应用总结 [J]. 中国肿瘤临床，2023，50（9）：433-442.

[2] LOUIS C U, SHOHET J M. Neuroblastoma: molecular pathogenesis and therapy [J]. Annu Rev Med, 2015, 6 (6): 49-63.

[3] ISAACS H. Fetal and neonatal neuroblastoma: retrospective review of 271 cases [J]. Fetal Pediatr Pathol, 2007, 26 (4): 177-184.

[4] 中国抗癌协会小儿肿瘤专业委员会，中华医学会小儿外科学分会肿瘤学组. 儿童神经母细胞瘤诊疗专家共识 CCCG-NB-2021 方案 [J]. 中华小儿外科杂志，2022，43（7）：588-598.

[5] 张梅慧，姜大朋. 先天性神经母细胞瘤发病机制与临床特点的研究进展 [J]. 临床小儿外科杂志，2022，21（2）：141-145.

[6] 陈雯妍，戴谦，刘文静. 轨迹护理模式在儿童神经母细胞瘤患者中的应用效果 [J]. 护士进修杂志，2021，36（2）：165-168.

[7] 儿童静脉输液治疗临床实践循证指南工作组. 儿童静脉输液治疗临床实践循证指南 [J]. 中国循证儿科杂志，2021，16（1）：1-42.

[8] 刘江珊，赵染，王欣. 三阶段激励护理对神经母细胞瘤化疗患儿的影响 [J]. 护理实践与研究，2023，20（10）：1514-1518.

[9] 冶文千，周鹏圆，王平. 影像学危险因素对儿童腹部神经母细胞瘤手术指导及术后并发症预测价值研究 [J]. 临床外科杂志，2022，30（10）：935-939.

[10] 王旭梅,张荣,冯涛,等.自体造血干细胞移植治疗Ⅳ期神经母细胞瘤患儿23例术后并发症预防及护理[J].齐鲁护理杂志,2013,19(10):39-40.

[11] 梁伟玲,叶小帆,钟共,等.儿童4期神经母细胞瘤联合治疗的临床疗效观察[J].中国当代儿科杂志,2022,24(7):759-764.

[12] 李英,周宇晨,段超,等.114例神经母细胞瘤患儿13-顺式维甲酸维持治疗用药安全性观察[J].中国小儿血液与肿瘤杂志,2019,24(5):266-269.

[13] 崔焱,张玉侠.儿科护理学[M].7版.北京:人民卫生出版社,2021.

[14] 李春燕.美国INS 2016版《输液治疗实践标准》要点解读[J].中国护理管理,2017,17(2):150-153.

第四十九节 肾母细胞瘤的临床护理

一、肾母细胞瘤围术期的临床护理

术前护理	1. 协助患儿完成相应检查。尿液检查包括尿常规、儿茶酚胺、尿代谢产物（尿高香草酸和苦杏仁酸）、尿蛋白定量等。 2. 严密监测患儿血压，如果出现高血压，遵医嘱服用降压药控制血压，并持续监测血压情况。 3. 患儿缺乏语言表达能力，应密切观察患儿的面色、体温、尿液颜色、尿量、呼吸以及精神状态。观察有无腹胀、腹痛、呕吐、高血糖等伴发症状。 4. 心理护理：同本章第四十八节"神经母细胞瘤的临床护理"相关内容。 5. 术前健康指导：告知家属手术治疗的相关信息。告知患儿及家属减少肿块触摸，过度触摸可能致肿瘤扩散。 6. 尿道准备：观察有无排尿困难、血尿等，遵医嘱留取尿标本，记录尿量，必要时留置尿管。 7. 呼吸道准备：针对可配合的患儿，指导训练腹式呼吸。指导患儿有效咳嗽、有效排痰的方法。注意保暖，积极预防感冒或呼吸道感染的发生。 8. 营养准备：根据患儿的年龄及生理特点，指导进食高热量、高蛋白质、高维生素饮食。高血压患儿给予低盐、低脂、高蛋白饮食，同时适当增加高纤维食物，防止便秘。 9. 胃肠道准备：术前3日给予少渣饮食，术前晚、术晨灌肠以清洁肠道。术前6小时禁食、4小时禁饮，以防因麻醉或手术过程中呕吐而窒息或发生吸入性肺炎。 10. 皮肤准备：术前按要求备皮。
术中护理	1. 落实《手术安全核查表》。 2. 术中监测生命体征，尤其是血压及尿量监测并记录。 3. 术中并发症的预防：低体温、深静脉血栓及压力性损伤发生等，必要时输血治疗。 4. 强化术中配合，遵医嘱术中使用抗生素，积极控制污染，避免破坏肾被膜和肿瘤散落。

续表

术后护理	1. 体位与活动：术后至麻醉清醒前予以患儿去枕平卧位，肩部下方垫软枕，头偏向一侧。麻醉清醒即可半坐卧位。根据病情和体力情况安排活动与休息时间，协助患儿床上运动，术后 24 小时逐步下床活动，逐渐增加活动量，勿剧烈运动。针对存在肢体障碍患儿，指导其家属相应的康复训练技巧。 2. 病情观察： (1) 严密监测患儿呼吸状态、心率、血压、血氧饱和度及体温变化。每 15～30 分钟测量 1 次血压，血压稳定 6 小时后，可改为 1～2 小时，并做好记录。对于表达能力差的患儿要及时查找啼哭原因，如恐惧、饥饿、疼痛、不舒适等。 (2) 切口护理：患儿术后创伤大，应严密检查伤口渗血、渗液的情况，保持切口敷料清洁、干燥，遵医嘱定时换药。因患儿躁动、自控能力差，必要时约束患儿双手，以防抓脱导管及敷料。 (3) 排尿及肾功能监测：拔除尿管后观察有无排尿困难、尿潴留、排尿延迟、尿线变细或排尿无力、尿流中断、血尿、蛋白尿等症状。密切监测肾功能变化，准确记录 24 小时尿量或 24 小时出入量。当尿量<0.5 mL/(kg·h)，及时告知医生。遵医嘱在充分扩容的基础上根据病情应用利尿剂。 3. 导管管理： (1) 腹膜后血浆引流管护理：保持管道的通畅，妥善固定，防止管道折叠、受压，告知患儿家属留置腹膜后引流管的重要性。定时挤压引流管，术后观察腹膜后引流液的量、颜色及切口的渗血、渗液情况。如在 1 小时内引流量>100 mL，且为鲜红色，提示有出血可能，应立即通知医生处理。 (2) 胃肠减压护理：妥善固定胃管，保持胃管通畅。观察引流液的颜色、性质及量，在胃液量减少，患儿无呕吐、腹胀，肠鸣音恢复时，可遵医嘱予以拔除胃管。 (3) 尿管护理：妥善固定尿管，防止脱落，指导患儿及家属勿牵拉，勿随意拔除尿管。使用精密记尿器监测每小时尿量。 4. 呼吸道管理：遵医嘱予氧气吸入及雾化治疗，针对可配合的患儿，指导训练腹式呼吸，协助患儿翻身拍背及有效咳嗽排痰。

续表

术后护理	5. 术后饮食和营养：术后早期禁食，给予静脉营养支持，保持输液通畅，观察药物反应。拔除胃管后，可先喂少量白开水，待肠蠕动恢复后给予高热量、易消化的流质饮食，少量多餐，勿暴饮暴食。患儿无恶心、呕吐可逐渐过渡到正常饮食，防止消化不良及腹泻发生。进食过程中观察患儿反应，有无呛咳、吞咽困难等现象，立即报告医生。 6. 协助患儿每日3次口腔护理、会阴护理，保证口腔湿润和清洁，保持会阴部清洁。 7. 休息与睡眠：保证充足的休息、睡眠及良好的情绪，避免劳累；注意保暖，预防感冒。 8. 预防下肢深静脉血栓：首选机械预防，如血栓操、气压治疗仪、弹力袜。 9. 通过NIPS、FLACC（婴幼儿或不会讲话的儿童）、Faces评估法（3～12岁）对患儿疼痛进行动态评估，遵医嘱使用止痛药物，家属不应自行调整药量，切勿让患儿自行服药。 10. 用药指导：勿私自服用药物，尽量不用对肾脏有损害的药物，以免引起肾功能损害。 11. 并发症护理： （1）术后高血压：手术刺激使肾血管、周围小动脉收缩导致血压增高，故应警惕术后高血压的发生，尤其警惕出现高血压脑病。患儿出现血压偏高、躁动、抽搐呕吐、肌肉震颤等症状应立即通知医生，遵医嘱注射降压药或注入其他药物。使用降压药时，每15～30分钟监测血压1次，避免因快速输液造成低血压。 （2）肠梗阻、肠套叠：同本章第四十八节"神经母细胞瘤的临床护理"相关内容。

二、肾母细胞瘤化疗期的临床护理

化疗前护理	1. 向家属讲解化疗相关知识。 2. 化疗前的临床护理详见第一章第三节"肿瘤化学治疗的临床护理"相关内容。 3. 术前或术后化疗： （1）术前化疗方案：长春新碱（1.5 mg/m²，最大剂量2 mg，

续表

化疗前护理	1次/周)+放射菌素 D（45 μg/kg，最大剂量 2 mg，第 1 周和第 3 周给药）。 (2) 术后化疗方案：常用的化疗药物为长春新碱、多柔比星、放线菌素 D、依托泊苷、环磷酰胺、卡铂。 4. 预处理：根据化疗方案，遵医嘱给予相应的化疗前预处理。卡铂、环磷酰胺会引起肾脏毒性，化疗前后需水化。 5. 严密监测患儿血常规、肾功能及电解质情况，肾母细胞瘤患儿可能存在肾功能损伤。大剂量环磷酰胺、卡铂更易导致肾功能障碍，故化疗前监测肾功能。 6. 根据患儿的血管条件及治疗方案选择并建立适合患儿的血管通路途径，用药前检查化疗静脉通路的回血情况，确保化疗药物的安全输注。
化疗中护理	1. 化疗中的临床护理详见第一章第三节"肿瘤化学治疗的临床护理"相关内容。 2. 化疗药物给药注意事项： (1) 了解患儿用药方案、精准给药。并根据药物性质有效落实用药监测、不良反应观察、健康指导。 (2) 用药过程中加强巡视，倾听患儿主诉，若患儿啼哭，积极寻找原因。严密监测患儿生命体征、24 小时尿量。监测血压，每 15~30 分钟测量 1 次，血压稳定 6 小时后，可改为 1~2 小时，并做好记录。 3. 关注患儿进食喜好及进食情况，及时给予饮食指导及营养支持指导。注意饮食卫生，勿给患儿进食坚硬、带刺及过冷或过热的食物。少量多餐，给予高热量、高蛋白和高维生素的清淡易消化的食物。
化疗后护理	1. 继续观察患儿有无化疗毒副作用，鼓励患儿表达，倾听患儿主诉，细心观察患儿症状；指导家属参与观察并主动报告。 2. 化疗副作用观察及护理： (1) 泌尿系统毒性：环磷酰胺易引起出血性膀胱炎以及肾毒性，主要表现为排尿困难、尿频、排尿烧灼感、夜尿或少尿、血尿。

续表

化疗后护理	（2）外周神经毒性：为长春新碱主要副作用，主要表现为四肢或躯体感觉异常、麻木、疼痛、肌肉无力等神经症状。指导患儿有以上症状时尽量卧床休息，下床活动要有人陪伴。注意保暖，避免冷刺激，不暴露于寒冷环境中；可对肢体进行适当按摩。用药过程中应注意观察患儿肢体感觉，若出现症状，遵医嘱予谷维素、维生素 B 对症治疗。 （3）口腔炎：长春新碱和放线菌素 D 都可引起口腔炎，影响患儿的进食、说话和唾液的正常分泌，易在口腔内寄生各种细菌和真菌，引起呼吸道的感染。应加强患儿的口腔护理，保持口腔清洁。对已有口腔疾病的患儿，应积极治疗，若发现鹅口疮，可用制霉菌素、鱼肝油涂抹患处或漱口。 3. 注意修剪指甲、避免磕碰，预防感染。加强营养，注意饮食，避免辛辣刺激食物。 4. 定期进行复查、随访，化疗后每周监测血常规、肝肾功能。

三、肾母细胞瘤放射治疗的临床护理

放疗前护理	1. 给患儿家属讲解放疗相关知识。根据肿瘤分期及累及范围可能采取局部或全腹部放疗。 2. 放疗前充分评估患儿病情及配合情况，充分解释。由于患儿在放疗时可能对放射机房和大型放疗设备感到害怕，独处在机房时孤独、恐惧，需做好患儿放疗前的心理护理，取得患儿及家属配合。 3. 体位固定训练：患儿好动、好奇心强，加强体位配合指导和训练，可在专用治疗床上，用负压真空袋进行模拟，指导患儿保持正确体位。 4. 其他放疗前临床护理详见第一章第二节"肿瘤放射治疗的临床护理"相关内容。
放疗中护理	1. 一般护理：详见第一章第二节"肿瘤放射治疗的临床护理"相关内容。 2. 体位固定：指导患儿配合体位，放疗时对不配合患儿给予水合氯醛口服镇静催眠，严密监控，注意患儿意识。注意保护性约束，预防跌倒。每次放疗时保持膀胱容量和定位时一致。

续表

放疗中护理	3. 饮食指导，每周测量体重，控制体重。观察有无乏力、头痛、眩晕、恶心等症状。 4. 休息与活动：放疗期间应注意保暖，预防感冒，避免劳累和剧烈运动，保证患儿休息和睡眠。 5. 密切监测患儿血常规、生化、肝肾功能等检验指标。 6. 观察放疗副作用，包括全身反应、皮肤反应、放射性直肠炎、放射性膀胱炎等，做好相应护理。 （1）放射性肠炎：指导患儿每次放疗前排空大便，观察大便次数、量、颜色、性质，有无腹痛、肛门坠胀、里急后重等症状，并及时做好记录。每日温水坐浴 2~3 次，保持肛门干燥，每次便后用柔软的湿纸巾擦拭，温水清洗，局部皮肤可涂氧化锌软膏防止皮肤破溃。对年龄稍大的患儿，指导做提肛运动，提高肛门部肌肉功能，有利于保持正常的排便功能。 （2）放射性膀胱炎：鼓励患儿多饮水，每日饮水 1 000~1 500 mL。观察患儿小便情况，如有尿频、尿急、尿痛、肉眼血尿、排尿困难、尿潴留、排尿延迟、尿线变细或排尿无力、尿流中断、血尿、蛋白尿等症状，采用 RTOG 标准评估分级并进行对症处理。
放疗后护理	1. 指导家属均衡营养、清淡饮食。注意患儿皮肤卫生、充分休息、适当运动，增强机体免疫力。 2. 继续监测血尿常规、肝肾功能，放射治疗副作用观察。 3. 嘱定期复查、随访，放疗结束后第 1 年内，每 3 个月复查腹部 B 超、X 线胸片、心电图；每半年复查腹部 CT。及时了解肿瘤控制情况及有无放疗反应。

四、疾病随访

疾病随访	1. 告知患儿家属化疗期间及化疗后 6 个月内暂停预防接种。 2. 指导患儿家属勿私自服用药物，尽量不用对肾脏有损害的药物，以免引起肾功能损害。密切观察患儿尿液颜色、性质、量。 3. 告知家属按时接受化疗，定期门诊复查。对于完成肾母

续表

疾病随访	细胞瘤治疗的患儿，术后第1~2年，每3个月复诊1次；术后第3年每4个月复诊1次；术后第4年每半年复诊1次；术后第5年每年复诊1次。复诊内容包括肾脏及肝胆脾B型超声和胸部X线正侧位片。术后第5年后复诊不做硬性要求。其间有任何不适，及时就诊。

参考文献

[1] 曾正陪,陈家伦.临床内分泌学[M].上海:上海科学技术出版社,2011.

[2] 黄健,张旭.中国泌尿外科和男科疾病诊断治疗指南[M].北京:科学出版社,2022.

[3] LENDERS J W, DUH Q Y, EISENHOFER G, et al. Pheochromocytoma and paraganglioma: an endocrine society clinical practice guideline [J]. Clin Endocrinol Metab, 2014, 99 (6): 1915-1942.

[4] 王鹏,张文凤,吴文峰,等.特拉唑嗪和酚苄明在嗜铬组织肿瘤术前准备中的作用比较[J].现代泌尿外科杂志,2022,27(3):246-247,252.

[5] KINNEY M A, WARNER M A. Perioperative man-agement of pheochromocytoma [J]. Cardiothorac VascAnesth, 2002, 16 (3): 359-369.

[6] 《腹腔镜肾上腺手术规范专家共识》专家组.腹腔镜肾上腺手术规范专家共识[J].微创泌尿外科杂志,2021,10(3):145-151.

[7] 李蕊,李芳芳,董颖越.1例嗜铬细胞瘤合并复杂先天性心脏病伴Ⅰ型呼吸衰竭患者的护理[J].护理学报,2019,26(14):61-62.

[8] 雅靓,罗嘉玲,卫丽娟.^{131}I-MIBG治疗神经母细胞瘤研究进展[J].四川医学,2020,41(10):1098-1101.

[9] 李贺文.^{131}I-MIBG治疗恶性嗜铬细胞瘤54例针对性护理[J].齐鲁护理杂志,2013,19(11):83-84.

[10] 郑雅文,张新伟,战忠利,等.1例恶性嗜铬细胞瘤多发转移的多学科协作诊疗[J].中国肿瘤临床,2013(21):1332-1336.

[11] 贾凯渊，曹晓明，阴克强，等．嗜铬细胞瘤及副神经节瘤靶向治疗的研究进展［J］．肿瘤研究与临床，2020，32（7）：518-521．

[12] 何鹏，屈晓玲，何玮．苹果酸舒尼替尼治疗晚期肾癌不良反应的观察及护理［J］．现代泌尿生殖肿瘤杂志，2011，3（1）：39-41．

[13] 杨剑霞．37例晚期肿瘤患者苹果酸舒尼替尼靶向治疗的不良反应护理［J］．护理学报，2013，20（17）：29-31．

[14] 王晓云．肾上腺嗜铬细胞瘤腹腔镜手术患者的护理服务模式及对康复影响分析［J］．中国药物与临床，2020，20（20）：3526-3528．

[15] 马晓媛，李霞．后腹腔镜下肾上腺嗜铬细胞瘤切除术围手术期护理体会［J］．山西医药杂志，2020，49（7）：894-896．

[16] 李慧灵．嗜铬细胞瘤围术期护理［J］．中国药物与临床，2019，19（5）：847-848．

[17] 中华医学会内分泌学分会．嗜铬细胞瘤和副神经节瘤诊断治疗专家共识（2020版）［J］．中华内分泌代谢杂志，2020，36（9）：737-750．

[18] 胡嘉禄，崔兆强，葛均波．嗜铬细胞瘤和副神经节瘤的诊断与临床管理［J］．中华高血压杂志，2020，28（2）：179-186．

[19] 徐波，陆宇晗．中华护理学会专科护士培训教材肿瘤专科护理［M］．北京：人民卫生出版社，2018．

[20] 金从军，邵玉军，曾正陪，等．^{131}I-间位碘代苄胍治疗恶性嗜铬细胞瘤/副神经节瘤的临床疗效分析［J］．中华泌尿外科杂志，2015，36（1）：24-28．

第五十节　视网膜母细胞瘤的临床护理

一、视网膜母细胞瘤（RB）围术期的临床护理

术前护理	1. 眼球摘除术：主要用于具有 RB 临床高危因素的 E 期患儿，对于眼内 E 期 RB 患儿有高达 95% 及以上的治愈率。 2. 协助患儿完成心、肺、肝、肾功能，及血常规、凝血时间、凝血酶原时间、眼底相关的检查项目。若患儿无法配合眼底检查，必要时口服水合氯醛镇静，使其安睡后再进行检查。 3. 评估患儿生命体征、血压、眼球外观情况及视力变化，有无头痛、眼痛等症状，及对于年龄较小的患儿是否无法准确表达头痛或眼痛的感受。 4. 心理护理： （1）患儿心理护理：同本章第四十八节"神经母细胞瘤的临床护理"相关内容。 （2）家属心理护理：同本章第四十八节"神经母细胞瘤的临床护理"相关内容，并讲解视网膜母细胞瘤严重性及眼球摘除术的必要性，向家长分享真实案例，给予家属心理支持，争取家属积极配合治疗。 5. 眼部准备：保证患儿眼部卫生，术前 3 日开始遵医嘱给予左氧氟沙星滴眼液（每日 4 次），预防感染。术晨遵医嘱给予术前准备，剪睫毛、洗眼、消毒眼周皮肤并以无菌敷料遮盖保护。如患儿不合作可暂不洗眼，送手术室麻醉后再洗眼。 6. 饮食护理：依据年龄特点制订合理的膳食方案，鼓励进食高热量、高蛋白、高维生素、易消化吸收、少渣饮食。 7. 胃肠道准备：术前 6 小时禁食、4 小时禁饮，以防因麻醉或手术过程中呕吐而窒息或发生吸入性肺炎。 8. 根据角膜和瞳孔大小、结膜和虹膜的颜色，制作义眼。指导患儿家属佩戴义眼的正确方法。
术中护理	1. 落实《手术安全核查表》。 2. 术中生命体征，尤其是血压及尿量监测并记录。 3. 术中并发症预防：低体温、深静脉血栓及压力性损伤发生等，必要时输血治疗。 4. 强化术中配合，遵医嘱术中使用抗生素，积极控制污染。

续表

术后护理	1. 体位与活动：术后至麻醉清醒前予以患儿去枕平卧位，肩部下方垫软枕，头偏向健侧。可适当使用约束带固定患儿四肢，双床档保护，防患儿烦躁不安所致坠床，及时清除口腔及眼部分泌物。麻醉清醒即可半坐卧位。根据病情和体力情况安排活动与休息时间，避免长时间低头、剧烈活动。 2. 病情观察：严密监测患儿意识及生命体征，观察病情变化，注意观察面色、四肢末梢颜色。对于表达能力差的患儿要及时查找啼哭原因，如恐惧、饥饿、疼痛、不舒适等。 3. 术眼观察和护理： （1）术眼绷带包扎 48~72 小时，观察敷料是否固定，检查敷料松紧度，避免压迫患侧耳朵。观察有无渗血、视力下降、结膜开裂等现象。术后 3~5 日拆开敷料，白天遵医嘱给予左氧氟沙星滴眼液（每日 4 次），睡前涂抹抗生素眼膏。 （2）指导患儿和家属保护好术眼，保持眼部清洁，拆除绷带后用生理盐水清洁眼睑及周围皮肤。嘱家属勿用不清洁毛巾，避免抓碰伤，防止感染。保持颜面部及双手清洁，平卧时，尽量头偏向健侧，减少术眼感染。因患儿自制力差，且双眼或单眼包扎，加上疼痛不适，要防止用手抓敷料，如敷料渗湿或污染要及时更换，以防伤口感染。 4. 饮食护理：全麻后禁食 4 小时。由于手术牵拉眼肌，术后患儿可能出现眼-胃肠道反应，出现恶心呕吐。全麻完全清醒后 2 小时可进少量温水，如患儿无呛咳可少量多次饮水，4 小时后可进食流质。饮食宜清淡、易消化、富含营养，少量多餐，保持适当的进食速度。 5. 呼吸道、口腔护理：同本章第四十八节"神经母细胞瘤的临床护理"相关内容。 6. 通过 NIPS、FLACC（婴幼儿或不会讲话的儿童）、Faces 评估法（3~12 岁）对患儿疼痛进行动态评估，遵医嘱使用止痛药物，家属不应自行调整药量，切勿让患儿自行服药。疼痛等级较低的患儿需要采用转移注意力等方式减少患儿对疼痛的感知。 7. 心理护理： （1）家长要接受患儿摘除眼球的现实，要在患儿面前保持积极的

续表

术后护理	心态，帮助患儿树立信心。 （2）对于患儿来讲，在术后会存在眼窝深陷等现象，护理人员要及时对患儿进行心理疏导，以减少手术对其心理的影响。 8. 健康指导：指导家属正确使用眼药水的方法及注意事项，并按时给患儿滴眼药水。随时注意健眼情况，发现健眼瞳孔区有黄色反光（即猫眼）伴瞳孔散大或出现眼位偏斜等类似患眼发生的情况时，应及时就诊。 9. 义眼护理： （1）患儿眼球摘除后，及时植入义眼台，以代替眼球刺激眼眶发育，密切观察眼睑闭合情况、球结膜瓣对应情况及义眼台有无暴露。若发现义眼台暴露，分泌物增多，应及时处理。 （2）义眼台安装后5~7日拆除球结膜缝线，3~4周可佩戴义眼片。行眼球摘除加义眼台植入术者于出院3周后回医院安装佩戴义眼。指导家属佩戴、取下义眼和清洁的方法。装上义眼片后，需保持义眼片及结膜囊的清洁卫生，若眼部分泌物较多，取下义眼片，用凉开水洗净，涂上眼药膏再将义眼片戴上，若义眼片上有污垢，用浸透抗生素眼药水的棉签擦拭；若结膜囊分泌物多或有异味，应及时就诊。

二、视网膜母细胞瘤化疗期的临床护理

化疗前护理	1. 向患儿家属讲解相关知识。化学治疗是目前眼内E期视网膜母细胞瘤的一线治疗方法，根据注药途径分为静脉化学治疗、动脉化学治疗和玻璃体腔注药化学治疗。 2. 化疗前测量患儿身高、体重，并检查血常规、血生化、听力和眼底情况，有无头痛、眼痛等症状。 3. 静脉化疗： （1）静脉化疗前的临床护理详见第一章第三节"肿瘤化学治疗的临床护理"相关内容。 （2）化疗方案：采用长春新碱、依托泊苷和卡铂联合的VEC方案。 （3）监测患儿血压、血糖、心律、肝肾功能。

续表

化疗前护理	(4) 根据化疗药物性质，化疗前遵医嘱止吐，化疗前后需进行水化。 (5) 根据患儿的血管条件及治疗方案选择并建立适合患儿的血管通路途径，用药前检查化疗静脉通路的回血情况，确保化疗药物的安全输注。 4. 动脉化疗：选择经股动脉插入套管直接超选眼动脉，再经微导管灌注化疗药物联合治疗。与静脉化学治疗相比，具有肿瘤局部药物浓度高、杀伤效果强和不良反应轻等优点。 (1) 检查计划穿刺部位情况，有无感染、破损。做好双侧腹股沟部备皮，检查穿刺部位远端动脉搏动的情况并标记。 (2) 协助医生全麻下行股动脉穿刺，适当约束患儿，避免躁动。手术过程中密切观察患儿的生命体征变化及穿刺侧足背动脉搏动并及时记录。 (3) 动脉化疗主要药物为马法兰、卡铂和托普替康。 5. 玻璃体腔注药化学治疗：将化学治疗药物直接注入到玻璃体腔内，适用于伴有玻璃体肿瘤播散种植的患儿。 (1) 注射前3日，遵医嘱给予患眼抗生素滴眼液4次/d。注射前予聚维酮碘冲洗结膜囊。若有脓性分泌物、球结膜充血水肿明显、结膜炎等症状需暂缓注药。 (2) 玻璃体腔注药主要药物为马法兰、托普替康、卡铂和甲氨蝶呤。
化疗中护理	1. 对化疗的患儿给予高蛋白、高热量、高维生素及清淡易消化饮食，多食新鲜水果及蔬菜等，以增强体质，提高机体免疫力。避免吃易产气、刺激性食物和饮料，以减少对胃肠道的刺激。鼓励患儿多饮水。 2. 静脉化疗：化疗中的临床护理详见第一章第三节"肿瘤化学治疗的临床护理"相关内容。 (1) 具体输注方案：3岁以下患儿：长春新碱 0.05 mg/kg（第1日）；依托泊苷 5 mg/kg（第1~2日）；卡铂 18.6 mg/kg（第1日）。3岁以上患儿：长春新碱 1.5 mg/m^2（第1日）；依托泊苷 150 mg/m^2（第1~2日）；卡铂 560 mg/m^2（第1日）。

续表

化疗中护理	（2）了解患儿用药方案、精准给药。并根据药物性质有效落实用药监测，不良反应观察、健康指导。 （3）用药过程中加强巡视，倾听患儿主诉，若患儿啼哭，积极寻找原因。严密监测生命体征，监测尿量。 3. 动脉化疗： （1）具体方案：第1次：马法兰+卡铂20 mg；第2次：马法兰+托普替康1 mg；第3次：马法兰+卡铂20 mg；第4次：马法兰+托普替康1 mg。灌注化疗时间约30分钟。 （2）灌注要点：50 mg马法兰使用自带的10 mL溶酶溶解后，根据患儿年龄和体重采用相应的剂量；卡铂直接20 mg加生理盐水30 mL稀释；托普替康使用2 mL注射用水溶解后，再按1 mg加生理盐水30 mL稀释；每组溶液分别按照30 mL/(15～30) min的速度行眼动脉灌注。 （3）灌注过程中密切观察患儿的生命体征变化及穿刺侧足背动脉搏动，及时记录。 （4）密切观察微动脉导管位置，确保其固定在位，保证所有药物均经眼动脉精确注入眼内。 4. 玻璃体腔注药化学治疗： （1）注药前进行前房穿刺降低眼压，防止玻璃体发生外流。 （2）暴露患眼后，抽取新鲜配制的马法兰或托普替康，根据肿瘤和肿瘤细胞播散的位置选择注射部位。拔针后，棉签按压注射部位3～5秒；轻轻转动眼球使药物分散，避免局部聚集导致视网膜毒性。 （3）术毕在注射部位行冷冻治疗。
化疗后护理	1. 继续观察患儿有无化疗毒副作用，倾听患儿主诉。 2. 注意饮食卫生，加强营养，给予高蛋白、高维生素、易消化的饮食。鼓励患儿进食，少食多餐，不能进食的患儿，可静脉补充营养。 3. 静脉化疗副作用观察及护理：详见本章第四十八节"神经母细胞瘤的临床护理"、本章第四十九节"肾母细胞瘤的临床护理"相关内容。

续表

化疗后护理	4. 动脉化疗： （1）监测患儿生命体征，观察患儿术后眼部外观情况。 （2）肢体评估：观察穿刺点有无渗血、血肿、感染、皮肤破损。评估术侧肢体温度、感觉、颜色、动脉搏动，穿刺侧下肢有无疼痛和感觉障碍。 （3）遵医嘱予眼药水滴眼，避免长时间户外活动及阳光暴晒。 （4）眼动脉、视网膜中央静脉等微血栓预防：遵医嘱动脉化疗后使用那屈肝素钙注射液，注意观察患儿全身有无出血点，有无头昏、头痛、意识改变等脑出血表现。指导家长在患儿用药期间注意患儿的安全，避免跌倒导致出血。 （5）化疗药物副作用详见第一章第三节"肿瘤化学治疗的临床护理"相关内容。 5. 玻璃体腔注药化学治疗： （1）监测眼内压，当眼压升高需要治疗时遵医嘱处理。注射后继续用抗生素和糖皮质激素滴眼液3～4日，避免患儿揉搓眼睛，预防感染。 （2）化疗药物副作用详见第一章第三节"肿瘤化学治疗的临床护理"相关内容。 6. 注意修剪指甲、避免磕碰，预防感染，保持大便通畅。 7. 定期进行复查、随访，化疗后每周监测血常规、肝肾功能。

三、视网膜母细胞瘤放射治疗的临床护理

放疗前护理	1. 讲解放疗相关知识：放射治疗是视网膜母细胞瘤二线治疗方法或辅助治疗方法，主要有近距离放疗和外照射放疗2种治疗方式。放射治疗可引起放射性视网膜病变。 2. 放疗前充分评估患儿病情及配合情况，充分解释，取得患儿及家属配合。做好患儿心理护理、加强营养、适当活动、皮肤护理及健康教育等。 3. 近距离放疗：放疗前3日遵医嘱给予患眼抗生素滴眼液4次/d。注射前予聚维酮碘冲洗结膜囊。

续表

放疗前护理	4. 外照射放疗：主要需进行体位固定训练。可在专用治疗床上，用负压真空袋进行模拟，指导患儿保持正确体位。 5. 近距离放疗：巩膜外敷贴放疗，是局部治疗方法之一。告知家属需手术植入巩膜外敷贴，同术前护理。 6. 其他放疗前的临床护理详见第一章第二节"肿瘤放射治疗的临床护理"相关内容。
放疗中护理	1. 外照射放疗：一般护理同本章第四十八节"神经母细胞瘤的临床护理"相关内容。 （1）观察放疗副作用，包括全身反应、皮肤反应、放射性干眼症、放射性角膜炎等，做好相应护理。 （2）观察患儿有无眼睛疼痛、怕光、流泪、眼睑痉挛等不适。遵医嘱给予红霉素眼药膏，保持眼部卫生。 （3）指导患儿家属予清淡饮食，让患儿多休息，减少用眼。 2. 近距离放疗： （1）植入术后密切观察患儿意识、呼吸，6小时内去枕平卧，头偏向健侧，防止压迫术眼及呕吐物污染敷料。 （2）植入术后绷带加压包扎患眼，防止眼内出血水肿，密切观察敷料有无松动、脱位、污染、潮湿或过度压迫健眼和患侧耳朵。 （3）告知家属离开患儿50 cm基本无放射活性。敷贴器植入期间尽量减少与患儿过近距离接触，不睡在患儿植入粒子一侧。近距离治疗和护理时使用铅制防护围裙与屏障。 （4）保持眼部卫生，观察患儿有无出现白内障、玻璃体积血、放射性视网膜病变等并发症发生，若出现及时报告医生取出巩膜外敷贴。
放疗后护理	1. 指导家属给予患儿均衡营养、清淡饮食。注意皮肤卫生、充分休息、适当运动，增强机体免疫力。 2. 注意照射野皮肤的护理等。 3. 嘱病人定期复查、随访，及时了解肿瘤控制情况及有无放疗反应。

四、视网膜母细胞瘤局部治疗的临床护理

局部治疗前护理	1. 讲解局部治疗相关知识：适用于体积较小的肿瘤，主要为激光光凝治疗和冷冻治疗。 2. 完善眼部检查，眼压、眼前节及眼底检查，并用 Retcam 行眼底照相。 3. 治疗前遵医嘱充分散瞳，滴眼后用棉签按压泪囊区 5 分钟，减少药物经泪道流入鼻咽部。
局部治疗中护理	一般护理同第一章第一节"肿瘤外科治疗的临床护理"相关内容。
局部治疗后护理	1. 疼痛、饮食、体位、呼吸护理同第一章第一节"肿瘤外科治疗的临床护理"相关内容。 2. 用 Retcam 行眼底照相对比，观察患儿有无眼睛胀痛、同侧头痛、雾视等情况。 3. 指导患儿勿揉搓眼睛，避免引起角膜上皮损伤，遵医嘱使用滴眼液。 4. 密切关注患儿视力变化，如果有轻度的视力下降或者有少量的眼前黑影飘浮可不处理。如果视力明显下降，或者是眼前黑影遮挡严重，需要及时就医，检查是否有玻璃体积血等情况。 5. 冷冻治疗后患儿可能会出现疼痛、红肿等症状，通常属于正常的现象，一般在 1~2 日后会逐渐缓解，注意眼睑皮肤护理。

五、疾病随访

疾病随访	1. 稳定后每 1~3 个月检查眼底 1 次；稳定 2 年以上可改为每 3~6 个月检查眼底 1 次，直至成年。 2. 眼球摘除术后，无 RB 临床高危因素每年进行 1 次 MRI 检查，2 年后根据情况选择是否行 MRI 检查；伴有 RB 临床高危因素患眼，全身辅助性化疗后，每 6 个月进行 1 次 MRI 检查，2 年后改为每年进行 1 次 MRI 检查至成年。 3. 化疗后 6 个月内避免接种预防疫苗。 4. 指导家属正确滴眼药，注意眼部卫生。随访过程中，应同时行对侧眼检查。

参考文献

[1] 中华医学会眼科学分会眼整形眼眶病学组.中国单侧眼内期视网膜母细胞瘤诊疗专家共识(2019年)[J].中华眼科杂志,2019,55(4):250-254.

[2] 翁春霞,朱景丽.视网膜母细胞瘤患者的围手术期护理[J].中国基层医药,2010,17(20):2866-2867.

[3] 王建仓,赵敬聪,赵军阳,等.早期视网膜母细胞瘤激光光凝治疗效果[J].中华眼视光学与视觉科学杂志,2014,16(6):376-378.

[4] 中华医学会眼科学分会眼底病学组,中华医学会儿科学分会眼科学组,中华医学会眼科学分会眼整形眼眶病学组.中国视网膜母细胞瘤诊断和治疗指南(2019年)[J].中华眼科杂志,2019,55(10):726-738.

[5] 中华医学会病理学分会儿科病理学组,福棠儿童医学发展研究中心病理专业委员会.儿童视网膜母细胞瘤规范化病理诊断共识[J].中华病理学杂志,2021,50(8):859-864.

[6] 刘佩莹,张靖,邓肖香,等.经导管超选眼动脉灌注化疗术治疗视网膜母细胞瘤患儿的围术期护理[J].中华现代护理杂志,2016,22(30):4355-4357.

[7] 梁雪飞,冯慧萍,冉敏,等.^{125}I巩膜敷贴器联合化学疗法治疗7例儿童视网膜母细胞瘤的护理[J].中华护理杂志,2005,40(7):526-528.

[8] 杨玉琼,宋碧英,杨均.视网膜母细胞瘤的治疗与护理进展[J].护理实践与研究,2013,10(15):112-114.

[9] 梁建宏,程湧,邓洵,等.大光斑间接眼底镜激光单独或联合全身化学药物治疗视网膜母细胞瘤[J].中华眼科杂志,2016,52(10):745-748.

[10] 王自珍,董建英,柯燕,等.早产儿视网膜病变行床边激光治疗的围手术期护理[J].中华现代护理杂志,2011,17(20):2441-2442.

图书在版编目（CIP）数据

肿瘤护理专科护理路径 / 张含凤，黄桂玉，徐珊玲主编． -- 长沙：湖南科学技术出版社，2024.9. -- ISBN 978-7-5710-3042-1

Ⅰ．R473.73

中国国家版本馆 CIP 数据核字第 2024M3R442 号

肿瘤护理专科护理路径

主　　编：	张含凤　黄桂玉　徐珊玲
出 版 人：	潘晓山
责任编辑：	王　李
出版发行：	湖南科学技术出版社
社　　址：	长沙市芙蓉中路一段 416 号泊富国际金融中心
网　　址：	http://www.hnstp.com

湖南科学技术出版社天猫旗舰店网址：
　　　　　http://hnkjcbs.tmall.com

邮购联系：	0731-84375808
印　　刷：	湖南省众鑫印务有限公司
	（印装质量问题请直接与本厂联系）
厂　　址：	长沙市长沙县榔梨街道梨江大道 20 号
邮　　编：	410100
版　　次：	2024 年 9 月第 1 版
印　　次：	2024 年 9 月第 1 次印刷
开　　本：	710mm×1000mm　1/16
印　　张：	21.75
字　　数：	370 千字
书　　号：	ISBN 978-7-5710-3042-1
定　　价：	98.00 元

（版权所有·翻印必究）